中医临床必读丛书重刊

审视瑶函

明·傅仁宇　纂辑
傅维藩　编集
郭君双　赵　艳　整理

人民卫生出版社
·北京·

图书在版编目（CIP）数据

审视瑶函/（明）傅仁宇纂辑；傅维藩编集；郭君双，赵艳整理．—北京：人民卫生出版社，2023.3
（中医临床必读丛书重刊）
ISBN 978-7-117-34598-9

Ⅰ．①审…　Ⅱ．①傅…②傅…③郭…④赵…　Ⅲ．①中医五官科学－眼科学－中国－明代　Ⅳ．①R276.7

中国国家版本馆CIP数据核字（2023）第043369号

中医临床必读丛书重刊
审视瑶函
Zhongyi Linchuang Bidu Congshu Chongkan
Shenshi Yaohan

纂　　辑：明·傅仁宇
编　　集：傅维藩
整　　理：郭君双　赵　艳
出版发行：人民卫生出版社（中继线 010-59780011）
地　　址：北京市朝阳区潘家园南里19号
邮　　编：100021
E - mail：pmph @ pmph.com
购书热线：010-59787592　010-59787584　010-65264830
印　　刷：三河市宏达印刷有限公司
经　　销：新华书店
开　　本：889×1194　1/32　　印张：12
字　　数：211千字
版　　次：2023年3月第1版
印　　次：2023年5月第1次印刷
标准书号：ISBN 978-7-117-34598-9
定　　价：39.00元
打击盗版举报电话：010-59787491　E-mail：WQ @ pmph.com
质量问题联系电话：010-59787234　E-mail：zhiliang @ pmph.com
数字融合服务电话：4001118166　E-mail：zengzhi @ pmph.com

重刊说明

中医药学是中华民族的伟大创造，是中国古代科学的瑰宝，也是打开中华文明宝库的钥匙，为中华民族繁衍生息做出了巨大贡献，对世界文明进步产生了积极影响。中华五千年灿烂文化，“伏羲制九针”“神农尝百草”，中医经典著作作为中医学的重要组成部分，是中医药文化之源、理论之基、临床之本。为了把这些宝贵的财富继承好、发展好、利用好，人民卫生出版社于 2005 年推出了《中医临床必读丛书》（简称《丛书》）（105 种），随后于 2017 年推出了《中医临床必读丛书》（典藏版）（30 种），丛书出版后深受读者欢迎，累计印制近 900 万册，成为了中医药从业人员和爱好者的必读经典。

毋庸置疑，中医古籍不仅是中医理论的基础，更是中医临床坚强的基石，提高临床疗效的捷径。每一位中医从业者，无不是从中医经典学起的。“读经典、悟原理、做临床、跟名师、成大家”是中医成才的必要路径。为了贯彻落实党的二十大报告指出的促进中医药传承创新发展和《关于推进新时代古籍工作的意见》

要求，传承中医典籍精华，同时针对后疫情时代中医药在护佑人民健康方面的重要性以及大众对于中医经典的重视，我们因时因势调整和完善中医古籍出版工作，因此，在传承《丛书》原貌的基础上，对105种图书进行了改版，推出《中医临床必读丛书重刊》（简称《重刊》）。为了便于读者阅读，本版尽量保留原版风格，并采用双色印刷，将“养生类著作”单列，对每部图书的导读和相关文字进行了更新和勘误；同时邀请张伯礼院士和王琦院士为《重刊》作序，具体特点如下：

1. 精选底本，校勘严谨　每种古籍均由各科专家遴选精善底本，加以严谨校勘，为读者提供精准的原文。在内容上，考虑中医临床人员的学习需要，一改过去加校记、注释、语译等方式，原则上只收原文，不作校记和注释，类似古籍的白文本。对于原文中俗体字、异体字、避讳字、古今字予以径改，不作校注，旨在使读者在研习之中渐得旨趣，体悟真谛。

2. 导读要览，入门捷径　为了便于读者学习和理解，每本书前撰写了导读，介绍作者生平、成书背景、学术特点，重点介绍该书的主要内容、学习方法和临证思维方法，以及对临床的指导意义，对书的内容提要钩玄，方便读者抓住重点，提升学习和临证效果。

3. 名家整理，打造精品　《丛书》整理者如余瀛鳌、钱超尘、郑金生、田代华、郭君双、苏礼等大部分专家都参加了我社20世纪80年代中医古籍整理工作，他们拥有珍贵而翔实的版本资料，具备较高的中医古籍文献整理水平与丰富的临床经验，是我国现当代中医古籍文献整理的杰出代表，加之《丛书》在读者心目中的品牌形象和认可度，相信《重刊》一定能够历久弥新，长盛不衰，为新时代我国中医药事业的传承创新发展做出更大的贡献。

主要分类和具体书目如下：

经典著作

《黄帝内经素问》 《金匮要略》
《灵枢经》 《温病条辨》
《伤寒论》 《温热经纬》

诊断类著作

《脉经》 《濒湖脉学》
《诊家枢要》

通用著作

《中藏经》 《三因极一病证方论》
《伤寒总病论》 《素问病机气宜保命集》
《素问玄机原病式》 《内外伤辨惑论》

《儒门事亲》

《脾胃论》

《兰室秘藏》

《格致余论》

《丹溪心法》

《景岳全书》

《医贯》

《理虚元鉴》

《明医杂著》

《万病回春》

《慎柔五书》

《内经知要》

《医宗金鉴》

《石室秘录》

《医学源流论》

《血证论》

《名医类案》

《兰台轨范》

《杂病源流犀烛》

《古今医案按》

《笔花医镜》

《类证治裁》

《医林改错》

《医学衷中参西录》

《丁甘仁医案》

各科著作

(1)内科

《金匮钩玄》

《秘传证治要诀及类方》

《医宗必读》

《医学心悟》

《证治汇补》

《医门法律》

《张氏医通》

《张聿青医案》

《临证指南医案》

《症因脉治》

《医学入门》

《先醒斋医学广笔记》

《温疫论》
《串雅内外编》
《温热论》
《医醇賸义》
《湿热论》
《时病论》

(2)外科

《外科精义》
《外科证治全生集》
《外科发挥》
《疡科心得集》
《外科正宗》

(3)妇科

《经效产宝》
《傅青主女科》
《女科辑要》
《竹林寺女科秘传》
《妇人大全良方》
《济阴纲目》
《女科经纶》

(4)儿科

《小儿药证直诀》
《幼科发挥》
《活幼心书》
《幼幼集成》

(5)眼科

《秘传眼科龙木论》
《眼科金镜》
《审视瑶函》
《目经大成》
《银海精微》

(6)耳鼻喉科

《重楼玉钥》
《喉科秘诀》
《口齿类要》

(7) 针灸科

《针灸甲乙经》
《针灸大成》
《针灸资生经》
《针灸聚英》
《针经摘英集》

(8) 骨伤科

《永类钤方》
《世医得效方》
《仙授理伤续断秘方》
《伤科汇纂》
《正体类要》
《厘正按摩要术》

5 养生类著作

《寿亲养老新书》
《老老恒言》
《遵生八笺》

6 方药类著作

《太平惠民和剂局方》
《得配本草》
《医方考》
《成方切用》
《本草原始》
《时方妙用》
《医方集解》
《验方新编》
《本草备要》

人民卫生出版社

2023 年 2 月

序　一

党的二十大报告提出，把马克思主义与中华优秀传统文化相结合。中医药学是中国古代科学的瑰宝，也是打开中华文明宝库的钥匙。当前，中医药发展迎来了天时、地利、人和的大好时机。特别是近十年来，党中央、国务院密集出台了一系列方针政策，大力推动中医药传承创新发展，其重视程度之高、涉及领域之广、支持力度之大，都是前所未有的。“识势者智，驭势者赢”，中医药人要乘势而为，紧紧把握住历史的机遇，承担起时代的责任，增强文化自信，勇攀医学高峰，推动中医药传承创新发展。而其中人才培养是当务之急，不可等闲视之。

作为中医药人才成长的必要路径，中医经典著作的重要性毋庸置疑。历代名医先贤，无不熟谙经典，并通过临床实践续先贤之学，创立弘扬新说；发皇古义，融会新知，提高临床诊治水平，推动中医药学术学科进步，造福于黎庶。孙思邈指出：“凡欲为大医，必须谙《素问》《甲乙》《黄帝针经》……”李东垣发《黄帝内经》胃气学说之端绪，提出“内伤脾胃，百病由生”的观点，一部《脾胃论》成为内外伤病证辨证之圭臬。经典者，路志正国医大师认为：原为“举一纲而万目张，解一卷而众篇明”之作，经典之所以奉为经典，一是经过长时间的临床实践检验，具有明确的临床指导作用和理论价值；二是后代医家在学术流变中，不断诠释、完善并丰富了其内涵与外延，使其与时俱进，丰富和发展了理论。

如何研习经典，南宋大儒朱熹有经验可以借鉴：为学之道，莫先于穷理；穷理之要，必在于读书；读书之法，莫贵于循序而致精；而致精之本，则又在于居敬而持志。读朱子治学之典，他的《观书有感》诗歌可为证：“半亩方塘一鉴开，天光云影共徘徊。问渠那得清如许？为有源头活水来。”可诠释读书三态：一是研读经典关键是要穷究其理，理在书中，文字易懂但究理需结合临床实践去理解、去觉悟；更要在实践中去应用，逐步达到融汇贯通，圆机活法，亦源头活水之谓也。二是研读经典当持之以恒，循序渐进，读到豁然以明的时候，才能体会到脑洞明澄，如清澈见底的一塘活水，辨病识证，仿佛天光云影，尽映眼前的境界。三是研读经典者还需有扶疾治病、济世救人之大医精诚的精神；更重要的是，读经典还需怀着敬畏之心去研读赏析，信之用之日久方可发扬之；有糟粕可弃用，但须慎之。

在这次新型冠状病毒感染疫情的防治中，疫病相关的中医经典发挥了重要作用，2020年疫情初期我们通过流调和分析，明确了新型冠状病毒感染是以湿毒内蕴为核心病机、兼夹发病为临床特点的认识，有力指导了对疫情的防治。中医药早期介入，全程参与，有效控制转重率，对重症患者采取中西医结合救治，降低了病死率，提高了治愈率。所筛选出的“三药三方”也是出自古代经典。在中医药整建制接管的江夏方舱医院中，更是交出了564名患者零转重、零复阳，医护零感染的出色答卷。中西医结合、中西药并用成为中国抗疫方案的亮点，是中医药守正创新的一次生动实践，也为世界抗疫贡献了东方智慧，受到世界卫生组织（WHO）专家组的高度评价。

经典中蕴藏着丰富的原创思路，给人以启迪。青蒿素的发明即是深入研习古典医籍受到启迪并取得成果的例证。进入新时代，国家药品监督管理部门所制定的按古代经典名方目录管理的中药复方制剂，基于人用经验的中药复方制剂新药研发等相关政策和指导原则，也助推许多中医药科研人员开始从古典医籍中寻找灵感与思路，研发新方新药。不仅如此，还有学者从古籍中梳理中医流派的传承与教育脉络，以传统的人才培养方法与模式为现代中医药教育提供新的借鉴……可见中医药古籍中的内容对当代中医药科研、临床与教育均具有指导作用，应该受到重视与研习。

我们欣慰地看到，人民卫生出版社在20世纪50年代便开始了中医古籍整理出版工作，先后经过了影印、白文版、古籍校点等阶段，经过近70年的积淀，为中医药教材、专著建设做了大量基础性工作；并通过古籍整理，培养了一大批中医古籍整理名家和专业人才，形成了"品牌权威、名家云集""版本精良、校勘精准""读者认可、历久弥新"等鲜明特点，赢得了广大读者和行业内人士的普遍认可和高度评价。2005年，为落实国家中医药管理局设立的培育名医的研修项目，精选了105种中医经典古籍分为三批刊行，出版以来，重印近千万册，广受读者欢迎和喜爱。"读经典、做临床、育悟性、成明医"在中医药行业内蔚然成风，可以说这套丛书为中医临床人才培养发挥了重要作用。此次人民卫生出版社在《中医临床必读丛书》的基础上进行重刊，是践行中共中央办公厅、国务院办公厅《关于推进新时代古籍工作的意见》和全国中医药人才工作会议精神，以实际行动加强中医古籍出版工作，注重古籍资源转化利用，促进中医药传承创新发展的重要举措。

经典之书，常读常新，以文载道，以文化人。中医经典与中华文化血脉相通，是中医的根基和灵魂。“欲穷千里目，更上一层楼”，经典就是学术进步的阶梯。希望广大中医药工作者乃至青年学生，都要增强文化自觉和文化自信，传承经典，用好经典，发扬经典。

有感于斯，是为序。

中国工程院院士　国医大师
天津中医药大学　名誉校长　张伯礼
中国中医科学院　名誉院长

2023年3月于天津静海团泊湖畔

序　二

中医药典籍浩如烟海，自先秦两汉以来的四大经典《黄帝内经》《难经》《神农本草经》《伤寒杂病论》，到隋唐时期的著名医著《诸病源候论》《备急千金要方》，宋代的《经史证类备急本草》《圣济总录》，金元时期四大医家刘完素、张从正、李东垣和朱丹溪的著作《素问玄机原病式》《儒门事亲》《脾胃论》《丹溪心法》等，到明清之际的《本草纲目》《医门法律》等，中医古籍是我国中医药知识赖以保存、记录、交流和传播的根基和载体，是中华民族认识疾病、诊疗疾病的经验总结，是中医药宝库的精华。

中华人民共和国成立以来，在中医药、中西医结合临床和理论研究中所取得的成果，与中医古籍研究有着密不可分的关系。例如中西医结合治疗急腹症，是从《金匮要略》大黄牡丹汤治疗肠痈等文献中得到启示；小夹板固定治疗骨折的思路，也是根据《仙授理伤续断秘方》等医籍治疗骨折强调动静结合的论述所取得的；活血化瘀方药治疗冠心病、脑血管意外和闭塞性脉管炎等疾病的疗效，是借鉴《医林改错》

等古代有关文献而加以提高的；尤其是举世瞩目的抗疟新药青蒿素，是基于《肘后备急方》治疟单方研制而成的。

党的二十大报告提出，深入实施科教兴国战略、人才强国战略。人才是全面建设社会主义现代化国家的重要支撑。培养人才，教育要先行，具体到中医药人才的培养方面，在院校教育和师承教育取得成就的基础上，我还提出了书院教育的模式，得到了国家中医药管理局和各界学者的高度认可。王琦书院拥有 115 位两院院士、国医大师的强大师资阵容，学员有岐黄学者、全国名中医和来自海外的中医药优秀人才代表。希望能够在中医药人才培养模式和路径方面进行探索、创新。

那么，对于个人来讲，我们怎样才能利用好这些古籍，来提升自己的临床水平？我以为应始于约，近于博，博而通，归于约。中医古籍博大精深，绝非只学个别经典即能窥其门径，须长期钻研体悟和实践，精于勤思明辨、临床辨证，善于总结经验教训，才能求得食而化，博而通，通则返约，始能提高疗效。今由人民卫生出版社对《中医临床必读丛书》(105 种)进行重刊，我认为是件非常有意义的事，《重刊》校勘严谨，每本书都配有导读要览，同时均为名家整理，堪称精品，是在继承的基础上进行的创新，这无疑对提高临床疗效、推动中医药事业的继承与发展具有积极的促进作用，因此，我们也会将《重刊》列为书院教学尤其是临床型专家成长的必读书目。

韶光易逝，岁月如流，但是中医人探索求知的欲望是亘古不变的。我相信，《重刊》必将对新时代中医药人才培养和中医学术发展起到很好的推动作用。为此欣慰之至，乐为之序。

中国工程院院士　国医大师　王琦

2023年3月于北京

原　序

中医药学是具有中国特色的生命科学，是科学与人文融合得比较好的学科，在人才培养方面，只要遵循中医药学自身发展的规律，把中医理论知识的深厚积淀与临床经验的活用有机地结合起来，就能培养出优秀的中医临床人才。

百余年西学东渐，再加上当今市场经济价值取向的影响，使得一些中医师诊治疾病常以西药打头阵，中药作陪衬，不论病情是否需要，一概是中药加西药。更有甚者不切脉、不辨证，凡遇炎症均以解毒消炎处理，如此失去了中医理论对诊疗实践的指导，则不可能培养出合格的中医临床人才。对此，中医学界许多有识之士颇感忧虑而痛心疾首。中医中药人才的培养，从国家社会的需求出发，应该在多种模式、多个层面展开。当务之急是创造良好的育人环境。要倡导求真求异、学术民主的学风。国家中医药管理局设立了培育名医的研修项目，第一是参师襄诊，拜名师并制订好读书计划，因人因材施教，务求实效。论其共性，则需重视“悟性”的提高，医理与易理相通，重视易经相关理论的学习；还有文献学、逻辑学、生命科学原理与生物信息学等知识的学习运用。“悟性”主要体现在联系临床，提高思辨能力，破解疑难病例，获取疗效。再者是熟读一本临证案头书，研修项目精选的书目可以任选，作为读经典医籍研修晋级保底的基本功。第二是诊疗环境，我建议城市与乡村、医院与诊所、病房与门诊可以兼顾，总以多临证、多研讨为主。若参师三五位以上，年诊千例以上，必有上乘学问。第三是求真务实，“读经典做临床”关键在“做”字上苦下功夫，敢于置疑而后验证、诠释，进而创新，诠证创新自然寓于继承之中。

中医治学当溯本求源，古为今用，继承是基础，创新是归宿，认真继承中医经典理论与临床诊疗经验，做到中医不能丢，进而才是中医现代化的实施。厚积薄发、厚今薄古为治学常理。所谓勤求古训、融会新知，即是运用科学的临床思维方法，将理论与实践紧密联系，以显著的疗效，诠释、求证前贤的理论，于继承之中求创新发展，从理论层面阐发古人前贤之未备，以推进中医学科的进步。

综观古往今来贤哲名医，均是熟谙经典、勤于临证、发皇古义、创立新说者。通常所言的“学术思想”应是高层次的成就，是锲而不舍长期坚持“读经典做临床”，并且，在取得若干鲜活的诊疗经验基础上，应是学术闪光点凝聚提炼出的精华。笔者以弘扬中医学学科的学术思想为己任，绝不敢言自己有什么学术思想，因为学术思想一定要具备创新思维与创新成果，当然是在以继承为基础上的创新；学术思想必有理论内涵指导临床实践，能提高防治水平；再者，学术思想不应是一病一证一法一方的诊治经验与心得体会。如金元大家刘完素著有《素问病机气宜保命集》，自述“法之与术，悉出《内经》之玄机”，于刻苦钻研运气学说之后，倡“六气皆从火化”，阐发火热症证脉治，创立脏腑六气病机、玄府气液理论。其学术思想至今仍能指导温热、瘟疫的防治。严重急性呼吸综合征（SARS）流行时，运用玄府气液理论分析证候病机，确立治则治法，遣药组方获取疗效，应对突发公共卫生事件，造福群众。毋庸置疑，刘完素是“读经典做临床”的楷模，而学习历史，凡成中医大家名师者基本如此，即使当今名医具有卓越学术思想者，亦无例外。因为经典医籍所提供的科学原理至今仍是维护健康、防治疾病的准则，至今仍葆其青春，因此“读经典做临床”具有重要的现实意义。

值得指出，培养临床中坚骨干人才，造就学科领军人物是当务之急。在需要强化“读经典做临床”的同时，以唯物主义史观学习易理易道易图，与文、史、哲、逻辑学交叉渗透融合，提高“悟性”，指导诊疗工作。面对新世纪，东学西渐是另一股潮流，国外学者研究老聃、孔丘、朱熹、沈括之学，以应对技术高速发展与理论相对滞后的矛盾日趋突出的现状。譬如老聃是中国宇宙论的开拓者，惠施则注重宇宙中一般事物的观察。他解释宇宙为总包一切之“大一”与极微无内之“小一”构成，大而无外小而无内，大一寓有小一，小一中又涵有大一，两者相兼容而为用。如此见解不仅对中医学术研究具有指导作用，对宏观生物学与分子生物学的连接，纳入到系统复杂科学的领域至关重要。近日有学者撰文讨论自我感受的主观症状对医学的贡献和医师参照的意义；有学者从分子水平寻求直接调节整体功能的物质，而突破靶细胞的发病机制；有医生运用助阳化气、通利小便的方药同时改善胃肠症状，治疗幽门螺杆菌引起的胃炎；还有医生使用中成药治疗老年良性前列腺增生，运用非线性方法，优化观察指标，不把增生前列腺的直径作为唯一的“金”指标，用综合量表评价疗效而获得认许，这就是中医的思维，要坚定地走中国人自己的路。

人民卫生出版社为了落实国家中医药管理局设立的培育名医的研修项目，先从研修项目中精选20

种古典医籍予以出版，余下 50 余种陆续刊行，为我们学习提供了便利条件，只要我们“博学之，审问之，慎思之，明辨之，笃行之”，就会学有所得、学有所长、学有所进、学有所成。治经典之学要落脚临床，实实在在去“做”，切忌坐而论道，应端正学风，尊重参师，教学相长，使自己成为中医界骨干人才。名医不是自封的，需要同行认可，而社会认可更为重要。让我们互相勉励，为中国中医名医战略实施取得实效多做有益的工作。

王永炎

2005 年 7 月 5 日

导　读

自明代医学十三科设立以来，眼科作为独立的学科存世，促进了中医眼科学的发展。仅明清时期的眼科专著即多达百余种。关于傅仁宇纂辑《审视瑶函》的记载，主要见于清末藏书家目录，如清代周中孚《郑堂读书记补逸》、清代丁丙《八千卷楼书目》、雷梦水《贩书偶记续编》等。由于历史的局限性及门派偏见，对于该书褒贬不一，可见于黄庭镜《目经大成》等书。在发扬传统"古为今用"的倡导下，如何正确应用好这部古籍，应以切用临床为要务。时至今日，眼科教学与临证实践均证明，该书依然是一部十分重要的眼科医著。

一、《审视瑶函》与作者

傅仁宇纂辑《审视瑶函》，成书于明末（1644），但未及刊行明朝即灭亡，直至清康熙丁未年（1667）才得以刊行。由于此书辑录了明代以前重要眼科名家的医论、医方，又有傅氏眼科论治的钩割烙针的手术经验与方药，很快引起是业者的重视，坊间纷纷刊刻，流传十分广泛。

1. 关于《审视瑶函》

审视，目疾需审轮定廓，查色观形，审因论治；瑶函，本义神瞳一函清澈，引申为琼瑶秘籍之书。《审视瑶函》一书犹如一门筏渡，将普渡众生之慈航。借用佛家大乘用语，说明该书济世苍赤之义。《审视瑶函》一书，卷首题曰：秣陵傅仁宇允科纂辑、婿张文凯廷献参阅、广陵林长生声震较补、男傅维藩国栋编集，说明了该书编撰过程及参编人员情况。

(1)《审视瑶函》成书时间：据该书傅维藩自序"有先人之衣钵在……荧荧青囊箧底编，堪以继弓裘而费钻研"，凡例"是函授自烈祖"两段文字，推知傅氏有家传秘本传是业，或有祖父二辈积累医论与经验方的蓝本。本书开始编集的时间在1637年左右，约在傅仁宇的晚年。越八载，即1644年书成，有吏部左侍郎兼翰林院侍读学士陈盟写序，有掌太医院院使陆彬序，有圣济殿侍直迪功郎傅国栋维藩谨识，此三序可见于诸多坊刻本中。

考查发现，唯清康熙丁未(1667)醉耕堂本，有清代工部右侍郎前翰林院编修、典试山西正主考右春坊掌坊、事右庶子兼翰林院侍读程正揆的序。据序言所示，程氏见过《审视瑶函》的稿本，并知晓有陈、陆二序，故赞言"维藩之刻是书，溯始迄今，承先继后三十年……著述之苦心并家学之渊源，令诸天下而泽世之本怀无少歉也"而为之序，可以推知《审视瑶函》刊刻本真正公诸于世，应是1667年。

(2) 内容：全书6卷(卷首1卷)，卷首与卷一、卷二为眼科学基础：前贤医案、五轮八廓定位、运气学说、钩割针烙适应证与禁忌证、用药寒热生熟论、内外二障论、识病辨症金玉赋、目病三因论、原机证治十八条、附四十六方等。卷三至卷六为眼科临证各论：介绍目病108症、经验汤剂丸散309方、针内障手法、开内障(适应证与手法)图、煮针法(消毒)、眼科针灸要穴图像、点眼药法、敷眼洗眼药方等。

(3) 纂著特点：傅氏对中医经典《黄帝内经》《难经》《伤寒杂病论》内容熟悉，将这些经典引文做为论病的立论依据。他还重视明代早期眼科文献的辑引，如卷五用刘完素《素问玄机原病式》气机升降理论及玄府之说，引入对目昏病因机理的认识。又如卷二引用倪维德《原机启微》18种病机分析，并作为眼病的基本机理来认识。王肯堂《杂证准绳》载眼科症名160余种，傅氏父子将常见眼病简约为目病108症，并附经验汤剂丸散方，使之更贴近临床的需要，成为眼科从业医生或习医者实用的读本。

2. 作者

傅仁宇（1573—1644），字允科，明代秣陵（今江苏省南京市）人。家传眼科，行医 30 余年，誉满南京京畿之地，治愈许多疑难眼疾，有“擅龙木”“现大医王身”的美誉佳话，且为人慈祥蔼蔼，以“佛手疗人”，受到民众的爱戴。在其晚年（1644 年）纂辑成《审视瑶函》6 卷，为明清以来集眼科大成的专著，故又名《眼科大全》。由于朝代之更迭，该书稿由傅氏之长子维藩（国栋）与外甥文凯，对其经验进行长达 30 余年的“删繁辑略，讨诸名家方书，采掇要领”整理编撰工作，直到 1667 年，才终于刊刻问世。

二、学术思想与临床指导意义

傅氏父子两代人历经 60 余年眼科医疗实践，磨炼了医术。《审视瑶函》书稿由其在 30 余年的临床实践中编撰而成，无论在学术研究还是临证应用上，均是具有发掘应用价值的眼科医籍，在眼科发展史上占有重要地位。

1. 眼科基础理论的全面阐述

（1）以《素问》《灵枢》《难经》为眼科学基础理

论：卷首据《灵枢经》“大惑论”“寒热病”“口问”及《素问》“生气通天论”“脉解”“脉要精微论”“经脉”，《难经》“二十八难”等篇章的论述，对五脏与眼部经络循行，精、气、神，气血津液等生理病理专题予以描述，明确指出“眼具五脏六腑，后世五轮八廓之说，本诸此”。确立了眼科的脏腑经络、气血津液理论依据。从发病学角度，提出“太极阴阳动静致病例”，列出四季与五脏五行相配属眼之五部名称：黑睛、白睛、大小眦、上下睑、瞳神。以太极之中，阴阳动静之变化，喻为“阴阳合转而睛明”的自然之理。若阴阳气不和，则病昏暗黑花、血灌瞳神、弦烂、白膜侵睛、视物如堆烟等眼疾，说明眼病易发的病理意义。加之人处自然之中，五运六气的太过与不及也是天行眼病发生的重要因素。

（2）五轮八廓说与定位图是古代眼病诊断定位系统：自天竺眼科传入，千百年来的医疗实践将其融入中医学体系之中。五轮八廓说既有简单的眼部解剖位置（风轮、气轮、血轮、肉轮、水轮），又有将八卦方位与脏腑学说结合出现的八廓说：（脾胃）水谷廓、（心小肠）胞阳廓、（肝络中焦）养化廓、（肝胆）清净廓、（肾络下焦）关泉廓、（肺大肠）传送廓、（命门）会阴廓、（肾膀胱）津液廓。这些配属关系的建立，非常便于医生对眼病定位与脏腑病理的推断，从而施以手术或方药调整脏腑。该书保留了五轮八廓说与定位图，反映了当时傅氏所沿用的眼科理论水平。

2. 重视眼病预防医学的思想

中医学天人合一的思想，重视天气地理对人体的影响，在《黄帝内经》运气七篇中有具体的反映。自宋以降，运气内容被广泛引入医学著作中，犹以刘完素倡火热派为代表，对《黄帝内经》病机十九条予以发挥，对后世流派的形成有着重要影响。傅氏在这种思潮的影响下，重视运气在眼科诊疗中的应用，一是指导临证用药的寒凉温热以适应气候的变化，二是知晓眼病可能发生的年份，预防眼病的发生，做到防病于未然。在卷三至卷六中，卷首则以"运气原病"开始，引出眼病108症，具有运用预防医学中流行病学方法对健康人群中发病因素进行讨论的迹象。

傅氏对于眼睛的保健有切实可行的见解。卷首在突出五行、五脏与眼睛的关系中，提出"动功六字延寿诀"的气功导引，有清肺补肾、安神明目的功效。又详尽介绍心、肝、脾、肺、肾、三焦六字诀的具体操作功法及医学原理。

在医学较为发达的当今社会，角膜可以移植、疑难眼病可以手术，但仍然有患者深受各种各样的眼疾折磨，甚至经受失明之苦。因此，眼病预防的社会学意义应引起人们的关注，应开发推广那些对公众有积极意义的医学保健活动，提高人们保护眼睛的自主意识。

3. 重视眼科外治法（点、敷、洗、吹、针灸、器械）

综观全书，可以发现傅氏十分重视外治法在眼科中的应用。如文中介绍点、敷、洗、吹药如何制备，以及针灸腧穴、眼科器械如何使用。

（1）点、敷、洗、吹药的外治法：卷六介绍点眼药及如何制备，如散膏4种、丹药2种（阴阳丹按比例分5丹；丹头按病情轻重分5号丹）、敷药4种、洗药3种、吹药（嗃鼻药）5种。这些剂型的开发研制，丰富了眼科临床的治疗手段。

（2）器械手术外治法：在卷一沿用眼科早期文献中的钩割适应证中，也融入了十分珍贵的傅氏手术经验，并强调“必须口授亲传，临证亲见”，避免因手术变异而误治。如“乌珠有恶障厚蔽者，钩割宜浅，浅割外边赤丝瘀肉”，“若红瘴血分之病，割之必用烙以断之，否则不久复生”，这是具有手术操作经验的人才能体会到的要点。卷四至五介绍了眼科外障的手术（针、烙、钩、割）器械5种图式、胬肉挑治图、金针（拨内障)式图。傅氏对于眼科手术及器械的贡献,有待探讨与肯定。

(3)针灸应用:傅氏主张针药兼治,以证之缓急标本来定用针用药。卷六绘有毫针图、眼科针灸要穴图13幅,图中注明用针灸治疗的眼病,如外障眼、眼生翳膜、迎风流泪、暴赤肿痛、眼红肿涩烂沿眼、内障眼、羞明怕日眼、红肿疼痛8种典型眼病。文后介绍了31个腧穴的部位、取穴方法、针刺深浅及艾炷壮数。对灸法也有特殊的要求,分禁灸、不宜多灸、多灸及灸后洗法等,颇为讲究,仍是今天针灸治疗眼病可借鉴的内容。

注意学习来源于医家经验的文献是提高习医者临证水平的重要方法,《审视瑶函》一书为我们提供的眼科外治法的应用价值大概在于此。

4. 方剂学贡献

方剂学中方义、方解的出现,对于记忆方剂的组成及药物配伍关系,乃至理解主治病症机理十分重要。傅氏在该书中提供了350多首方剂,其中卷二引用《原机启微》46首方剂,十分重视倪氏方解中病机与君臣佐使的分析论述,故全文录用。在其他经验方300余首(包括名家方)中也有这方面的发挥,举例如下:

(1) 卷三“十珍汤”方解: 对适应证有谨慎的说明,如“阴虚者,未有不动火,苦寒直泄之药,惟病端初起,元气未虚,势方蕴隆……稍久涉虚,便不可服”记载。配伍关系有“足太阴伤,而绝肺金孕育之原矣。斯以地黄为君,知母为佐,壮天一之水,以制丙丁,不与之直争也;当归、白芍药,以沃厥阴,肾肝同治之法也;水衰则火旺,是以牡、地二皮为克制,火盛则金衰,是以天麦二冬为屏障,人参补金位之母;甘草生用,所以奉令承使,奔走赞成者也”之论述,使病机紧密联系配伍,逻辑性强。

(2) 卷五“加味逍遥饮”方解: 将病机与方名结合进行分析,是释名和了解方义的重要方法。按曰:“肝伤血少,故令目暗……肝脏有泻而无补,即使逆气自伤,疏之即所以补之也。此方名曰逍遥,亦是疏散之意。柴胡能升,所以达其逆也;芍药能收,所以损其过也;丹、栀能泻,所以伐其实也……肝伤则血病,当归所以养其血也。木实则火燥,茯神所以宁其心也。”为今天研究方剂学提供了有益的思路。

(3) 卷五“补中益气汤”方解: 按语在概述该方药性分析下,总结出方中“黄芪”药物的应用意义,是“东垣以脾胃为肺之母故耳”,启发的切入点“余以脾胃为众体之母。凡五脏六腑,百骸九窍,莫不受其气而赖之”,发挥了东垣补中益气汤方解中对脏腑学说的认识。

三、如何学习与运用《审视瑶函》

首先应肯定这是一部紧密联系眼科临证的专著。从眼科学角度来认识卷首至卷二的内容,重点掌握五轮、八廓的定位和主病,这是中医脏腑学说在眼科中的体现。卷三至卷六,从临床角度,了解108种证候与现代病名的对应关系,注意傅氏对著名方剂的体会及运用。

1. 掌握眼科学基础

在熟悉中医基础理论的前提下,结合五轮、八廓的眼睛分布图,可以掌握中医眼科学基础。

2. 注意眼科常见的108种证候与现代病名对照研究

将108种证候的描述,结合现代眼科疾病的临床表现,进行对照研究,察症审因,鉴形辨候,以掌握该病的病因机理,确定论治方法。

3. 常用外治法及方剂的运用

在辨证施治、审因论治的理论指导下,重点掌握著名方剂在中医眼科中的方解及方义,了解傅氏有哪些创见，结合现代临床特点，在开展诸多外治法的前提下，注意现代药理理念的思考，发扬并改进该书中有价值的治疗手段，更好地服务于眼科临床。

4. 正确认识后世医家的批判意见

在后世眼科著作中，对《审视瑶函》一书有所微辞，如黄庭镜《目经大成》中认为傅氏文笔不够简练、有嫌呆板，但阐发的医理是正确的。又如《眼科全书》（作者佚名）的刊刻者王协，曾有武断斥傅氏《审视瑶函》为“冒为己有”之烈辞，恰是王协忽略了《审视瑶函》文献辑引式的撰著方式。而且明代在“经世致用”思潮影响下的医家著书立说，引用经典名著伸张己说，弘扬眼科技艺，客观上推动了眼科学的发展。故正确认识历史中的批判，以临床实用性来定论其价值，才是科学的态度。

郭君双

2006 年 4 月

整理说明

《审视瑶函》又名《傅氏眼科审视瑶函》《眼科大全》。全书6卷(卷首1卷),是明代著名眼科医家傅仁宇的专著。据刊本的有关序言推知,该书写成于明崇祯甲申年(1644),但未能刊行,直至清康熙丁未年(1667),由醉耕堂、尊古堂刊刻发行,故该书的早期流传应在清初,对后世眼科影响较大。

明人傅仁宇约生活在1573—1644年间,系家传眼科,行医30余年,治愈许多疑难眼疾,擅长眼科手术治疗,名盛于南京京畿之地。《审视瑶函》一书为其后人将傅氏的医疗经验,结合《素问》《灵枢》《难经》医经中关于眼目分部名称、经络分布以及生理病理的论述为理论基础,精选李、张、朱、刘诸家之论,推崇《原机启微》之医理认识,析病因主《三因》(《三因极一病证方论》)论,详述钩割烙与金针拨障的适应证与禁忌证。由于该书临床实用性极强,故清代至民国时期刊刻版本多达50余种。

今收集到的版本有:清康熙醉耕堂本、清光绪10年善成堂本、清江源堂本、清姑苏书业堂本、清致和堂本、清步云阁本、清扫叶山房本等。经考察诸多版本之间的差异不大，但有刊刻质量上的优劣之分。

本次整理，以醉耕堂本为底本，对校本有清善成堂本、清江源堂本、清姑苏书业堂本、清扫叶山房本等。他校本有《黄帝内经素问》《灵枢经》《难经》《备急千金要方》《三因极一病证方论》《儒门事亲》《原机启微》等。

具体处理如下：

1. 由于原书目次的著录，以礼、乐、射、御、书、数为集名，又有卷首、卷一、卷二为次序的分卷命名，加之大标题下有二级、三级标题层次，为了方便读者且不失原貌，采用分卷式，不用集名；原脱三级标题者补入；重要编题移位于相应卷数的"运气原证"下。力求保持标题与正文一致。

(1) 如卷三"怕日羞明"原作"怕热羞明"，据正文改"热"为"日"。

(2) 原目录二级标题下脱三级标题，直录四级标题者，今据正文三级标题（皆有小序）补入。如卷三目病三十八症，按正文有目痛、寒热、头痛、眉棱骨痛、目赤、白痛、目痒、肿胀、外障九个三级标题，分列 38 种症名，原脱今补。

(3) 目录中"目病 × × 症""经验汤剂丸散 × ×

方”,原在该卷之末,不够醒目,今皆移位于相应论病之首,以突出108症的论述。详见目录卷三、卷四、卷五、卷六。

2. 目录卷一原脱“内外二障论”,卷四原脱“疳眼症”今据正文补入。

3. 卷六“十枣汤”原主治条下有方解掺入,今依该书方剂体例,移位于用法下。

4. 保留通假字,明显错字误字,径改,如:字—季、薄—白、炭—灰、狐—孤、重—垂等。

5. 部分错、误、漏、衍字据校本改。如卷首前贤医案“张子和”条,原作“目亦多泪”,今据《儒门事亲》改“亦”作“赤”;卷二“当归养荣汤”方论“以防风升发生气,白芷解利,引入肾经为君”,今据《原机启微》改“肾”作“胃”;“龙脑黄连膏”主治“目中赤脉如火”原脱“火”字,今据《原机启微》补等。

以上处理供读者阅读时参考。由于我们水平有限,错误与不足之处,敬请批评指正。

陈　序

成周建官三百六十，而燮理奏功，分寄医师尹副，以逮上士下士职掌，翌为明听之司，若是乎耳目股肱之未敢轻畀也。故其时分猷者或肘挄铁镜以建勋，考成者或胸贮金篦而宣化，至玉铉鼎鼐之权，惟医师与良相并峙，猗欤休哉！补天炼石，浴日调元，洵各有天授焉，匪其人不得而遇也。仁宇傅君，以慈祥臆擅龙木，誉名闻诸候，惠济苍赤，扩亿丈大光明藏，现大医王身，而为说法。一匕神楼，已足格紫霄而骖乌龙已。然且秉赭鞭，救匍匐，启霾雾而耀明旦，刀圭之积功，靡以加已。式于家则见齐心敦善，茹蔬戒修，嶷嶷庞居士也。式于闾则见瞿昙植果，香芬枋栴檀，油油许玄度也。式于都则见俭惠良稷，寒施纤纩，蔼蔼傅大士也。而矧婆心壓热，佛手疗人，令昏瞶颠危者，仰抚摩而跻春台也。余曷能更仆哉！岁己巳，余病目谪归，借憩秣陵，遍访长桑而不得其人也。阅弥月护觌傅君，授余上池，而霍然苏豁然了也。因喟然嘉欢久之，岂葛仙捣药，犹鸟作丁丁杵春声，将醉卧紫金床头，拉伯阳参同漱炼，一洗羊豕狗鼠，廓轮波渤，为刍鬼夜魔，踢开许大宝月轮，金光藏，醍醐甘露，洒须弥峰顶，自在王座者，抑傅君之谓欤，而君尚逡逡谢勿敏也。老氏云：予惟不矜，故能与天下同功。颜氏子云：无伐善，无施劳，君其功圆果满，拔宅冲举，当不在马自然徐秋天下，而且弓冶绳武，作述一家。嗣君维藩，馆甥文凯，隶职院僚，析髓洞筋，咸颐溜接武，彬彬王谢门风，雅称乌衣子弟哉！二君仰体家钵，汇笥中《审视瑶函》，日批月录，将命剞劂氏而寿诸梨枣焉。乞予一言，以公为鸿宝。余见二君青出于蓝，式谷其似，行且列鸳鹭班，奉仁宇之家珍，以佐保御，而育群黎。异日谟明弼亮，分寄耳目股肱，燮挠阴阳，不惟为朝家庆得人。而俾翌为明听者，咸资启沃，而垂霖树焉，余当诵周官而上考成也。傅君以为然，用弁之简端。

时崇祯甲申嘉平谷旦赐进士第通议大夫

资治尹吏部左侍郎兼翰林院侍读学士纂修

会典同知经筵日讲官通家侍生陈盟顿首拜撰

陆　序

《素》《难》而后有颛科，犹《六经》而后有子吏也。其旨玄，令人罔象而搜珠。其理微，令人碧落而占气。其奥沉，令人望洋而观澜。以故鼎之贵者恒斑驳以徵奇，业之专者须鞭草以灼膜。操一技，工一术，必期扁之斫轮，庖之批窾，致精造极，而称绝艺。谓必求之桐君秦越之坛，庶几幸遇其人，而不意仁宇傅君一快覯之。君舌则莲，品则仙，道济博施，则眉山子瞻，不佞承乏院署，初物色于凤台鹭渚，把臂声谈而使我喜不能寐也。喟然叹曰：世有硕德长者傅君，若而人与之联驷承明，出其补天鸿勣，浴日月而荡乾坤，复何事之难济为，君槃阿乐泌，一衲一瓢，翛然自足，将营菟裘而壶隐焉，饵施昏瞀，而不居功。泽漉闾党，而不任德。心斋被庭帏，而守之若维摩。檩施浃耆阇，而奉之若鸠摩。蔼蔼乎与物同春，利之而不庸。脊脊乎与时分忧习勚而勿蒙。且燕贻承芳，道光继志，上自克家，次迨羲方，箕裘式谷，聿启象贤，若万石君家，不言而躬行，君备有焉。语云：不知其系视其教。长公维藩，同事僚契，坦甥文凯，美秀而文，矧淑慎尔止，接踵联璧若鸑鷟之轶鸡群，行将展六翮而搏南溟，天祚明德，有开必先，其佑积庆而锡之令终者，讵鲜券哉！岁甲申，君家枕中之秘《审视瑶函》就帙，而丐正不佞，余矢只语以劝之曰：珍之独曷若宝之众，私而家，曷若公在国，君请梓诸。仁宇遂踊跃摩顶，拈花爇香，向大士如来坛前，一发弘誓，出《审视瑶函》，广锓薛涛笺端，永为三千大千琉璃震旦，普渡一切，千手千眼不住声色香味触法，施之是举也。不佞何敢夷瑶函为一门筏渡，直尊为海岸慈航可矣！是为序。

时崇祯甲申菊月谷旦中议大夫资治尹加光禄寺少卿仍掌太医院院使事通家友弟陆彬顿首拜撰

自　序

余犹记澡发时，日肄椠铅，朝呫夕哔，冀幸逢年拾青紫，聿绍祖业，而承父志，庶振袂猎缨，不致迈征，而忝所生尔。乃生也不辰，历落孙山，咄咄徒嗟，青灯慧业，蹇寘河干。家严进不肖于庭，而诏之曰：儿学业靡成，毋得淹抑东隅，作牢骚问天想也，无已则有先人之衣钵在，幼鲜读书，几轶邯郸之步，壮营治生，难言谢傅之规。荧荧青囊箧底编，堪以继弓裘而费钻研，儿曷勉旃，已焉。焚笔砚，攻《素》《枢》，举桐雷俞扁，石函金匮，日劘而月淬之，距三年而始觉祖武之绳承亹亹实护我心也。鸳鸯绣出，胸胆重明，悉从兰心莲舌，馥馥沁肌，而造车合辙，勿问之已。越甲申，南都医院乏员，管少宗伯采访廉能，奉温纶下颁，遂擢余进内殿保御，惟时入直朝参，奉职无状。竞以鳏旷是惧，归而仍理旧业。拉表弟文凯扃户著书，删繁辑略，讨诸名家方书，采掇要领，靡勿详该。上溯轩岐，以及李张朱刘四大名家，鸿裁硕论，博综而纂订之。越八载，书就绪，请诸家君，颜其额曰《审视瑶函》，务令览之者察症以审因，鉴形而辨候，月华日采，胸次昭明，何难以燃炬者鉴物，烛犀者燃明，穿石凿铁者，咸浴日光天也哉！余渺识寡闻，徒读父书，安能以泽民利物为己任，抑使尺寸树绩，无忘锡类之思。上下绍庭，克成祖业之绪，于以保王躬而济苍赤。卞之壶，遡之匮，唐之瓢，朗朗金石垂之，其何敢炫名市惠，致忝先人衣钵哉。海内名宿，读是函而信余累世刀圭，不惮剜心以道济，而仍廛隐于折肱者，其以余言为嚆矢也夫。

圣济殿侍直迪功郎傅国栋维藩氏谨识

审视瑶函序

慨自断鳌炼石之后，生人每多缺陷之，虞农皇爰，立方书以拯救斯民，则血脉融贯，荣卫无滞。否则内尔七情六欲，外尔寒燠雨暘，鲜有不为病者，缘其未能保合太和焉耳。至于五官之中二目所主最要是，必纤尘不染，精华甫能普照。业岐黄而司光明之藏者，非悉渊源之秘精，通变之权，岂能除盲聩而复其明，且远之体乎？

大清定鼎以来，予养疴山谷，思与道高德厚者商证之，惟南中仁宇傅君其人焉。嗟乎奈何不获一觐伊人乎？犹幸晤其长君维藩氏，相与快谈，手出一书，名曰：《审视瑶函》。展而阅之，则论证大备，若方甚详，症必别其经络，治必分其标本，外障则有钩割之法，内障则有应拨之针，与夫宜刺宜灸者，种种受症不同而针法施治之功，各臻其妙是。目科一书不独目科之微理在，是将十三科之大义悉备焉。予曰：道在仁爱，何可废也？梓而公诸天下不在蒙泽哉！维藩云泽世本怀志未逮耳。予方欲筹厥事，适奉诏驰驱备员司空叨沭，宠荣允请归至，复晤维藩兄，乃以此书问序，言于予谊不获辞，予曰：傅君家学渊源，前雪滩陈宗伯，澹如陆使君二序，殆详哉言之矣，予何赘词第，维藩之刻是书，溯始迄今，承先继后三十年，著述一片苦心，何得不使后世之人咸被其泽，共跻光明之域欤。凡有志济世者，必以维藩氏为宗焉。维藩著述之苦心并家学之渊源，令诸天下而泽世之本怀无少歉也。以视夫成已，而不能成物自利而不利他著，不相去霄壤耶，是为序。

时龙飞康熙丁未春月之吉赐进士弟通议大夫资治尹
工部右侍郎前翰林院编修典试山西正主考右春坊掌坊
事右庶子兼翰林院侍读通家侍生程正揆顿首拜撰

凡　例

——目受五脏六腑之精华，若日月丽天而不可掩。右阴左阳，涵光毓采，吐桑浴渊，朒朓迭行，坎离失度，霾瞀错经，燮理不齐，民病为殃。人开卷了然。至于五脏主病，五行附丽，五音分导，五方风气，浸淫为厉，各有专司，安事拼赘。是函授自烈祖，弈叶钻研，经历三十余载。复访名公宗匠，讲究印可。广购藏书禁方，芟繁辑简，间有立论堪采，而主方雷同，有单方擅誉，而症候不明者，添颊虽工，效颦知陋，概不敢载。

——五轮八廓，各分攸司，象形取义，腑脏部署，棋分星布，间不容发，俗仅得其皮毛。兹尽蒐其精奥，按经辨症，补泻得宜。先巡轮廓之变，随察受病之源，主客逆顺，毫厘千里，辟谬辨误，亥豕晰分，庶遡览者可按图而索骏，施治者不致罔象而探骊尔，宜载。

——历来医案，自汉华元化独振元首，倪仲贤集《金玉大成》，以及四大名家，《龙木论》若七十二家，各树帜坛坫，迭奏宫商，抑称钧天异响哉。然有效臻独得，而瑕不言疵，理由创获，而迥别青黄者，出朱入墨，鹄鹜难分，不载。

——治法分门，迥若云泥，阴阳变换，具有权衡。不察司天，无以辨六气五运之极；不验经络，无以审内外三因之候；不参奇经，无以证七情六淫之气。虎诀虽存，鸺眸难别，是函翼经宣化，循法审因，取《原机启微》为鹄，辅以诸家鸿论，证验天行，赞理时气，纲领条目，珠联绣错，庶迎刃以解，入彀而中尔，备载。

——用药寒热，犹用兵虚实，确有主见，非空拳射覆，隔靴搔痒者比也。灼其受病于某经，主症于某络，病因于某部，感触于某候，宜温宜凉，内外表里，一以贯之。若不揣其本，而治其末，宜热而反以寒沃之，宜寒而反以热炽之，刀圭逆施，攻砭倒置，鲜不旋踵而滋之殃者，可不慎哉！

——汤剂丸散药味，用虽不同，而治法亦异。有宜丸者、宜散者、宜水渍者、宜膏煎者、亦有一物兼宜者，亦有不可入汤酒者，并随药性。汤者荡也，去大病用之。散者散也，去急病用之。丸者缓也，不能速去之，舒缓而治之也。丸散分两，可多可少，若㪷为剂，必须七钱，至八钱，以为中正。羸弱者，五六钱为剂。壮盛者必须两余，方得其效。少则药力不足，多则不胜药势。

——制法必须极工，用药料须择道地。若不拣择精良以伪抵真，徒费工力，何能取效？如炮煨者，以整药入于灰火中，或用面裹，湿纸重裹，炮令药上有烈纹者方熟，附子、南星、豆蔻之类是也。炙者，以整药涂蜜，或姜汁、酥油、童便、酒浆等物，涂浸于药上，用炭火炙，令香熟得宜，黄芪、厚朴、甘草、皂荚、龟板、鳖甲之类是也。煅者，以整药入在炭火中稳定，烧熟为度。牡蛎、石决明、石膏、芦甘、磁石之类。或用水、醋、童便淬飞是也。焙者，以绵纸隔药，火烘令香脆，天麦门冬、葶苈、石枣之类是也。炒者，以银锅、砂锅内炒令香脆得宜，勿令焦枯，过失药性。若炼蜜者，每一斤只炼十二两五钱为定，火少火过，并不相宜。

——开导犹镜面拭尘，而釜底抽薪也。宝镜玄机，阳秋铁镜，不啻家喻而户晓之。至拨云睹日，扫霾见天，称能手者，则罕觏焉。是函本自家钵，珍逾百朋，盖垂掌而味溢黄芽，凝眸而香霏绛雪者，匍匐经年，俄顷建绩，匪侈口乳石，而烹乌炼兔者类也，宜载。

——古人治目，凡药力迟缓，不能急速取效者，则用针刺以济其急，然医者必须熟明经络，症的穴真，无不应手取效。但今人去古已远，一闻针灸，心怀怯惧，是以医心懈怠，鲜工于此耳。孰知其取效敏捷，大起沉疴，善用之者，靡不有验。其治疾也，岂曰小补云尔哉？

——著篇立论，汗牛充栋，非炫名以逐羶，则市惠而弋利，求卮言之中乎窾，而灼见筋膜者，盖什未有一矣。是函坚白孤鸣，而理必晰于粹精，按经考古，而症不遗乎险怪，列部分门，钻骨析髓，审轮定廓，察色观形，开卷了然，灼如观炬，较目宝论益详，散金碎玉篇愈著，令见者洞心而凿壁分光焉。或亦持颠扶危之一助云尔，备载。

——立方施症，研古敲今，历有成论，匪臆造测度，漫焉尝试者同也。昔人载一百六十症，则失之滥。上古著七十二症，则失之简。是函摘要删繁，纤钜各当，定为一百有八症，启蒙牖瞀，开豁茅塞，务令阴阳之缕晰，标本之攸分，内外表里之条贯，虚实逆顺之森殊。鉴形辨色，以验其因；按候察部，以镜其要。若夫智圆行方，化裁酌量，活活泼泼，时措咸宜，我不执方，方必符症，症自合方，随方随效，神而明之，存乎其人，不遇其人，方不虚传。高远之士，曷请鉴诸。

复慧子维藩氏识

目录

卷首……1
前贤医案……1
五脏所司兼五行所属……8
动功六字延寿诀……9
太极阴阳动静致病例……11
五轮定位之图……13
八廓定位之图……14
五轮歌括……15
五脏主病……15
八廓歌括……15
八廓主病……15
脏腑表里三阴三阳轮廓贯通……16
五运之图……17
六气之图……18
逐年六气总论……19

卷之一……20
五轮所属论……20
八廓所属论……21
五轮不可忽论……22

勿以八廓为无用论……22
目为至宝论……23
开导之后宜补论……27
眼不医必瞎辩论……28
点服之药各有不同问答论……29
用片脑得效后宜少用勿用论……30
钩割针烙宜戒慎论……32
弃邪归正论……34
用药寒热论……36
用药生熟各宜论……36
识病辨症详明金玉赋……37
内外二障论……42

卷之二……46
目病有三因……46
诊视……46
目不专重诊脉说……50
目症相同所治用药不同并戒慎问答……51
君臣佐使逆从反正说……52
原机证治十八条经验汤剂丸散四十六方……53
淫热反克之病……53
芍药清肝散(54)　通气利中丸(54)
黄连天花粉丸(55)　黄连芦甘石散(55)
龙脑黄连膏(56)　嗃鼻碧云散(56)
蕤仁春雪膏(57)
风热不制之病……57
羌活胜风汤(58)　杏仁龙胆草泡散(59)
七情五贼劳役饥饱之病……59

柴胡复生汤(60)　黄连羊肝丸(61)
当归养荣汤(62)　助阳活血汤(62)
决明益阴丸(63)　加减地黄丸(63)
血为邪盛凝而不行之病……64
川芎行经散(64)　消凝大丸子(65)
气为怒伤散而不聚之病……65
《千金》磁朱丸(67)　滋阴地黄丸(67)
石斛夜光丸(68)　益阴肾气丸(68)
血气不分混而遂结之病……69
防风散结汤(70)
热积必溃之病……71
竹叶泻经汤(71)　蜜剂解毒丸(72)
阳衰不能抗阴之病……72
决明夜灵散(73)
阴弱不能配阳之病……74
冲和养胃汤(75)　东垣泻热黄连汤(76)
益气聪明汤(76)
心火乘金水衰反制之病……77
还阴救苦汤(78)　菊花决明散(78)
神验锦鸠丸(79)　万应蝉花散(79)
内急外弛之病……80
黄芪防风饮子(81)　无比蔓荆子汤(81)
奇经客邪之病……82
拨云退翳丸(83)　栀子胜奇散(83)
磨障灵光膏(84)　消翳复明膏(85)
为物所伤之病……85
除风益损汤(86)
伤寒愈后之病……87

人参补胃汤(88)
强阳搏实阴之病……88
抑阳酒连散(89)
亡血过多之病……89
芎归补血汤(90)
瘢疹余毒之病……90
羚羊角散(91) 消毒化瘢汤(92)
深疳为害之病……93
茯苓泻湿汤(93) 升麻龙胆草饮子(94)
卷之三……95
运气原证……95
目病三十八症经验汤剂丸散七十七方……95
目痛……95
天行赤热症……96
驱风散热饮子(96) 桑白皮散(97)
泻热黄连汤(97)
暴风客热症……97
《局方》洗心散(97) 洗肝散(98)
羌活胜风汤(98)
火胀大头症……98
普济消毒饮(98) 住痛解毒丸(99)
怕日羞明症……99
明目细辛汤(100) 归葵汤(100)
吹云膏(100) 决明益阴丸(101)
睑硬睛疼症……101
二术散(101) 煽肿膏(101)
寒热……102

赤痛如邪症……102
十珍汤(102) 酒调洗肝散(103)
痛如针刺症……103
加减八正散(103)
头痛……104
大小雷头风症……104
清震汤(105) 加味调中益气汤(105)
将军定痛丸(105) 药枕方(105)
左右偏头风症……106
羌活芎藁汤(106) 柴芎汤(106)
苍术汤(107) 细辛汤(107)
吴茱萸汤(107) 升麻芷葛汤(107)
眉骨痛……108
阴邪风症……108
加味柴胡汤(108) 生熟地黄汤(108)
驱风上清散(109) 上清散(109)
阳邪风症……109
防风羌活汤(109) 子和搜风丸(109)
磁石丸(110)
目赤……110
瘀血灌睛症……110
分珠散(111) 宣明丸(111)
血灌瞳神症……111
坠血明目饮(111) 摩挲石散(112) 落红散(112)
色似胭脂症……112
退赤散(112)
赤丝虬脉症……113
退热散(113) 点眼蕤仁膏(113)

白痛……114
白涩症……114
桑白皮汤(114)
白珠俱青症……114
还阴救苦汤(115)　天麻汤(115)
目痒……115
痒如虫行症……115
驱风一字散(116)　人参羌活汤(116)
广大重明汤(116)
肿胀……116
肿胀如杯症……117
散热消毒饮子(117)　金丝膏(117)
状若鱼胞症……118
玄参饮(118)　洗眼青皮汤(118)
鹘眼凝睛症……118
泻脑汤(119)　摩风膏(119)
旋胪泛起症……119
泻肝散(119)　救睛丸(120)
珠突出眶症……120
救睛丸(121)　立退丸(121)
水淋法(121)
外障……121
黄膜上冲症……122
通脾泻胃汤(122)　立应散(123)
赤膜下垂症……123
皂角丸(124)　洗眼金丝膏(124)
凝脂翳症……125
四顺清凉饮子(126)

花白翳陷症……126
洗肝散(127) 琥珀散(127)
蟹睛症……127
防风泻肝散(127) 泻肝汤(128)
冰瑕翳症……128
开明丸(128) 琥珀煎(129)
阴阳翳症……129
羌活退翳散(129)
玛瑙内伤症……130
补肝丸(130)
聚星障症……130
海藏地黄散(131)
垂帘障症……131
天麻退翳散(132) 卷帘散(132)
逆顺障症……132
羚羊角饮子(133)
混睛障症……133
地黄散(133) 七宝膏(134)
胬肉攀睛症……134
还睛散(134) 吹霞散(135) 定心丸(135)
鸡冠蚬肉症……135
凉膈清脾饮(135) 翠云锭(136)
鱼子石榴症……136
抽风汤(136) 化积散(137)

卷之四……138
运气原证……138
目病二十四症经验汤剂丸散六十八方……138

目疡……138
实热生疮症……138
加减四物汤(139)　芎归汤(139)
搽药方(139)
椒疮症……140
归芍红花散(140)
粟疮症……141
除风清脾饮(141)
目疣……141
睥生痰核症……142
防风散结汤(142)　清胃汤(142)
木疳症……142
羚羊角饮子(143)　平肝清火汤(143)
火疳症……143
洗心散(143)
土疳症……144
清脾散(144)　敷药方(144)
金疳症……144
泻肺汤(145)
水疳症……145
蠲毒饮(145)
漏睛……146
大眦漏症……146
燥湿汤(146)　五花丸(146)
小眦漏症……147
泻湿汤(147)　白薇丸(147)
益阴肾气丸(147)
阴漏症……147

黄芪汤(148)
阳漏症……148
保光散(148)　补漏生肌散(149)
小牛黄丸(149)
脾病……149
倒睫拳毛症……150
石膏羌活散(150)　流气饮(150)
紧皮膏(151)　五灰膏(151)
起睫膏(151)　夹眼法(152)
皮急紧小症……152
神效黄芪汤(153)　东垣拨云汤(153)
睥翻粘睑症……153
排风散(154)　龙胆丸(154)
睥轮振跳症……154
当归活血饮(154)　驱风散热饮子(155)
睥虚如球症……155
调脾清毒饮(155)　广大重明汤(155)
妊娠……155
兼胎症……155
保胎清火汤(156)　简易知母饮(156)
天门冬饮子(156)　芎苏散(157)
消风散(157)　天冬饮子(157)
为产症……158
熟地黄汤(158)　四物补肝散(159)
四制香附丸(159)
痘疹……160
浊害清和症……160
谷精草汤(161)　退翳散(161)　望月丸(162)

疏风汤(162) 通窍散(162) 胎兔丸(162)
清解散(164) 补元散(164) 加味地黄丸(164)
退云散(164) 固本丸(165)
附:治小儿癍疹疳伤并暴赤疼痛翳膜诸方……165
癍疹……165
消毒化癍汤(166)
疳伤……166
疳眼症……166
消疳退云饮(167) 鸡肺散(167)
九味芦荟丸(167) 生熟地黄丸(167)
鸡肝散(168) 龙胆芦荟丸(168)
消疳散(169) 天麻丸(169)
《宝鉴》灸雀目疳眼法(169) 升麻干葛汤(170)
车前子散(170) 养肝丸(170)
通顶散(170)
惊搐……171
辘轳转关症……171
钩藤饮子(171)
双目睛通症……171
牛黄丸(172)
附:小儿目闭不开眲目直视目仰视目睛瞤动目扎
诸症验方……172
目闭不开……172
人参汤(173) 生地黄散(173)
眲目直视……173
目直视……174
泻青丸(174) 和太师牛黄丸(174)
目仰视……175

碧霞丹(175)　九龙控涎散(175)
目睛瞤动……176
目扎……176
四味肥儿丸(176)　柴胡清肝饮(177)
割攀睛胬肉手法……177
卷之五……179
运气原证……179
目病三十四症经验汤剂丸散七十二方……179
目昏……179
瞻视昏渺症……181
明目地黄丸(182)　龟鹿二仙膏(182)
三仁五子丸(183)　地黄丸(183)
洞见碧霄(184)
睛黄视渺症……184
葛花解毒饮(184)
干涩昏花症……185
四物五子丸(185)　黄牛胆煎(185)
坐起生花症……186
加减驻景丸(186)　止痛散(186)
摩顶膏(187)
云雾移睛症……187
猪苓散(188)　蕤仁丸(188)　摩顶膏(188)
羚羊羌活汤(188)　治眼花见物法(189)
萤星满目症……189
滋阴降火汤(189)　加味坎离丸(190)
妄见……190
神光自现症……191

补水宁神汤(192)
黑夜睛明症……192
加减八味丸(193)
视正反斜症……194
补阳汤(194)　连柏益阴丸(195)
升阳泄阴汤(195)
视定反动症……196
钩藤散(196)
视物颠倒症……196
羚羊角散(197)
视一为二症……197
补肝散(197)《千金》磁朱丸(197)
冲和养胃汤(198)
视赤如白症……198
复明汤(198)　益气聪明汤(198)
内障……199
瞳神散大症……200
羌活退翳丸(201)　泻肾汤(201)　调气汤(202)
清痰饮(202)　滋阴地黄丸(202)
瞳神缩小症……204
清肾抑阳丸(204)　抑阳酒连散(204)
还阴救苦汤(204)　嗜鼻碧云散(204)
能远怯近症……204
地芝丸(205)　六味地黄丸(205)
能近怯远症……206
定志丸(207)　补肾磁石丸(207)
神水将枯症……208
滋肾丸(208)　补肾丸(209)　调中益气汤(209)

聚开障症……210
生熟地黄丸(210)
枣花障症……210
羚羊角饮子(211)
圆翳障症……211
空青丸(212) 羚羊角饮子(212)
水晶障翳症……212
七宝丸(212)
剑脊翳症……213
七宝汤(213)
鱼鳞障症……213
羚羊角散(214)
暴盲症……214
加味逍遥饮(214) 柴胡参术汤(215)
熊胆丸(215) 独参汤(216)
青盲症……216
镇肝明目羊肝丸(217) 复明丸(217)
《本事方》治青盲内障(218)
高风障症……218
人参补胃汤(219) 补中益气汤(220)
转光丸(221) 还明散(221) 决明夜灵散(221)
青风障症……221
羚羊角汤(221)
绿风障症……222
半夏羚羊角散(223) 羚羊角散(223)
乌风障症……223
白附子汤(223) 凉胆丸(223)
偃月障症……224

补肝散(224)　坠翳丸(224)
如银障症……225
石决明散(225)
瞳神欹侧症……225
生犀角丸(226)
瞳神反背症……226
内障根源歌……226
针内障眼法歌……227
针内障后法歌……227
镇心丸(228)
附：太玄真人进还睛丸表……228
还睛丸(230)
金针辨义……230
煮针法……231
用水法……231
退气散血饮(232)
拨内障手法……232
开针三光符咒……233
封针符……234
封眼法……234
开内障图……236
推遂日按时人神所在当忌……238

卷之六……239
运气原证……239
目病十三症经验汤剂丸散四十六方……239
目泪……239
迎风冷泪症……240

河间当归汤(240)　阿胶散(240)　枸杞酒(241)
迎风热泪症……241
羚羊角散(241)　白僵蚕散(242)　珍珠散(242)
无时冷泪症……242
菊睛丸(242)　麝香散(243)
无时热泪症……243
当归饮子(243)　椒苄丸(243)
风沿……244
眦帷赤烂症……244
防风通圣散(244)　东垣碧天丸(245)
紫金膏(246)
迎风赤烂症……246
柴胡散(246)　疏风散湿汤(246)
治烂弦眼生虫方(247)　敷烂弦眼方(248)
诸因……248
因风症……248
正容汤(249)　半夏茯苓天麻汤(249)
夜光柳红散(250)　加减地黄丸(250)
豆淋酒法(251)　蝉花无比散(251)
槐子丸(252)　川芎石膏散(252)
摩风膏(252)
因毒症……253
内疏黄连汤(253)　还阴解毒汤(254)
因他症……254
前胡犀角饮(255)　茺蔚子丸(255)
明目大补汤(256)　东垣清神益气汤(256)
顺经汤(256)　磁石丸(256)　羊肝丸(257)
物损真睛症……257

加味四物汤(258) 《局方》黑神散(258)
经效散(258) 一绿散(259)
眯目飞扬症……259
经效四法(259)
飞丝入目症……259
经效三法(260)
时复症……260
洗肝散(261) 洗心汤(261) 泻肺汤(261)
六味地黄汤(261) 通明散(262)
东垣羌活除翳汤(262) 明目流气饮(262)
神仙退云丸(263) 天王补心丹(263)
加味六味地黄丸(264)
眼科针灸要穴图像……265
正头风及脑痛……265
口眼㖞斜……265
头顶痛……266
头风目眩……267
外障眼……267
眼生翳膜……268
迎风冷泪……269
暴赤肿痛眼……269
红肿涩烂沿眼……270
内障眼……271
羞明怕日眼……271
偏正头风……272
红肿疼痛眼……273
百会(274) 合谷(274) 上星(274) 神庭(274)
瞳子髎(274) 颊车(275) 地仓(275)

后顶(275)　临泣(275)　足三里(276)
风池(276)　丝竹空(276)　人中(276)
承浆(277)　迎香(277)　客主人(277)
角孙(277)　光明(277)　地五会(278)
解溪(278)　丰隆(278)　攒竹(278)
印堂(279)　睛明(279)　巨髎(279)
大骨空(279)　小骨空(279)　后溪(279)
行间(280)　二间(280)　毫针式(280)
针灸避人神论……281
取十二建人神之忌时……282
附:前贤治目医案补遗诸方……282
十全大补汤(282)　七宣丸(283)　神功丸(283)
小柴胡汤(284)　二陈汤(284)　温白丸(285)
川芎茶调散(286)　四物汤(286)　凉膈散(287)
三黄丸(288)　四季三黄泻心丸(289)
青州白丸子(289)　大承气汤(290)
白通汤(290)　十枣汤(290)　导痰汤(291)
《保命集》当归汤(291)《保命集》羚羊角散(291)
《济阴》地黄丸(292)
点眼药法……292
秘制点眼丹药诸方……292
灵飞散(292)　灵药方(293)　五胆膏(293)
琼液膏(294)　紫金锭子(294)　阳丹药品法制(295)
阴丹药品法制(296)　配合阴阳法式(297)
一九金丹(297)　二八木丹(297)　三七水丹(298)
四六火丹(298)　阴阳合配土丹(298)
用丹头大要(298)　不换金拨云丹(299)
轻号(299)　次轻号(299)　重号(300)

至重号(300)　秘授制芦甘石法(300)
煮芦甘石三黄汤药味(300)　取汞粉法(301)
制硇砂法(301)　眼科取灵砒法(301)　烂翳方(301)
点翳膜老障验方(302)　收泪散(302)
蟹睛不收方(302)
敷眼诸药方……302
玉龙丹(302)　散血膏(302)　清凉膏(303)
搜风散(303)
洗眼诸药方……303
碧霞丹(303)　洗烂弦风赤眼方(303)
洗眼红枣儿(303)
治眼吹药诸方……304
立应散(304)　碧玉散(304)　青火金针(304)
赤火金针(305)　通顶散(305)
止痛药方……305
乳香丸(305)　神仙拈痛散(306)
方剂(治法)索引……307

审视瑶函卷首

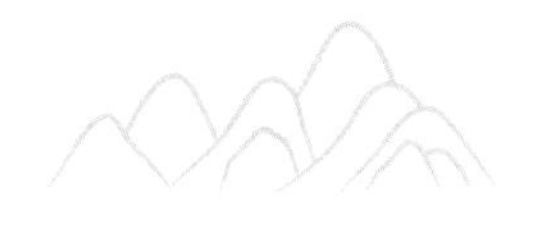

前贤医案

《云麓漫抄》云：淮南陈吉老，儒医也。有富翁子忽病目，视正物皆以为斜，几案书席之类，排设整齐，必更移令斜，自以为正，以至书写尺牍，莫不皆然。父母甚忧之，更历数医，皆不谙其疾。或以吉老告，遂以子往求治。既诊脉后，令其父先归，留其子，设乐开宴，酬劝无算，至醉乃罢。扶病者坐轿中，使人舁之，高下其手，常令倾倒，展转久之，方令登榻而卧。达旦酒醒，遣之归家，前日斜视之物，皆理正之。父母跃然而喜，且询治之之方，吉老云：令嗣无他疾，醉中尝卧，闪倒肝之一叶，搭于肺上不能下，故视正物为斜，今复饮之醉，则肺胀，展转之间，肝亦垂下矣，药安能治之哉？富翁厚为之酬。

《九灵山房集》云：元末，四明有吕复，别号沧洲翁，深于医道。临川道士萧云泉，眼中视物皆倒植，请治于复。问其因，萧曰：某尝大醉，尽吐所饮酒，熟睡至天明，遂得此病。复切其脉，左关浮促。即告之曰：尝伤酒大吐时，上焦反覆，致倒其胆腑，故视物皆倒植。此不内外因，而致内伤者也。法当复吐，以正其胆。遂以藜芦、瓜蒂为粗末，用水煎之，使平旦顿服，以吐为度。吐毕，视物如常。

张子和治一年幼子，十余岁，目赤多泪，众医无效。子和见之曰：此子目病，原为母腹中被惊得之。其父曰：孕时在临清被兵恐。令服瓜蒂散加郁金，上涌下泻，各去涎沫数升。人皆叹之曰：儿腹中无病，何以吐泻如此？至明日，了然爽明。

《道山清话》云：张子颜少卿，晚年常目光闪闪然，中有白衣人如佛像者。子颜信之弥谨，乃不食肉，不饮酒，然体瘠而多病矣。一日，从汪寿卿求脉，寿卿一见大惊，不复言，但投以大丸数十，小丸千余粒。祝曰：十日中服之当尽，却以示报。既如期，视所见白衣人变黄，而光无所见矣。乃欲得肉食，又思饮酒。又明日，黄亦不见，觉气体异他日矣。乃诣寿卿以告，寿卿曰：吾固知矣。公脾初受病，为肺所乘，心，脾之母也，公既多疑，心气不固，自然有所睹。吾以大丸实其脾，小丸补其心，肺为脾之子，既不能胜其母，其病自愈也。

《北梦琐言》曰：有少年苦眩运眼花，常见一镜子。赵卿诊之曰：来晨以鱼鲙奉候。及期延于内，从容久饥，候客退方得攀接，俄而桌上施一瓯芥醋，更无他味，少年饥甚，闻芥醋香，径啜之，逡巡再啜，遂觉胸中豁然，镜影消无。卿曰：郎君吃眼前鱼鲙太多，无芥醋不快，又鱼鳞在胸中，所以眼花，故权诳而愈其症也。

丹溪治一老人，病目暴不见物，他无所苦，起坐饮食如故，此大虚证也。急煎人参膏二斤，服二日，目方见。一医与青礞石药，朱曰：今夜死矣！不悟此病得之气大虚，不救其虚，而反用礞石，不出此夜必死，果至半夜死。

一少年早起，忽视物不见，熟卧片时，略见而不明，食减甚倦，脉缓大，重按散而无力。意其受湿所致，询之果卧湿地半月。遂用苍术、白术、茯苓、黄芪、陈皮，少佐附子，二十剂而安。

汪石山治一妇，年逾四十，两目昏昧，咳嗽头疼似鸣，若过饥益甚。医治以眼科药，反剧。脉皆细弱，脾脉尤近乎弱，曰脾虚也。五脏六腑之精，皆禀受于脾，上贯于目，脾虚不能输运脏腑精微归明于目，故目昏脑鸣头痛之候出矣。脾虚则肺金失养，故咳嗽形焉。医不补脾养血，妄以苦寒治眼，是谓治标不治本也。遂用参、芪各钱半，麦门冬、贝母各一钱，归身八分，陈皮、川芎各七分，升麻、柴胡、甘草各五分而安。

薛立斋治一男子，日晡两目紧涩，服黄柏、知母之类反剧，更加便血。此脾伤不能统血输荣于目然也。遂用补中益气汤送下六味丸而安。

给事张禹功，目赤不明，服驱风散热之剂，反畏明重听，脉大而虚。此由心劳过度，思虑伤脾，盖心劳则不能生血，脾伤则不能运输精微于目也。用补中益气汤加茯神、酸枣仁、山药、山茱萸、辽五味而安。后自摄不谨，复作益甚，用十全大补汤加前药而复愈。

王海藏治一女，形肥年将笄，时患目，或一月或两月一发，每发则红肿，如此者三年。服祛风热药，左目反生顽翳，从锐眦起遮瞳仁，右目亦生翳，自下而上。洁古云：从外走内者少阳也，从下而走上者阳明也。此少阳、阳明二经有积滞也。六脉短滑而实，轻取则短涩。遂用温白丸，减川芎、附子三分之二，倍加胆草、黄连下之。服如东垣痞积丸法，初服二丸，每日加一丸。如至大便利，则每日减一丸，复从二丸加起。忽一日泻下黑血块，如黑豆大而硬，自此渐愈，翳膜尽去。

撄宁生治一人，过食醋蒜猪肉煎饼，后复饮酒大醉，卧于暖炕，次日瞳神散大，视无定，以小为大，以大为小，行步踏空，百治不效。予曰：瞳子散大，由食辛热太过然也。盖辛主散，热助火，辛热乘于脑中，故睛散，睛散则视物无的也。遂用芩、连诸寒之药为君，归、芎诸甘辛为臣，五味子酸为佐，人参、甘草、天冬、地骨皮为使，柴胡为肝窍之引，百剂而安。

一妇人目翳绿色，从下而上。病自阳明来，绿非正色，殆肺合肾而为病，犹画家以黑调白，合成谛之象。乃用泻肺肾之药，而以入阳明之药为引使。

唐高宗上苦头重，目不能视，召侍医秦鸣鹤诊之，请刺头出血可愈。太后不欲上疾愈，怒曰：此可斩也，乃欲于天子头刺血。上曰：但刺之，未必不佳。乃刺二穴，上曰：吾目似明矣。后举手加额曰：天赐也。

自负彩缎百匹，以赐鸣鹤。

安善赵君玉，目暴赤肿，点洗不退，偶思戴人有云：凡病在上者，皆宜吐之。乃以茶调散涌之，一涌而目愈。君玉叹曰：法之妙其迅如此，乃知法不远人，人自远法也。

孙真人在仁庙朝，治卫才人。患眼疼，众医不能疗，或用寒药，或用补药，加之脏腑不安。上召孙，孙曰：臣非眼科，乞不全责于臣。降旨有功无过，孙乃诊之。肝脉弦滑，非壅热也，乃才人年少时人壮血盛，肝血并不相通。遂问宫人，宫人云：月经已三月不通矣。遂用通经药。经既通，不日疾愈矣。上赐孙三十万缗。宫人谣曰：神医不来，双睛难开。

许学士云：荀牧仲尝谓予曰：有人视一物为两，医作肝气盛，故一见为二，服泻肝药皆不验，此何疾也？予曰：孙真人曰：《灵枢》有云：目之系上属于脑，后出于项中。邪中于头目，乘目之虚，其入深，则随目系入于脑，入于脑则转，转则目系急，急则目眩以转。邪中其精，所中不相比也，则精散，精散则视歧，故见两物也。令服驱风入脑药得愈。

丹霞朱僧氏代章宗出家，既病三阳蓄热，常居静室，不敢见明，明则头疼如锥，每置水于顶上，不能解其热。历诸医莫能辨其病。后治之七日而愈，其法用汗吐下三法而已，后用凉物清镇之，平复如故。

一女子年十四岁，因恚怒，先月经不通，寒热胁痛，后两目生翳，青绿色，从外至内。予谓寒热胁痛，足厥阴之症也。翳从外眦起，足少阳之证。左关脉弦数，按之而涩，肝经风热，兼血滞也。遂以加味逍遥散加防风、龙胆草，四服，而寒热胁痛顿减，用六味丸，月余而翳消。

一妇人患偏头痛五七年，大便结燥，两目赤肿眩运。世之头风药，无不服。其头上针艾数千百矣。一日，戴人诊其脉，急数而有力，风热之甚也，此头角痛，是三焦相火之经，乃阳明燥金胜也。燥金胜乘肝，则肝气郁，肝气郁则气血壅，气血壅则上下不通，故燥结于里，寻至失明。治以大承气汤，令河水煎二两，加芒硝一两，煎成，顿令分三次服，下泄如汤二十余行，次服七宣丸、神功丸以润之，波菱葵菜、猪羊血以滑之，三剂之外，目豁然首轻，燥泽结释而愈。

娄全善治男子，每夜至目珠连眉棱骨痛，头亦半边肿痛，以黄连膏等寒凉点之，益疼，诸药不效。灸厥阴少阴，痛随止。半日后又作，又灸又止。月余，遂用夏枯草、香附子各二两，甘草四钱，共为末，每食后茶清调服钱半，下咽疼即减半，七日痊愈。

子和尝自病目，或肿或赤，羞明瘾涩，百余日不愈。忽眼科张仲安云，宜刺上星、百会、攒竹、丝竹空诸穴上血出。又以草茎纳两鼻中出血，约升许，来日愈大半，三日平复如故。此则血实宜破之之法也。

刘禹锡云：向有崔承元为官时，治一人死罪，因囚久乃活而出之，后囚病目数年，服药全愈，以别恙而终。一日，崔目忽病内障，苦极，丧明逾年，后半夜，独坐叹息，时闻阶除如蟋蟀之声，崔问为谁？答曰：是昔年蒙出之囚也，今特报恩至此。遂以黄连羊肝丸告崔治目。言讫不见。崔乃依合，服不数月，其眼复明，因传于世。

观音光眼咒出《藏经》偈曰：救苦观世音，施我大安乐；赐我大方便，灭我愚痴暗；除却诸障碍，无明诸罪恶；出我眼室中，使我视物光；我今说此偈，洗忏眼视罪；普放净光明，愿现微妙相。

每日清晨，用水一碗，持咒一遍，吹气一口，入水。持四十九遍。用水洗眼，能除眼障碍，即久矇治之亦可愈也。

晋范宁尝苦目痛，就张湛求方，湛戏之曰：古方宋阳子少得其术，以授鲁东门伯，次授左丘明，遂世世相传，以及汉杜子夏，晋左太冲，凡此诸贤，并有目疾，得此方云：省读书一，减思虑二，专视内三，简外观四，早起晚五，夜早眠六。凡六物，熬以神火，下以气节，蕴于胸中。七日，然后纳诸方寸，修之一时。近能数其目睫，远能视棰之余。长服不已，非但明目且亦延年。审如是而行，不可谓之嘲戏，亦奇方也。

五脏所司兼五行所属

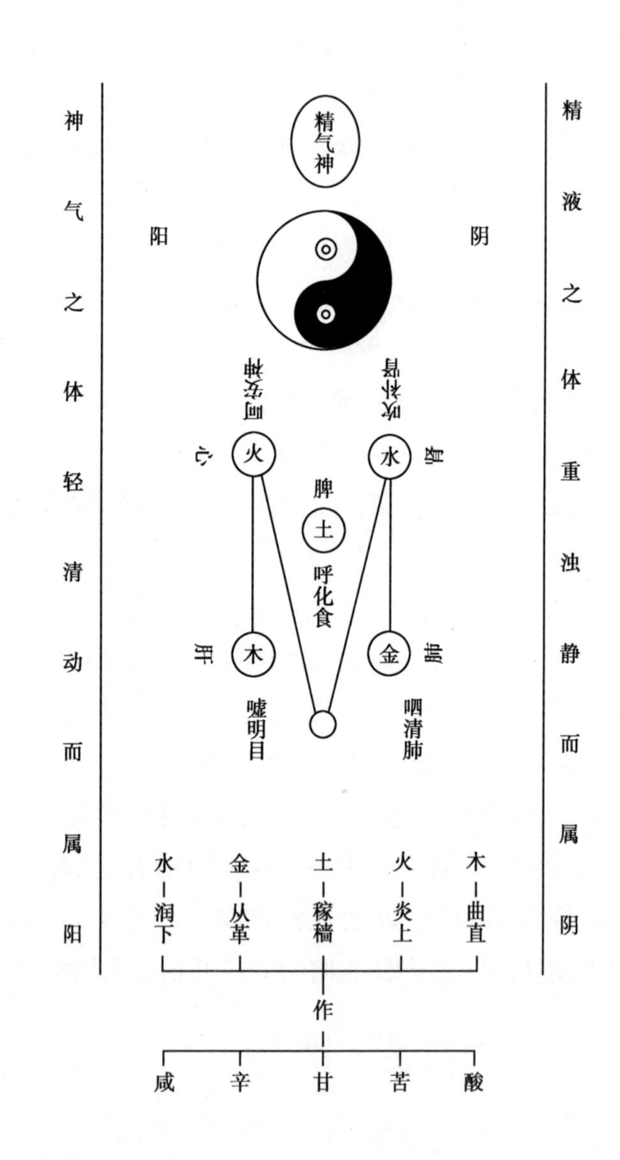
神气之体轻清动而属阳
精液之体重浊静而属阴
精气神
阳
阴
呵安神
吹补肾
心
火
水
肾
脾
土
呼化食
肝
木
金
肺
嘘明目
呬清肺
水—润下
金—从革
土—稼穑
火—炎上
木—曲直
作
咸
辛
甘
苦
酸

动功六字延寿诀

春嘘明目本持肝，夏至呵心火自闲，
秋呬定知金肺润，冬吹惟要坎中安，
三焦嘻却除烦热，四季长呼脾化食，
切忌出声闻口耳，其功尤甚保神丹。

心呵顶上连叉手举手则呵，反手则吸

呵则通于心，去心家一切热气。或上攻眼目，或面色红，舌上疮，或口疮。故心为一身五官之主，发号施令，能使五官。故上古恬澹虚无，真气从之，精神内守，病安从来？是以志闲而少欲，心安而不惧，形劳而不倦也。秋冬时当暖其涌泉，不伤于心君。《素书》云：足寒伤心是也。澄其心则神自清，火自降，是火降由于神之清也。心通舌，为舌之官，舌乃心之苗，为神之舍，又为血之海。故血少则心神恍惚，梦寐不宁也。冬面红受克，故盐多伤心血。冬七十二日，省盐增苦，以养其心也。

肝若嘘时目睁睛

嘘则通肝，去肝家一切热聚之气。故胆生于肝，而胆气不清，因肝之积热，故上攻眼目。大嘘三十吁，一补一泻，则眼增光，不生眼眵。故目通肝，肝乃魂之宅，夜睡眼闭，则魂归宅。肝为目之官，秋面青受克，辛多伤肝。秋七十二日，省辛增酸，以养肝气。

肾吹抱取膝头平

吹则通肾，去肾中一切虚热之气。或目昏耳聋，补泻得宜，则肾气自调矣。故肾通耳，为耳之官，耳听走精，不可听于淫声。大吹三十吹，热擦肾堂。四季十八日。面黑受克，甘多伤肾。故季月各十八日，省甘增盐，以养肾气。

肺病呬气手双擎

呬则通肺，去肺家一切所积之气。或感风寒咳嗽，或鼻流涕，或鼻热生疮，大呬几呬，一补一泻，则肺气自然升降。肺为心之华盖，最好清，故肺清则不生疾也。肺通鼻，为鼻之官，肺为魄之宅也。夏面白则受克，苦属火，肺属金，夏七十二日，省苦增辛，以养肺气。

脾病呼时须撮口

呼则通脾，去脾家一切浊气。故口臭四肢生疮，或面黄脾家有积，或食冷物，积聚不能化，故脾为仓廪之官，又为血之用。故饮食不调，则不生血，四肢不动则脾困。故夜则少食，睡时脾不动，以致宿食，则病生矣。脾四季之官，为意之宅，故意不可以妄动，动则浩然之气不能清也。春面黄则受克，春七十二日，省酸增甘，以养脾气。

三焦客热卧嘻嘻

嘻则通胆，去胆中一切客热之气。故卧时常嘻，能去一身之客热，补泻得当，胆气自清，目不生眵。胆怕热，四时饮食，热者少食，上膈无积，使胆气清爽也。

太极阴阳动静致病例

太极				
贞	利	阳阴 动静	亨	元
冬	秋		夏	春
水 肾	金 肺	土 脾	火 心	木 肝
瞳神	白睛	上下睑	大小眦	黑睛
气不和，瞳青绿，视物若堆烟，太阳如水花，冷泪	气不和，白睛肿起，多瘀肉滞血，白膜侵睛，泪眵	气不和，眼胞肿起，弦烂，胬肉或睑翻，偷针拳毛	气不和，昏热肿痛，两眦赤烂，生浮翳，血灌瞳神	气不和，昏暗黑花，头痛，多翳膜，蟹睛，或多冷泪

《经》云：瞳子眼黑法于阴，白眼赤脉法于阳。故阴阳合转而睛明，此则眼具阴阳也。又曰：五脏六腑之精气，皆上注于目，而为之精，精之窠为眼，骨之精为瞳子，筋之精为黑眼，血之精为络，其窠气之精为白眼，肌肉之精为约束，裹撷筋骨气血之精，而与脉并为系，上属于脑，后出于项中。此则眼具五脏六腑也。后世五轮八廓之说，盖本诸此。脏腑主目有二：一曰肝。《经》云：东方青色，入通于肝，开窍于目，藏精于肝。又云：人卧血归于肝，肝受血而能视。又云：肝

气通于目,肝和则目能辨五色矣。二曰心。《经》云:心合脉,诸脉皆属于目是也。至东垣又推之而及于脾,如下文所云,东垣曰:《五脏生成篇》云:诸脉皆属于目,目得血而能视。《针经九卷·大惑论》云:心事烦冗,饮食失节,劳役过度,故脾胃虚弱,心火太盛,则百脉沸腾。血脉逆行,邪害空窍,如天明则日月不明也。夫五脏六腑之精气,皆禀受于脾土,而上贯于目。脾者,诸阴之首也。目者,血气之宗也。故脾虚则五脏之精气皆失所司,不能归明于目矣。心者,君火也,主人之神,宜静而安。相火代行其令。相火者,胞络也,主百脉,皆荣于目。既劳役运动,势乃妄行,及阴邪气并,损其血脉,诸病生焉。凡医者不理脾胃,及养血安神,治标不治本,不明正理也。

张子和曰:圣人虽言目得血而能视,然血亦有太过不及也。太过则目壅塞而发痛,不及则目耗竭而失明。故少年之人太过多,老年之人不及多。但年老之人,其间犹有太过者,不可不察也。夫目之内眦,太阳经之所起,血多气少;目之锐眦,少阳经也,血少气多;目之上纲,太阳经也,亦血多气少;目之下纲,阳明经也,血气俱多。然阳明经起于两目旁交頞之中,与太阳少阳,俱会于目,惟足厥阴经,连于目系而已。故血太过者,太阳阳明之实也,血不及者,厥阴之虚也。故出血者,宜太阳阳明,盖此二经血多故也。少阳一经不宜刺,血少故也。刺太阳阳明出血,则目愈明。刺少阳出血,则目愈昏。要知无使太过不及,以养血脉而已。凡血太多则滥，太少则枯。人热则血行疾而多，寒则血行迟而少，此常理也。目者，肝之外候也。肝主血，在五行属木，虽木之为物，太茂则蔽密，太衰则枯瘁矣。夫目五轮，乃五脏六腑之精华，宗脉之所聚。其白睛属肺金，肉轮属脾土，赤脉属心火，黑水神光属肾水，兼属肝木，此世俗皆知之矣。及有目疾，则不知病之理，岂知目不因火则不病，何以言之？白轮变赤，火乘肺也；肉轮赤肿，火乘脾也；黑水神光被翳，火乘肝与肾也；赤脉贯目，火益炽也。能治火者，一句可了。故《内经》云：热胜则肿。凡目暴赤肿痛，羞明瘾涩，泪出不止，暴寒目瞒者，皆太热之所为也。今列五轮所属，八廓主病，以令施治者指南焉。

五轮定位之图

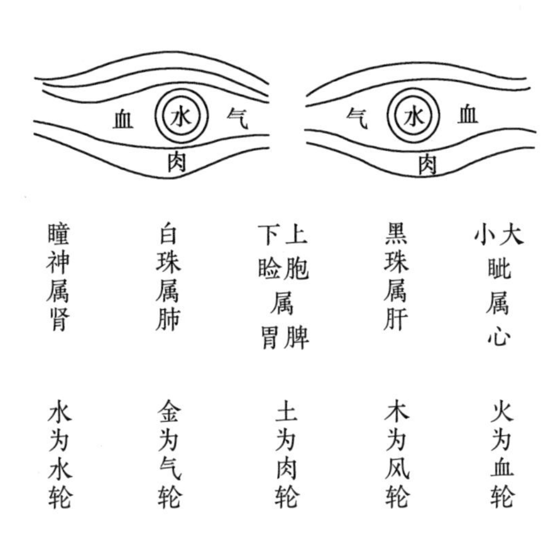

左目阳经　蛇象火赞
南方有物　其形虬赤
出入无时　变化莫测
顺则明灵　逆则炎赫
惟一惟中　是为之则
操之则存　舍之则失
造次弗离　明视可必
既静既清　复云何疾

右目阴精　龟象水赞
元阳之灵　坎水之英
其色玄苍　其性和平
吞吐日月　纳彼虚盈
毋劳毋摇　一为准绳
守之如瓶　防之如城
二五合一　乃可长生
既宁既定　目何不明

八廓定位之图

坤　脾胃　水谷廓
离　心小肠　胞阳廓
巽　肝络中焦　养化廓
震　肝胆　清净廓

震　肝胆　清净廓
巽　肝络中焦　养化廓
离　心小肠　胞阳廓
坤　脾胃　水谷廓

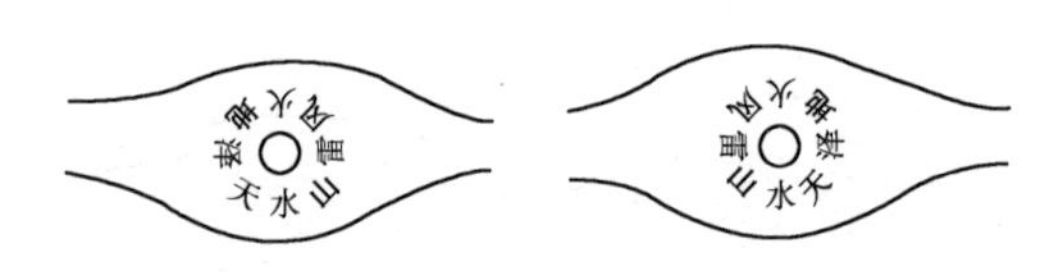

兑　肾络下焦　关泉廓
乾　肺大肠　传送廓
坎　肾膀胱　津液廓
艮　命门上焦　会阴廓

艮　命门上焦　会阴廓
坎　肾膀胱　津液廓
乾　肺大肠　传送廓
兑　肾络下焦　关泉廓

五轮歌括

肝有风轮是木形，肉轮属土是脾经，
水轮肾水瞳神也，肺属金方号气轮，
两眦血轮心属火，五轮原属五行分，
能知生克分虚实，燮理阴阳血气平。

五脏主病

劳神赤涩心家损，恚怒多伤肝气衰；寒暑不调伤脏腑，色欲无时致肾虚；饥饱不匀伤脾胃，风邪触犯可推详；肠中热结缘何故，解热须将虚实量；盛时眼中热火煎，热时白翳眼中连；衰时眼泪频频下，迎风泪下又头旋。

八廓歌括

乾肺大肠传送廓，坎肾膀胱津液场，
命门上焦会阴艮，胆肝清净震之方，
肝络中焦巽养化，小肠离火心胞阳，
肾络下焦关泉兑，坤脾水谷胃为强，
合冲生克分虚实，对症投医病始康。

八廓主病

传送原因是本经，肺家壅滞热伤睛；大肠若顺应须治，闭塞之时翳相侵；视物如看云雾多，抬头怕日病如何；急宜补肾禁房室，免得昏蒙不可过；视物依稀似雾中，时时手拭两睛瞳；要知冷泪频频出，此是肝虚胆气攻；小肠腑属关泉廓，受病先从心里传；两角俱赤心痒痛，但调经脉自然痊；昏蒙眼疾岂无由，酒色过时更滞忧；莫道睛昏无大故，哪堪障雾裹双眸；内抱真阳是命门，眼前花发色难分；不能补肾调虚气，睛瞳纵横似有根；饮食相伤在胃中，更加积热两相攻；睑胞渐肿睛生赤，不解中宫热不通；膀胱属水肾为天，冷泪相形本脏愆；赤脉纵横轮廓内，不逢妙手岂能痊。

脏腑表里三阴三阳轮廓贯通

脏腑表里三阴三阳轮廓贯通						
三焦与心胞络为表里	手阳明大肠	手太阳小肠	手少阳三焦	手厥阴命门	手太阴肺经	手少阴心经
	足阳明胃经	足太阳膀胱	足少阳胆经	足厥阴肝经	足太阴脾经	足少阴肾经

按：目附命门　目者，肝之官也《脉色》。东方生风，在窍为目，其精阳气上走于目而为睛《藏象》。敷和之纪，其主目《运气》。足太阳脉通项入脑者，正属目本，名眼系。阴跷阳跷，阴阳相交，阳出阴，阴出

阳,交于目锐眦。阳气盛则瞋目,阴气胜则瞑目俱《针刺》。跷脉属目内眦,气不营,则目不合。任脉入目,督脉与太阳起于目内眦,其少腹直上者,上系两目之下。足太阳起于目内眦,足太阳之筋,支者为目上纲,足阳明之筋,上合于太阳,为目下纲,足少阳之筋,支者结于目眦为外维。足阳明还系目系,足少阳起目锐眦,至锐眦后手太阳至目锐眦,支者至目内眦。手少阳至目锐眦,手少阴系目系,足厥阴连目系。手少阴合目内眦,足少阳系目系,合少阳于外眦。平旦阴尽,阳气出于目,目张则气上行于头。夜则气行于阴,而复合于目俱《经络》。目者心之使也,目者五脏六腑之精也,营卫魂魄之所常营也,神气之所生也。五脏六腑之津液,尽上升渗于目俱《疾病》。命门:太阳结于命门。命门者,目也亦《经络》。

五运之图

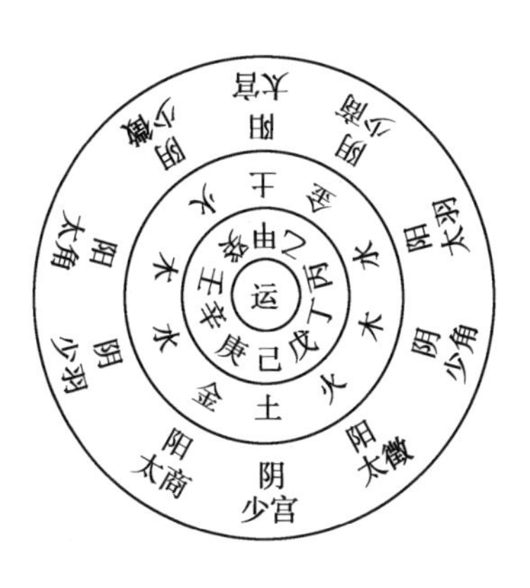

甲己之年为土运，土爱暖而不爱寒，宜加温剂以助之。

乙庚之年为金运，金宜清而不宜燥，宜加平剂以清之。

丙辛之年为水运，水欲暖而寒则凝，宜加热剂以温之。

丁壬之年为木运，木恶寒而又怕燥，宜加和剂以平之。

戊癸之年为火运，火宜寒而不宜热，宜加凉剂以解之。

六气之图

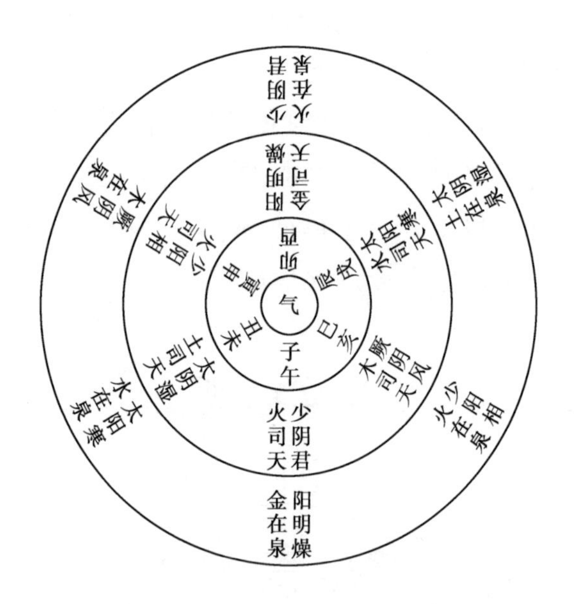

司天主在上半年　在泉主在下半年

子午卯酉年，少阴君火，阳明燥金，司天在泉，宜清之。辰戌丑未年，太阴湿土，太阳寒水，司天在泉，宜温之。寅申巳亥年，少阳相火，厥阴风木，司天在泉，宜凉剂以和之。然又当察病以调治，而不可执一也。

逐年六气总论

复慧子曰：天有四时，岁有六气，此即外因是也。四时者，春夏秋冬也。六气者，风寒暑湿燥火也。且初之气，自年十二月大寒节起，至立春、雨水、惊蛰前终止，乃厥阴风木用事；二之气，自二月春分节起，至清明、谷雨、立夏终止，乃少阴君火用事；三之气，自四月小满节起，至芒种、夏至、小暑终止，乃少阳相火用事；四之气，自六月大暑节起，至立秋、处暑、白露终止，乃太阴湿土用事；五之气，自八月秋分节起，至寒露、霜降、立冬终止，乃阳明燥金用事；六之气，自十月小雪节起，至大雪、冬至、小寒终止，乃太阳寒水用事。春温夏热，秋凉冬寒，四时序而六气调，病安生焉。过则为灾，未有不致目病者。至于细分六气，已详列于后之诸卷中矣。

审视瑶函卷之一

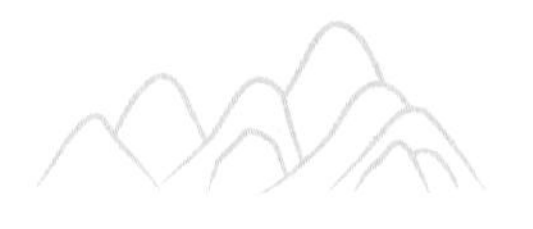

五轮所属论

夫目有五轮，属乎五脏。五轮者，皆五脏之精华所发，名之曰轮，其像如车轮圆转，运动之意也。上下眼胞，属乎脾土，应中央，戊己辰戌丑未也。脾主肉，故曰肉轮。有二叶运动，磨化水谷，外应目之两胞，动静相应，开则万用，如阳动之发生；闭则万寂，如阴静之收敛。象土能藏万物而主静，故脾一合，则万有寂然而思睡，藏纳归静之应也。目又有两锐角，为目大小眦，属心火，应南方，丙丁巳午也。心主血，故曰血轮。人脏有大小二心，故目眦亦有大小二轮之别。其内白睛，则属肺金，应西方，庚辛申酉也；金为五行中之最坚，故白睛亦坚于四轮。肺主气，故曰气轮。白睛内之青睛，则属肝木，应东方，甲乙寅卯也，木在四时为春，春生万卉，其色青莹，目能鉴视，故目为肝木之窍。肝木主风，故曰风轮。青睛之内一点黑莹者，则为瞳神，属乎肾水，应北方，壬癸亥子也。肾主水，故曰水轮。五轮之中，四轮不能视物，惟水轮普照无遗，神妙莫测，乃先天之精液，肇始之元灵，人身之至宝，犹夫天之日月也。是以人目瞳神损者，不能治矣。

八廓所属论

夫八廓应乎八卦，脉络经纬于脑，贯通脏腑，以达血气往来，滋养于目。廓者如城廓之谓，各有门路往来，即匡廓卫御之意也。故乾居西北，络通大肠之腑，脏属于肺；肺与大肠相为脏腑，上连清纯，下输糟粕，为传送之官，故曰传送廓。坎正北方，络通膀胱之腑，脏属于肾；肾与膀胱相为脏腑，主水之化源，以输津液，故曰津液廓。艮位东北，络通三焦，脏配命门，命门与三焦相为脏腑；会合诸阴，分输百脉，故曰会阴廓。震正东方，络通胆之腑，脏属于肝；肝胆相为脏腑，皆主清净，不受秽浊，故曰清净廓。巽位东南，络通中焦之腑，脏配心胞；心胞与中焦相为脏腑，胞络通血，以滋养中焦，分气以化生，故曰养化廓。离属正南，络通小肠之腑，脏属于心；心与小肠相为脏腑，为诸阴受盛之胞，故曰胞阳廓。坤位西南，络通于胃之腑，脏属于脾；脾胃相为脏腑，主纳水谷以养生，故曰水谷廓。兑正西方，络通下焦之腑，脏配肾络；肾与下焦相为脏腑，关主阴精化生之源，故曰关泉廓。脏腑之相配，古圣《内经》已有定法，而三焦独重肝肾二络者，此目之配法，盖目专窍于肝，而主于肾，故有二络之专主也。左目属阳，阳道顺行，故廓之经络法象，亦以顺行。右目属阴，阴道逆行，故廓之经络法象，亦以逆行。察乎二目，两眦之分，则昭然可明阴阳顺逆之道矣。

五轮不可忽论

夫目之有轮，各应乎脏，脏有所病，必现于轮，势必然也。肝有病，则发于风轮；肺有病，则发于气轮；心有病，则发于血轮；肾有病，则发于水轮；脾有病，则发于肉轮，此五轮之易知者。木青、金白、水黑、火赤、土黄，此五色之易知者。轮也色也，已灼然而现证，医犹不知为目病之验。又况亢则乘，胜则侮，并病合病、自病传病、生克制化、变通之妙，岂能知之乎。大约轮标也，脏本也。轮之有证，由脏之不平所致，未有标现证，而本不病者。今不知轮之证，则不知乎脏矣。夫轮脏相应，既不知轮，则是标本俱不明，标本既不明，何以知孰宜缓？孰宜急？而能治人之疾哉！间有知轮脏标本，而不知其中生此克此，自病传病，或并或合之不同，则乘侮制化变通之妙，又不能知，又有知标本缓急，自传并合等症，而又不知人之强者弱者、在血在气、所受所与、当补当泻之不同，则顺逆反正攻守之治，必不能知。如此之医岂能治人之疾乎！是患目者多，而治目者少，咎无良方，嗟华佗之不再生，陋矣！佗即再生，而人不能精明佗之道耳。

勿以八廓为无用论

五轮为病，间有知者，至于八廓之病，位且不知，况欲求其知经络之妙用乎？故古人云：经络不明，盲子夜行。夫八廓之经络，乃验病之要领，业斯道者，岂可忽哉！夫验廓之病，与轮不同，轮以通部形色为证，而廓惟以轮上血脉丝络为凭。或粗细连断，或乱直赤紫，起于何位，侵犯何部，以辨何脏何腑之受病，浅深轻重，血气虚实衰旺邪正之不同，察其自病传病，经络之生克逆顺而调治之耳。人有谓此，八廓如三焦之有名无实，以为无用者，此谬之甚者也。愚观《内经》黄帝少俞，论士勇怯，言勇士刚急，三焦肉横，怯士柔缓，三焦肉纵，夫肉则有状，此《难经》之颇误也。今八廓有位有形，故如三焦之比，八廓系络，比之三焦更为有据，三焦在内而不见，尚有膈上膈下之分，八廓则明见于外，病发则有丝络之可验者，安得为无用哉！

目为至宝论

大哉，目之为体，乃先天之空窍，肇始之元明，经络之精华，荣卫之膏液，故有金珠玉液之称，幽户神门之号。究其源，实阴阳蕴气之始，二五凝精之际，神哉空窍，列分左右，妙合先天，大玄既备。神物渐凝，精明其聚，普照无穷。稽诸古论，则曰：肺之精腾，结而为气轮；肝之精腾，结而为风轮；心之精腾，结而为血轮；脾之精腾，结而为肉轮，肾之精腾，结而为水轮。气轮者，白睛是也，内应乎肺。肺为华盖，部位至高，主气之升降，少有怫郁，诸病生焉。血随气行，气若怫郁，金受火克而亡血，血亡则病变不测。金包在水外，水来克金，故气轮先赤。金又克木，是以其病渐及于风轮也。金色宜白，故白而光泽者顺也。风轮者，白睛内之青睛是也，内应乎肝。肝在时为春，春生万卉，而肝开窍于目，肝木主风，故曰风轮。此轮清脆，内包膏汁，有涵养瞳神之功。其色宜青，故青莹者顺也。目有黄浊者，乃湿热之害。惟小儿之色最正，及长，食乎厚味，则泻其气，而色亦异矣。血轮者，两目角大小红眦是也，内应于心。心主血，故曰血轮。夫火在目为神光，火衰则有昏瞑之患，火盛则有焚燥之殃。虽有两心，而无正轮。心，君主也，通于大眦，故大眦赤者，实火也。命门为小心，小心者相火也，相火行君之令，通于小眦。小眦赤者，虚火也。若心君之主拱默，则相火自然清宁矣。火色宜赤，惟红活为顺也。肉轮者，脾土是也。脾主肉，故曰肉轮。夫土为五行之主，故四轮皆睥之包含，土性主静，色宜黄，得血为润，故黄泽为顺也。华佗云：目形类丸。瞳神居中而独前，如日月之丽东南，而晦西北也。内有大络者五，乃心肝脾肺肾，各主一络；中络者六，膀胱、大小肠、三焦、胆、包络，各主一络；外有旁枝细络，莫知其数，皆悬贯于脑，下达脏腑，通乎血气往来以滋于目。故凡病发，则目中有形色，丝络一一显见而可验，方知何脏何腑之受病。外有二窍，以通其气；内包诸液，液出则为泪；中有神膏、神水、神光、真血、真气、真精，皆滋目之液也。神膏者，目内包涵之膏液，膏液如破，则黑稠水出是也。此膏由胆中渗润精汁，升发于上，积而成者，方能涵养瞳神，此膏一衰，则瞳神有损。神水者，由三焦而发源，先天真一之气所化，在目之内，虽不可见，若被物触损砥，则见黑膏之外，有似稠痰出者是也。即目上润泽之水，水衰则有火盛燥暴之患；水竭则有目轮大小之疾；耗涩则有昏眇之危。亏者多，盈者少，是以世无全精之目。神光者，谓目中自然能视之精华也。夫神光原于命门，通于胆，发于心，皆火之用事。神之在人也，大矣。在足能行，在手能握，在舌能言，在鼻能嗅，在耳能听，在目能见。有莫知其所以然而然者。夫神源舍乎心，故发于心焉。神如游龙，变化不测，人能静之，抱元守一，岂独目之无病哉！真血者，即肝中升运于目，轻清之血，乃滋目经络之血也。此血非比肌肉间混浊易行之血，因其轻清上升于高而难得，故谓之真也。真气者，即目经络中往来生用之气，乃先天真一发生之元阳也。大宜和畅，少有郁滞，诸病生焉。真精者，乃先后二天元气所化之精汁，先起于肾，次施于胆，而后及乎瞳神也。凡此数者，一有所损，目病生矣。大概目圆而长，外有坚壳数重，中则清脆，内包黑稠神膏一函。膏外则白稠神水，水以滋膏，水外则皆血，血以滋水。膏中一点黑莹，乃是肾胆所聚之精华，惟此一点烛照鉴视，空阔无穷者，是曰瞳神，此水轮也。其妙有三：胆汁、肾气、心神也。五轮之中四轮不能视物，惟瞳神乃照物者。风轮则有包卫含养之功，故凡风轮有损，瞳神不久留矣。此即唇亡齿寒，辅车相依之意也。或曰：瞳神水乎？气乎？血乎？膏乎？曰非血，非气，非水，非膏，乃先天之气所生，后天之气所成，阴阳之妙蕴，水火之精华。血养水，水养膏，膏护瞳神。气为运用，神则维持，喻以日月，其理相同。而午前则小，午后则大，亦随天地阴阳之运用也。大抵目窍于肝，生于肾，用于心，润于肺，藏于脾，有大有小，有圆有长，皆由人禀受之异也。男子右目不如左目之精华，女子左目不如右目之光彩，此各得其阴阳之定理也。然贤愚佞直，刚柔寿夭，皆验目而知之。物之丝发差别可以辨，物之毫忽轻重可以定，遇物即知，远射无遗，岂不为神哉之至宝乎！故古人曰：天无二曜，一物无所生，人无两目，一物无所见。诚哉是言也，思之甚可惊畏。夫人之精血有限，岂可妄自斫丧真元？一旦疾成始悔，究其因皆从耽酒恋色，嗜欲无穷；或痰火头风，哭泣太伤，思虑过度，风沙烟障，不知避戒，竭视劳瞻，而不知养息；或五味四气，六欲七情不节之所致也。由微至著，而人不知省，及疾已成矣，仍仗血气之盛而不医，或泥巫祷灵而不治，遂成痼疾，悔怅无由。虽有金谷之富，台鼎之荣，即卢扁复生，亦不能疗之。吁嗟！堂堂之躯，同于木之偶耳。《经》云：欲无其患，先制其微。盖言疾之初起，即当疗治也。制之之法，岂独药哉。内则清心寡欲，外则惜视缄光，盖心清则火息，欲寡则水生，惜视则目不劳，缄光则膏常润，脏腑之疾不起，眼目之患即不生，何目疾之有哉！孔子曰：目不视邪色。戒颜子曰：非礼勿视。皆所以正其视，养心神也。而孟夫子亦曰：胸中不正，则眸子眊焉。又曰：物交物，则引之而已矣。岂非目由心之所使，心为目之所诱乎？故老子又曰：含眼光，缄真气。还真子曰：目不著于物，则心无所用，心无所用，则神不驰，神不驰兮心自固。岂非心不正，由目之妄视乎？故古之圣贤，保之有方，守之有道，缄舌含光，清心塞听，以养天真，则存德养身，不但目之无病，而寿亦延纪矣。

开导之后宜补论

夫目之有血，为养目之源，充和则有发生长养之功，而目不病，少有亏滞，目病生矣。犹水为生物之泽，雨露中和，则滋生之得宜，而草木秀，亢旱淫潦，则草木坏矣。皆一气之失中使然也。是故天之正气不和，则阴阳偏盛，旱潦乘之。水之盈亏不一，物之秀槁不齐，雨旸失时，而为物之害也。譬之山崩水涌，滂沛妄行，不循河道而流，不得已而疏塞决堤，以泄其泛滥，使无淹溢害物之患。人之六气不和，水火乖违，淫亢乘之，血之衰旺不一，气之升降不齐，荣卫失调，而为人害也。盖由其阴虚火盛，炎炽错乱，不遵经络而来，郁滞不能通畅，不得已而开滞导郁，以泄其瘀，使无胀溃损目之害，其理与战法同。而开导之要穴有六：谓迎香、内睥、上星、耳际、左右太阳穴也。内睥：乃破贼正队之前锋也，其功虽迟，渐可收而平顺；两太阳：击其左右翼也，其功次之；上星：绝其粮道也；迎香：攻贼之巢穴也，成功虽速，乘险而征也；耳际：乃击其游骑耳。道远功卑，智者所不取此六穴者，皆拯危之良术，挫敌之要机。与其闭门捉贼，不若开门待去之一法也。夫盗人岂所欲遇乎？倘不幸而遇之，若盗寡而势弱，我强而势盛，贼成擒矣。设或群盗猖獗，又不若开门逐之为愈也。资财虽损，竭力经营，犹可补其损也。若一闭门，必有激变焚杀之势，目人岂所欲患乎？倘不幸而患之，病浅而邪不胜者，攻其内而邪自退，目自明矣。若六阳炽盛，不若开导以通之，则膏液虽损，随以药补之，犹无损也。不然，火邪瘀滞之极，目必有溃烂枯凸之害。虽然，但开导之一法，其中有利害二者存焉。有大功于目，而人不知，有隐祸于目，而人亦不知。若论其摧锋挫锐，拯祸勘乱，则其功之大者也；至于耗液伤膏，弱光华而损滋生，又其祸之隐者也。医人若能识病之轻重，察病之虚实，宜开导而开导之，既导之后，随即补之，使病目者，气血无伤害之弊。庶可称通权达变之良医矣。

眼不医必瞎辩论

世俗俚言，有眼不医不瞎之说，而愚人往往信之，蒙其害者亦多矣。夫神农尝百药，虑生民之病夭，华佗立眼科，忧后世之盲瞽。有是病必有是药，药而犹难于即愈，未有不药而愈者也。夫人疾病，皆由不能爱养真元，及至斫丧之后，邪气乘虚而入，一旦疾发，而又不能调治，反惑于愚人之言，岂爱身之人哉？譬如火发而不急救，委之于数者，夫不救有不尽焚者乎？救之少迟，仅免其半，倘不救未有全不焚者。患目者，治之少迟，即医治虽无全功，亦可以免枯凸之害，岂有不医不瞎之理乎？发此言者，皆系愚人之疾，陷于沉疴之地，其立心也不仁。听此言者，亦谓愚而不智甚矣。盖眼不医不瞎者，乃眼不医必瞎也。"不必"二字，音语相近之误。且目为窍至高，火性上炎，最易从窍而出。脉道幽深，经络微细，少犯禁戒，则必患之，且今人能知保护者少，损耗者多，是目之感病最易，而治之则难。故深言警惕之曰：眼不医必瞎。"必"之一字，意最重，实欲使人防微杜渐之意也。谓人目病若不早医，病必日深，而眼必瞎矣。此理之最易明，智者不待辨而自知也。其曰不医不瞎者，愚人之妄言也，安可听者。

点服之药各有不同问答论

问曰：点服之治，俱各不同，有点而不服药者，有服药而不点者，有点服并行者，何谓乎？曰：病有内外，治各不同。内疾已成，外症若无，不必点之，点之无益，惟以服药内治为主。若外有红丝赤脉，如系初发，不过微邪，邪退之后，又为余邪，点固可消，服药夹攻犹愈。倘内病始发，而不服药内治，只泥外点者，不惟徒点无益，恐反激发其邪，必生变症之害。若内病既成，外症又见，必须内外并治，故宜点服俱行。但人之性，愚拗不同，有执己之偏性、喜于服药而恶点者，有喜于点而恶服者，是皆见之偏也。殊不知内病既发，非服药不除。古云：止其流者，莫若塞其源，伐其枝者，莫若治其根。扬汤止沸，不如灶底抽薪，此皆治本之谓也。若内有病，不服药而愈者，吾未之信也。至于外若有翳，不点不去。古云：物秽当洗，镜暗须磨。脂膏之釜，不经涤洗，焉能洁净，此皆治标之谓也。若外障既成，不点而退者，吾亦未之信也。凡内障不服药而点者，反激其火，耗散气血，徒损无益，反生变症，又有内病成而外症无形，虽亦服药，而又加之以点，此恐点之反生他变。至于外症有翳，单服药而不点，如病初起，浮嫩不定之翳，服药亦或可退，若翳已结成者，服药虽不发不长，但恐不点，翳必难除，必须内外兼治，两尽其妙，庶病可愈矣。故曰：伐标兼治本，伐本兼治标。治内失外是为愚，治外失内是为痴，内外兼治，是为良医。

用片脑得效后宜少用勿用论

有病目者问曰：片脑之功，治目何多？予闻而哂之曰：君知其功，亦知其害乎？病者愕然曰：举世之人，由稚及老，虽愚夫愚妇，皆知片脑为治眼之药，眼科无不以此为先，今君独言害者何也？莫非骇俗乎！

曰：予非穿凿而好哓舌，亦非绝弃而不用，但用之得其当耳。子既病目，亦曾点否？曰：点。曰：子既点，且以此试为子问，有点片脑，初觉凉快，少顷烦热而闷躁者；有点片脑，而目愈昏；有点而障愈厚病愈笃者，有之乎？病者曰：皆有之。且人之目病，无有不点片脑者。子之目既点片脑，今何为而不愈，而乃矜羡其功之多也？客愀然而起曰：诚愚之所未闻，敢请教。曰：片脑利害兼有，功过相半。然利害虽在片脑之性味，而功过则由医者用之当不当耳。我以此语子，子静听而以理揆之。且目非热不发，非寒不止，此指大意而言也。若夫血见热则行，见寒则凝，寒甚则伤血，热甚则伤精，此理之自然。今遍考诸家所论片脑，有称为寒，有称为热，有称为常，有称为劫，皆不知眼科心法之故。夫片脑寒热兼有，阴中之阳，味凉而性热，实眼科之劫药也。味有形也，性无形也，血有形也，气无形也。今片脑味凉性热，味不能退无形之火，性不能行有形之血，是以血虽得热而欲行，而寒又为之绊，火虽得寒而欲退，则热又为之助，故寒反伤其血，热反伤其精。古人有曰：寒非纯寒，热非纯热，寒热夹攻，反伤精血。而目之为窍至高，火性炎上，最易攻犯，今内火炽，已怫郁极矣。况其脉道幽深，经络高远，而内治之药，未能便达于目，故用外劫之药，反攻之法，假其性以引夫邪火从窍而出，假其味以润之舒其涩痛，且香能通窍，不过暂用其劫，而不可常也。如凝脂赤肿、天行暴风、蟹睛赤虬、风烂涩痛等症，是其所治之病也，其他俱不可用耳。如若火息,不赤痛涩烂之症,皆宜减去片脑。片脑之功,只能散赤劫火,润涩定痛。其害则耗散阳光,而昏眇不明,凝结膏汁,而为白障难除。为其热极生寒,火兼水化也。屡见患凝脂、赤膜、花翳、蟹睛、皆片脑凝结,成大白片而不得去,方见片脑生寒,火兼水化之害。大抵目病用片脑,如以贼攻贼,其功亦速;贼败则我胜,若不夺其权而再纵之,则矫肆生祸乱作矣。故凡用片脑劫病,既退之后,再后多用,则膏汁凝,而目之光华弱矣。必减片脑用之方妙,而内仍须服补养调治之药,庶不损于瞳神耳。

钩割针烙宜戒慎论

原夫钩割针烙之法,肇自华佗。今人效之,不识病症之轻重,不辨部位之当否,盲医瞎治,妄加痛楚于人。此等乱为,定遭天谴为子孙殃。今予将部位病症之当否,钩割针烙之所宜者,请备言之,以为后学规矩准绳,庶无妄治之愆,或于阴功,谅有小补云。

夫钩,钩起也。割,割去也。针,非砭针之针,乃针拨瞳神之针。烙,即熨烙之烙。此四者,犹夫刑之杀戮凶强,剪除横逆之法也,要在审察明而详夺定,然后加刑。先灭巨魁,以及从恶,则情真罪当。而良善无枉屈侵扰之害,强暴无激变作乱之祸。若论治法,实开泄郁滞,涤除瘀积之一法也。惟要症候明而部分当,始可施治。先伐标而后治本,则气血宁,而精膏无耗涩枯伤之患，轮廓无误失损害之过。如钩，先须认定何处皮肉，筋脉浮浅，可钩不可钩，酌量治之，即手力，亦随病之轻重行之。如针，必须内障，即症候可针。必俟年月已足，血气已定者，方可针之，庶无差谬，不可妄为，使病人受无辜之痛楚，致同道之耻笑。针后当照病用药，内治其本，或补或泻，或温或凉，各随症之所宜。若只治其标，不治其本，则气不定，不久复为患矣。如割，在气血肉三轮者可割。而大眦一块红肉，乃血之英，心之华，决不可割，误割则目盲，若神在此而伤之，必死。有割伤因而惹风，及元气虚弱之人，烦躁湿盛者，必为溃烂，为漏，为目枯。凡障如攀睛胬肉、鸡冠蚬肉、鱼子石榴、赤脉虬筋、胞肉粘轮等症，可割。若在风轮之浅者，误割之，则珠破而目损。至于烙，只能治残风溃眩，疮烂湿热，重而久不愈者，轻者亦不必烙，服药自愈。若红障血分之病，割之必用烙以断之，否则不久复生。若在气分白珠，不可用烙。若在乌珠，针烙皆不可犯，不惟珠破，亦且甚痛。凡乌珠有恶障厚蔽者，钩割亦宜浅，浅割外边赤丝瘀肉，其内贴珠翳障，只宜缓缓点药服药，耐心治之，久而自消，不可性急而取快也。若镰割风毒流毒瘀血等症，当以活法审视，不可拘于一定。必须口传亲授，临证亲见，非笔下之可形容。大抵钩割针烙之治，功效最速，虽有拨乱反正之功，乃乘险救危之法，亦不得已而用之，全在心细而胆大，必症候明而部分当。又兼服药内治，方为两尽其美。若只治外症而不治内，虽有今日之功,恐为后日之害也。业斯道者,甚无忽焉。

弃邪归正论

治病犹治乱破敌,综理无错,攻守得宜,少失机权,变症生矣。夫有诸中,然后形诸外,病既发者,必有形色部位之可验,始知何脏何腑,某经某络,所患虚实轻重,然后对症医治,则综理清而攻守当矣。夫何变症之有?今人治目,不知形症部分,辄乱投药,每受其害,间有侥幸而愈,则往往引以为例。蒙害者甚多,亦不能尽具,略举数节,以为后戒。且如人之患目者,皆曰服菊花洗心散、龙胆四物汤、三黄汤、明目流气饮、羊肝丸、补阴丸之类,不见效,则反归怨于药。殊不知病不对药,非药之过耳。有以黄连汤、薄荷汤、泥浆、井水、鸡子清、水晶、金银等物,取其凉气,以之熨洗,爽快一时,反致血凝,变症日增,亦不知悟,及疾成而始悔。有人饮烧酒,食辛辣烘火向日,谬云以热攻热。若尔人者,譬如浮蝣泛火,乃火将熄之时,被其一激而散,偶尔侥幸,遂以为常,比比夸以示人。吁!倘遇炎炽之病,是赍敌以量,授贼以刃也,此理之甚明,而人何不悟?可谓愚矣!有舌舐目而珠破,不知其害者,不知舌乃心之苗,为心火之用,且适腥膻燥炙,无不皆尝,以之舐轻清脆嫩之目,焉得不伤破哉?或曰:古人舐目而复明,非舐之功乎。岂知古之舐目,不过一二人而已，此实诚心孝感所致，岂可以此为例。又有信巫祝，而明灯向日，摘草抡丝，谓之劫眼，决无此理，《外台秘要》亦无此法。屡有痕撅水伤，俱由此致。盖努力强挣劳瞻，以耗弱之精华，而敌赫赫之阳光，安得无损？间有客热天行，银星微火自退之症，偶然幸愈者，则以为巫祝之灵，愈信鬼神而弃医，彼此夸援为例，而愚者遂以此为信，因成痼疾，而悔之迟矣。吁！士大夫尚蒙其蔽，又况愚人乎。或有因将草汁点洗，误中其毒者；有将毒草贴于曲池、合谷、太阳等穴，而致目珠损凸者；有刮指甲、金玉、骨血等屑，点目而擦破其珠者，如此妄治，皆愚人自取其祸。若医者为之，则不才之甚者也。又有庸医图利，证尚不明，滥治人疾，或不当点而强点，不当熨割而强熨割之，当开导而失于开导。至于用药当补者而反泻，当泻者而反补，寒其寒而热其热，损不足而益有余，凡此皆医害之也。故人有信巫而不信医者，决不可强之医，此下愚之甚者，虽强之医，而终无全功，反为所鄙。大抵目病，由肝肾之本虚，而后标病始发于目，未有本实而标病者。然人有气血表里，虚实远近，男妇老幼缓急之异病；药有寒热温凉，君臣佐使，补泻逆从反正之异治。要验症而辨其脏腑经络，察远近而审其寒热虚实，认症的当，病真理明，然后投之以药，则内外攻伐补泻，各得其宜。庶医无害人之过，人无损目之悔，病者必加之以清心寡欲，耐久医治，又何目病之不除哉。

用药寒热论

用药如用兵，补泻寒热之间，安危生死之所系也，可不慎与？虽云目病非热不发，非寒不止，此言夫火之大概耳。内有阴虚、冷泪、昏眇、脱阳等症，岂可独言是火，而用寒凉也。今之庸医，但见目病，不识症之虚实寒热，辨别气血，惟用寒凉治之。殊不知寒药伤胃损血，是标未退而本先伤，至胃坏而恶心，血败而拘挛。尚不知省，再投再服，遂令元气大伤，而变症日增。必虚寒之症已的，始可投以温和之药，否则有抱薪救火之患。设是火症，投以热药，其害犹速，不可不慎。大抵燥赤者清凉之，炎秘者寒凉之，阴虚者温补之，脱阳者温热之。然热药乃回阳之法，寒药乃救火之方，皆非可以常用者。外障者养血去障，内障者滋胆开郁，故治火虽用芩、连、知、柏之类，制之必以酒炒，庶免寒润泄泻之患。而寒热补泻之间，又宜谅人禀受之厚薄，年力之盛衰，受病之轻重，年月之远近，勿使太过不及。当于意中消息，如珠之走盘，如权之走秤，不可拘执，是为良医。

用药生熟各宜论

药之生熟，补泻在焉。剂之补泻，利害存焉。盖生者性悍而味重，其攻也急，其性也刚，主乎泻。熟者性淳而味轻，其攻也缓，其性也柔，主乎补。补泻一差，毫厘千里，则药之利人害人判然明矣。如补药之用制熟者，欲得其醇厚，所以成其资助之功。泻药制熟者，欲去其悍烈，所以成其攻伐之力。用生用熟，各有其宜。实取其补泻得中，勿损于正气耳。岂为悦观美听而已哉，何今之庸医，专以生药饵人。夫药宜熟而用生，生则性烈，脏腑清纯中和之气，服之宁无损伤，故药生则性泻。性泻则耗损正气，宜熟岂可用生？又有以生药为嫌，专尚炮制称奇。夫药宜生而用熟，熟则其性缓，脏腑郁滞不正之邪，服之难以驱逐。故药熟则性缓，性缓则难攻邪气，宜生岂可用熟？殊不知补药宜用熟，泻药不嫌生。夫药之用生，犹夫乱世之贼寇，非强兵猛将，何以成摧坚破敌之功？药之用熟，犹夫治世之黎庶，非礼乐教化，何以成雍熙揖让之风？故天下乱则演武，天下治则修文。医者效此用药，则治病皆得其宜，庶不至误人之疾也。噫！审诸。

识病辨症详明金玉赋

论目之病，各有其症，识症之法，不可不详。故曰：症候不明，愚人迷路；经络不明，盲子夜行。可不慎乎？凡观人目，而无光华神色者，定是昏蒙。男子必酒色劳役气怒，女子郁结风多，气血虚损，则目疾昏花，因之而起。故宜先察部分形色，次辨虚实阴阳，更别浮沉，当知滑涩，看形色之难易，详根脚之浅深。《经》云:阳胜阴者暴,阴胜阳者盲。虚则多泪而痒,实则多肿而痛,此乃大意然也。夫血化为真水,在脏腑而为津液,升于目而为膏汁,得之则真水足而光明,眼目无疾,失之则火邪盛而昏蒙,翳障即生。是以肝胆亏,弱目始病,脏腑火盛珠方痛。赤而且痛,火邪实,赤昏不痛,火邪虚。故肿痛涩而目红紫,邪气之实;不肿不痛而目微红,血气之虚。大眦赤者心之实,小眦赤者心之虚。眵多热结肺之实,眵多不结肺之虚。黑花茫茫肾气虚,冷泪纷纷肾精弱。赤膜侵睛火郁肝,白膜侵睛金凌木。迎风极痒肝之虚,迎风刺痛肝邪实。阳虚头风夜间暗,阴虚脑热早晨昏。日间痛者是阳邪,夜间痛者是阴毒。肺盛兮白膜肿起,肝盛兮风轮泛高。赤丝缭乱火为殃,斑翳结成五气滞。气实则痛而燥闷,气虚则痛而恶寒。风痰湿热,恐有瞳神散大,丧明之患。耗神损肾,必主瞳神细小,昏盲之殃。眸子低陷伤乎血,胞胪突出损乎精。左传右兮阳邪盛,右传左兮阴邪兴。湿热盛而目睛黄色,风热盛而眼沿赤烂。近视乃火少,远视因水虚。脾肺液损,倒睫拳毛。肝肾邪热,突起睛高。故睛突出眶者,火极气盛。筋牵脾动者,血虚风多。阳盛阴虚,赤星满目。神劳精损,黑雾遮睛。水少血虚多痛涩,头眩眼转属阴虚。目昏流泪,色欲伤乎肾气。目出虚血,邪火郁在肝经。大病后昏,气血未足。小儿初害,营卫之虚。久视伤睛成近觑,因虚胞湿变残风。六欲过多成内障,七情太伤定昏盲。暴躁者外多紫脉,虚淫者内多黑花。隐隐珠疼，只为精虚火动。绷绷皮急，皆因筋急气壅。迎风泪出，分清分浊。天行赤热，有实有虚。目赤痛而寒热似疟，小便涩乃热结膀胱。脑胀痛而涩痛如针，大便闭乃火居脏腑。三焦火盛，口渴疮生。六腑火炎，舌干唇燥。目红似火，丝脉忌紫如虬。泪热如汤，浊水怕稠如眵。脑胀痛，此是极凶之症。连眶肿，莫言轻缓之灾。脑筋如拽若偏视，当虑乎珠翻之患。珠疼似击若鹘眼，须忧乎眸突之凶。鼻塞生疮，热郁于脑，当和肝而泻肺。耳鸣头晕，火盛于水，宜滋肾以清心。嗜酒之人，湿热薰蒸精气弱，多赤黄而瘀肉。贪淫之辈，血少精虚气血亏，每黑暗以昏蒙。孕中目痛非有余，乃血气之亏耗。产后目疾为不足，因荣卫之衰虚。水少元虚或痰火，则天行赤热。燥急风热并劳苦，则暴风客热。瘀血滞而贯睛，速宜开导。血紫赤而侵瞳，轻亦丧明。睑硬睛疼，肝风热而肝血少。睥胀如杯，木克土而肝火盛。黄膜上冲，云生膜内，盖因火瘀邪实。赤膜下垂，火郁络中，故此血滞睛疼。凝脂翳生，肥浮嫩而易长，名为火郁肝胆。花翳白陷，火烁络而中低，号为金来克木。鸡冠蚬肉，火土燥瘀。鱼子石榴，血少凝滞。睥虚如球，血不足而虚火壅。皮急紧小，膏血耗而筋膜缩。实热生疮，心火炽而有瘀滞。迎风赤烂，肝火赤而睥泪湿。迎风冷热泪流，肝肾虚而精血弱。无时冷热泪下，肝胆衰而肾气虚。大小眦漏血水，泻其南而补其北。阴阳漏分黄黑，黑则温之黄则凉。神水将枯，火逼蒸而神膏竭，神光自现，孤阳飞而精气亏。视定为动，水虚火盛来攻击。翻粘睑，气聚血壅风湿滞。色似胭脂，血热妄侵白睛赤。白珠俱青，肝邪蒸逼气轮蓝。火郁风轮，则旋胪泛起。血瘀火炽，则旋胪尖生。精亏血少虚损，则起坐生花。竭视酒色思虑，则昏蒙干涩。暴盲似祟，痰火思虑并头风。赤痛如邪，肝肾亏损荣卫弱。枣花障起，痰火色酒怒劳瞻。萤星满目，辛燥火痰劳酒色。眼若虫行因酒欲，悲思惊恐怒所伤。云翳移睛见旗旆，蝇蛇异形虚所致。淫欲多而邪气侵，则膜入乎水轮。肝心热而痛流泪，则睛出乎珠外。或血少而或哭泣，津液枯而目涩痛。或酒欲而或食毒，脾肾伤而眼赤黄。风热邪侵，眉棱骨重而痛。风热邪盛，眼胞睛眶硬肿。风木克乎脾络，故迎风即作赤烂。血虚不润乎肌，故无风常作烂赤。血少神劳精气衰，则瞻视昏渺。火邪有余在心经，则痛如针刺。五脏毒而赤膜遮睛，脾积毒而胬肉侵目。水晶障翳瘀滞，凉剂片脑所因。鱼鳞形异歪斜，气结膏凝难愈。逆顺生翳，内有瘀滞。白星乱飞，血弱精虚。火胀大头，须分风热湿热，风胀痛而湿热泪。怕热羞明，要辨血虚火燥，血少羞明。火怕热，又当知脾实亦怕热。羞明涩痛，脾虚，乃血少，或明或暗。积年目赤号风热，两目赤肿名风毒。粟疮湿热椒风热，椒疮红硬粟黄软。肝经有邪，故玉翳浮睛。肾脏风热，亦羞明生花。聚开之障，时圆缺而时隐见，症因于痰火湿热。聚星之障，或围聚而或连络，疾发多见于痰火。青眼膏损，皆因火炽。瘀血贯睛，总由凝滞。故房欲烦躁辛热多，则火炙神膏缺损。久视劳瞻郁风烟，则瘀滞赤丝脉乱。胎风兮小儿赤烂，胎毒兮小儿癍疮。血气滞兮星上，火邪实兮障遮。痘症多损目，浊气来损清和之气。疳病亦伤睛，生源而失化养之源。小儿青盲肝之虚，小儿白膜肺实热。小儿雀目肝不足，小儿目疮胎污秽。青盲内障，肝风热，二目赤肿，热冲脑。每年必发是天行，时常发者心火盛。痰火并燥热，伤睛之本，头风兼烘炙，损目之宗。为怒伤睛，怒伤真气，因哭损目，哭损神膏。酸辣食多损目，火烟冒久伤瞳。劳瞻竭视，能致病而损光华。过虑多思，因乱真而伤神志。目中障色不正，急宜早治。眼内神水将枯，速图早医。原夫目之害者起于微，睛之损者由于渐。欲无其患，防制其微。大抵红障凹凸，怕如血积肉堆。白障难除，喜似水清脂嫩。瞳神若损，有药难医，眸子若伤，无方可救。外障珠不损，何必多忧。内障瞳虽在，其实可畏。勿以障薄而为喜，勿以翳厚而为忧。与其薄而沉损，不若厚而浮嫩。红者畏紫筋爬住，白者怕光滑如磁。故沉涩光滑者，医必难愈，轻浮脆嫩者，治必易除。颜色不正，详经络之合病并病。形状稀奇，别轮廓之或克或生。漏有正形，风无定体。血实亦痛，血虚亦痛，须当细辨。病来亦痒，病去亦痒，决要参详。识经络之通塞，辨形势之进退。当补当泻，或止或行。内王外霸，既了然于胸中，攻守常劫，其无误于指下。知病症之虚实阴阳，熟药性之温凉寒热。症的治当，百发百中。吾辈能以药代刀针，则技之精妙，更入乎神。以上关节备陈，奥妙尽载，当熟读而深详，宜潜思而博览，则症之微曲，皆为子识目之安危，尽系于君矣。名曰散金碎玉，不亦宜乎。

内外二障论

医门一十三科，惟眼科最难，而常人无不易之也。岂惟常人易之，即专是科者，亦易之也。由于烛理不明，究心不到，或不知儒书，或暗于医学，甚至有一字不谙者，或得一方及得一法，试之稍验，辄自夸耀，以为眼科无出其右，便出治人。而世之愚夫，蒙其害者屡屡，亦各不自知也。若尔人者，是诚以管窥天，所见者不广也。然自古迄今，轩岐之后，明医世出，如伤寒则有张长沙，杂症则有李东垣，治火则有刘河间，补阴则有朱丹溪。四家之外，名手甚多，然于杂病，则靡不著论立方，以传后世，以开来学。故后之学者，有所依归。是以察脉验症，即论视病，按方用药，苟用之当，靡不通神。乘时奋发，驰名遐迩，皆赖古人所定之方耳。惟眼科岂独今人见易，吾意张、李、朱、刘，亦略于是，皆未见其精详垂论焉，使后世无所本也。但云：血少也，神劳也，肾虚也，风热也。苟执是四者而治，其不陷于一偏者亦鲜矣。且夫内障之症，不红不紫，非痛非痒，惟觉昏朦，有如薄纱笼者、有如雾露中者、有如见黑花者、有如见蝇飞者、有如见蛛悬者、有眉棱骨痛者、有头旋眼黑者、皆为内障。障者，遮也，如物遮隔，故云障也。内外障者，一百零八症之总名也。其外障者，乃睛外为云翳所遮，故云外障。然外障可治者，有下手处也。内障难治者，外不见症，无下手处也。且内障之人，二目光明，同于无病者，最难分别，惟目珠不动，微可辨耳。先贤俱言脑脂下垂，遮隔瞳神，故尔失明。惟有金针可以拨之，坠其翳膜于下，能使顷刻复明。予因深思，眼乃五脏六腑之精华，上注于目而为明。如屋之有天窗也，皆从肝胆发源，内有脉道孔窍，上通于目，而为光明。如地中泉脉流通，一有瘀塞，则水不通矣。夫目属肝，肝主怒，怒则火动痰生，痰火阻隔肝胆脉道，则通光之窍遂蔽，是以二目昏朦，如烟如雾。目一昏花，愈生郁闷，故云：久病生郁，久郁生病。今之治者，不达此理，俱执一偏之论，惟言肝肾之虚，止以补肝补肾之剂投之。其肝胆脉道之邪气，一得其补，愈盛愈蔽，至目日昏，药之无效，良由通光脉道之瘀塞耳。余故譬之井泉，脉道塞而水不流，同一理也。如执定以为肝肾之虚，余思再无甚于劳瘵者，人虽将危，亦能辨察秋毫。由此推之，因知肝肾无邪，则目决不病。专是科者，必究其肝肾果无邪而虚耶，则以补剂投之。倘正气虚而邪气有余，必先驱其邪气，而后补其正气，斯无助邪害正之弊，则内障虽云难治，亦可以少尽病情矣。至于外障，必据五轮而验症，方知五脏之虚实。而五脏之中，惟肾水神光，深居于中，最灵最贵，辨析万物，明察秋毫。但一肾水而配五脏之火，是火太有余，水甚不足。肾水再虚，诸火益炽，因而为云、为翳、为攀睛、为瘀肉。然此症虽重，尚可下手施治，非如内障之无可下手也。然今之业是科者，煎剂多用寒凉以伐火，暂图取效。点药皆用砒硇以取翳，只顾目前。予观二者皆非适中之治，亦非仁术之所宜也。故治目虽云苦寒能折，如专用寒凉，不得其当，则胃气受伤，失其温养之道，是以目久病而不愈也。至于药之峻利，夫岂知眼乃至清至虚之府，以酷烈之药攻之，翳虽即去，日后有无穷之遗害焉，良可慨也！予业岐黄，朝夕承先大人庭训。附以管见，遂忘固陋，订制煎剂点药，虽非适中之治，然亦不越于规矩准绳之外也。所用煎剂，惟以宽中开郁，顺气消痰，滋阴降火，补肾疏风为主。点药专以去翳明目为先。然点药惟用气而不用质，去翳虽不神速，决无后患。其制药之玄妙，诚非世俗所得知也。但药得于家传，兼以苦心思索有年，幸得其妙。至于目疾危急，万不得已间用砒硇，亦必用药监制其毒，分两之中，十用其一，毫不敢多也。此予治人之目，必抱竞业之心。至病目者，愈当小心禁戒，即如劳神酒色忿怒诸事，并宜捐弃。否则目愈之后，不能久视，久视则目珠隐隐作痛，日后决伤于目，是以劳神诸事，俱宜忌也。盖心藏乎神，运光于目。凡读书作字，与夫妇女描刺，匠作雕銮，凡此皆以目不转睛而视，又必留心内营。心主火，内营不息，则心火动，心火一动，则眼珠隐隐作痛，诸疾之所由起也。且人未有不亏肾者。夫肾属水，水能克火，若肾无亏，则水能上升，可以制火，水上升，火下降，是为水火既济，故虽神劳，元气充足，亦无大害。惟肾水亏弱之人，难以调治。若再加以劳神，水不上升，此目之所以终见损也。今吾辈治目，务宜先审其邪正之虚实，当首驱其有余之邪气，而后补其不足之正气，治斯当而病斯愈矣，此治目之次第。至于临症圆机，神而明之，又在乎人，专是业者，宜究心焉。

审视瑶函卷之二

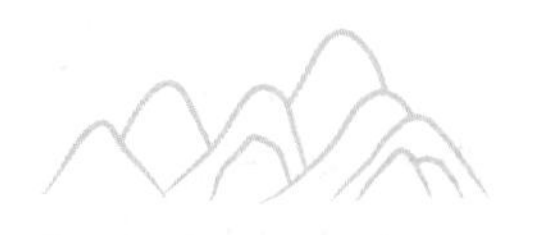

目病有三因

陈无择曰:喜怒不节,忧思兼并,以致脏腑气不平,郁而生涎,随气上厥,乘脑之虚,浸淫目系,荫注于目。轻则昏涩,重则障翳,眵泪胬肉,白膜遮睛(皆内因)。如数冒风寒,不避暑湿,邪中于项,乘虚循系,以入于脑,侵于目而生目病者(皆外因)。若嗜欲无节,饮食不时,频食五辛,过啖炙煿,驰骋田猎,冒涉烟尘,劳动外情,皆丧明之本,此不内外因也。

徐彦纯曰:人之眼目,备脏腑五行,相资而神明,故能视。内障乃瞳神黑小,神光昏昧也。外障则有翳膜可见,内障有因于痰热、气郁、血热、坎阳、坎阴、虚脱荣卫所致,种种不同。外障有起于内眦睛上、睛下、睛中,视其翳色,从何经来,惟宜分治。目之为病,肝热则昏暗,心热则烦痛,风湿血少则涩痒,肾虚则不禁固,甚则陷突,缓则翳暗矣。

诊视

《脉经》曰:左寸脉洪数,心火上炎也。左关脉弦而洪,乃肝火盛也。左尺脉微弱,乃肾水不升,而火在上也。右寸关脉俱弦洪，乃肝木挟相火之势，来侮所不胜之金，而戕己所胜之土也。右尺脉洪数，为相火邪火上炎，挟肝木之邪而烁目也。按：六脉浮紧有力者为寒，沉数有力者为热，微细而弱者为虚，洪大而滑者为实。夫五脏常欲相顺相生，如心见缓，肝见洪，肺见沉，脾见涩，肾见弦。此五脏相合相生之理，禀太和之气，其疾何以生焉？是为疾者，五脏必相克相反，如心见沉细，肝见短涩，肾见迟缓，肺见洪大，脾见弦长。此五脏相刑相克，递相互变之机，其疾再无不作者。万物生克，一定之理，岂止于病目而言哉！《经》谓五脏不和，则六腑不通。六腑不通，则九窍疲癃。九窍疲癃，则气血壅滞，亦令人憎寒发热，恶风自汗，胸膈痞满。有类伤寒似疟，但目红赤而头不痛，项不强，身发寒不致战栗，发热不致闷乱为异，而为外障。或头眩目昏，头痛而目不红，为内障。由人于六欲七情，饮食色欲过度，运动失宜，岂能一一中节，而无所乖乱。脏腑关窍，不得宣通，而痰内渍也。予特叙痰饮之脉，皆弦微沉滑，或云左右关脉大者，或伏而大者，皆痰也。眼皮及眼，或如灰烟黑者，亦痰也。然治法，痰因火动，降火为先。火因气逆，顺气为要。亢则害，承乃制者，寒极则生热，热极则生寒，木极而似金，火极而似水，土极而似木，金极而似火，水极而似土也。

左手寸口，心与小肠之脉所出，君火也；左手关部，肝与胆之脉所出，风木也；左手尺部，肾与膀胱之脉所出，寒水也；右手寸口，肺与大肠之脉所出，燥金也；右手关部，脾与胃之脉所出，湿土也；右手尺部，命门与三焦之脉所出，相火也。

六脉者，浮、沉、迟、数、滑、涩也。浮者为阳，在表，为风、为虚也。沉者为阴，在里，为湿、为实也。沉迟者为阴，寒在脏也。浮数者为阳，热在腑也。滑者，血多气盛也。涩者，气滞血枯也。

八要者，表里、虚实、寒热、邪正也。表者病不在里也，里者病不在表也。虚者五虚也，脉细、皮寒、气少、泄利、饮食不入也。浆粥入胃，泻止则生。实者五实也，脉盛、皮热、腹胀、前后不通、瞀闷也。大小便通利，而得汗者生。寒者脏腑积冷也，热者脏腑积热也。邪者外邪相干也，正者脏腑自病也。

《内经》谓：目痛赤脉从上下者，太阳病。从下上者，阳明病。从外走内者，少阳病。从内走外者，少阴病。太阳病宜温之散之，阳明病宜下之寒之，少阳病宜和之，少阴病宜清之。

《保命集》云：眼之为病，在腑则为表，当除风散热。在脏则为里，当养血安神。暴发者为表，易治。久病者为里，难疗。按此论，表里之不同明矣，用以治病，如鼓应桴也。

《灵枢·癫狂篇》云：目眦外决于面者为锐眦，在内近鼻者为内眦。上为外眦，下为内眦。

凡看目疾者，男子多患左目，女子多患右目，此阴阳气血不同故也。或有左右无常者，乃邪热攻迫故也。如男先伤左目，而右目屡发，定不可保。女先伤右目，而左目屡发，亦不能救。必须观人老少壮弱为主，少而壮者易治，老而弱者难治。易治者用药温和，难治者用药滋补，随症用药，不可执一。目症虽有多端，然看者先将分数，预定其初，不致有误。如瞳神凸凹者不治，青绿、白色者不治，纯黑者不治，睛少光彩者不治，此老人血衰之症。若翳障如半月之状，俱难治之；若睛圆不损，不论星多少，翳厚薄，悉皆治之。翳怕光滑，星怕在瞳神。总翳膜轻薄，星点细小，难退。翳障未尽，切不可用刀割。目得血而能视，刀割则伤血。亦不可用火灸，翳膜生自肝火，又以火攻之，是以火济火，岂是良法？惟服药于先，必兼点药，则病渐退，根除而不复发也。

按：目病有外感，有内伤。外感者风寒暑湿燥火，此标症也。患者致目暴发疼痛，白睛红肿，眵泪赤烂，其势虽急，易治。内伤者喜怒忧思悲恐惊，此七情也。患者致黑珠下陷，或起蟹睛，翳膜障朦，或白珠不红，瞳神大小，视物昏花，内障不一，其势虽缓，难治。又有不内不外，而饮食不节，饥饱劳役所致，当理脾胃为主。目症虽多，不外风热虚实之候，治亦不离散清补泻之法。然补不可过用参术，以助其火，惟用清和滋润之类。泻不可过用硝黄龙胆，以凝其血，惟用发散消滞之类。药用当，则目自愈。今人治目，往往非大补则骤用大寒，多致受伤，治目毋投寒剂，固是要法，又当省其致病之源以治之。如贪酒者徐徐戒其酒，好色者缓缓戒其色，暴怒者巽言戒其暴怒，不听，则难疗也。然心生血，脾统血，肝藏血，血得热则行，得寒则凝，凝则生翳生膜，目斯患矣，不可不慎。凡病目后，宜滋肾水，何也？目以肝为主，肝开窍于目，目得血而能视，若滋肾水，则水能生木，木能生火，火能生土，土能生金，金能生水，生生不已，其益无穷。若肾水亏耗，则水不能生木，木不能生火，火不能生土，土不能生金，金不能生水，肝血亏而火妄炽，其害可胜言哉！

目不专重诊脉说

夫曰：有是病即有是脉者，此亦大概言之，其微渺未必皆可恃乎脉也。如目病，必视其目为内障、为外障。内障有内障之症，外障有外障之症，必辨其为何症，所中所伤之浅深，果在何轮何廓，辨之明而后治之当。今闺阁处子，暨夫贵介之族，但舒手于帷幔之外，诊其脉即欲治其病，且责其用药当而效之速。不知即方脉之专重乎脉者，尤望闻问居其先，而切脉居于后。盖切而知之，仅谓之巧耳，况症之重者，关乎性命，而惟恃巧以中之，何轻视乎性命耶？必精详审辨，而后治之可也。重性命者，当必以是言为然也，矧目为五官之最要者哉？假令一瞽目，隐身于帷幔之中，舒其手于帷幔之外，其六脉未尝不与有目者相同也，切脉者，从何脉辨知其为瞽耶？恐神于脉者，亦未易知。后学岂能臻此之妙，定其残好，必猜度拟议之，而用药亦猜度拟议之药尔。欲其当而效之速，实难矣。较而论之，两误之中，病者之自误为尤甚也。兹特摘出其弊，必于诊脉之外，更加详视，始不至有误矣。

目症相同所治用药不同并戒慎问答

复慧子曰：昔有客问先大人云，均一病也，其症不异，子何以治之不同？用药各异，其效有速有迟，有愈有不愈者，有治之者，有辞而不治者，其故何也？大人闻而应之曰：夫古之善医，先精造乎学业，次通达乎人事。见机而作，圆融变通，不拘一隅，不执一方。子谓予同病而异治，不知人事有种种不同者也。或男子妇人，婴儿处女，鳏寡老弱，师尼婢妾，兼之胎前产后，与夫情性之温暴，饮食之多寡，二便之通塞，四时之寒暑温凉，病症之虚实冷热，岁月之远近浅深，有能节戒不能节戒者，服药曾伤元气未伤元气者。千态万状，不可胜计，治之安可同于一辙乎？况富贵贫贱之殊途。盖富贵之人，其志乐，其性骄，或酒色之不戒，家务之劳心，暴怒之伤肝，以致五火俱动。且药饵委诸童仆，火候或失宜，故取其效也不易。至于贫贱者，其志苦，其形劳，或多薪谷之忧，忿怒之伤，或药饵力乏不继，欲愈其疾也更难。予之症同而治异者，盖为此也。今就先大人之论思之，诚不可拘一隅，不可执一方也。但他恙之戒人酒色劳怒犹易，独目病之戒人则难。他病身体无力，四肢疲倦，而念难起。惟病目者，身体强健，而念易动，动则精出窍矣。夫天地以日为阳，雨为阴。人以火为阳，水为阴，人静则生阴，动则生阳，阳生岂不为火乎？至于怒，又为七情之一，最易伤肝，肝伤则目必损，肝窍于目故也。恣酒助阳，动湿热而烁阴。纵色又为伤肾之要，人身脏腑皆火，单有肾水一点以制之，岂可轻忽不慎？丹溪先生言：人心君火一动，相火即起，虽不交而精亦暗流矣。又有愚夫愚妇，病目不知自爱，俱言假此以泄其火。愚谓此非去火，实乃抱薪救火也。将见火未熄，而焰愈炽矣。病目者不知乎此，则轻症变重，重症变为不治之症者，靡不由乎此耳。业是科者，善为词以深戒之可也。

君臣佐使逆从反正说

君为主，臣为辅，佐为助，使为用，置方之规也。逆则攻，从则顺，反则异，正则宜，治症之要也。必热必寒，必散必收者，君之主也。不宣不明，不授不行者，臣之辅也。能受能令，能合能分者，佐之助也。或击或发，或劫或开者，使之用也。破寒必热，逐热必寒，去燥必润，除湿必泄者，逆则攻也。治惊须平，治损须温，治留须收，治坚须溃者，从则顺也。热病用寒药，而导寒攻热者必热。阳明病发热，大便硬者，大承气汤，酒制大黄热服之类也。寒病用热药，而导热去寒者必寒。少阴病下利，服附子、干姜不止者，白通汤加人尿猪胆之类也。塞病用通药，而导通除塞者必塞。胸满烦惊，小便不利者，柴胡加龙骨牡蛎汤之类也。通病用塞药，而导塞止通者必通。太阳中风下利，心下痞硬者，十枣汤之类也。反则异也。治远以大，治近以小，治主以缓，治客以急。正则宜也。《至真要论》曰：辛甘发散为阳，酸苦涌泄为阴，咸味涌泄为阴，淡味渗泄为阳。六者或收或散，或缓或急，或燥或润，或软或坚，所以利而行之，调其气而使其平。故味之薄者，阴中之阳，味薄则通，酸苦咸平是也。气之厚者，阳中之阳，气厚则发热，辛甘温热是也。气之薄者，阳中之阴，气薄则泄，辛甘淡平寒凉是也。味之厚者，阴中之阴，味厚则泄，酸苦咸寒是也。《易》曰：同声相应，同气相求。水流湿，火就燥，云从龙，风从虎，圣人作而万物睹。本乎天者亲上，本乎地者亲下，物各从其类也。故置方治病如后。

原机证治十八条 经验汤剂丸散四十六方

淫热反克之病

膏粱之变，滋味过也。气血俱盛，禀受厚也。亢阳上炎，阴不济也。邪入经络，内无御也。因生而化，因化而热，热为火，火性炎上。足厥阴肝，为木，木生火，母妊子，子以淫胜，祸发反克。而肝开窍于目，故肝受克而目亦受病也。其病眵多，眊矂紧涩，赤脉贯睛，脏腑秘结者为重。重者芍药清肝散主之，通气利中丸主之。眵多眊矂紧涩，赤脉贯睛，脏腑不秘结者为轻。轻者减大黄、芒硝，芍药清肝散主之，黄连天花粉丸主之。少盛，服通气利中丸。目眶烂者，内服上药，外以黄连芦甘石散收其烂处，兼以点眼春雪膏、龙脑黄连膏、嗃鼻碧云散，攻其淫热。此治淫热反克之法也，非膏粱之变，非气血俱盛，非亢阳上炎，非邪入经络，毋用此也。用此则寒凉伤胃，胃气不升降，反为所害。治疾者不可不明也。噫！审诸。

芍药清肝散 治眵多眊矂，紧涩羞明，赤脉贯睛，脏腑秘结。

白术 石膏 真川芎 防风 桔梗 滑石各三钱 荆芥穗 前胡 芍药 甘草 苏薄荷各二钱半 柴胡 黄芩 知母 山栀仁 羌活各二钱 芒硝三钱半 大黄四钱

共末。每服三钱，水二盅，煎至一盅，食远热服。

上方为治淫热反克而作也。风热不制之病，热甚大便结者，从权用之。盖苦寒药也，苦寒伤胃，故先以白术之甘温，甘草之甘平，生胃气为君；次以川芎、防风、荆芥、桔梗、羌活之辛温，升发清利为臣；又以芍药、前胡、柴胡之微苦，薄荷、山栀、黄芩之微苦寒，且导且攻为佐；终以知母、滑石、石膏之苦寒，大黄、芒硝之大苦寒，祛逐淫热为使。惟大便不结者，减大黄、芒硝。此逆则攻之治法也，大热服者，反治也。

通气利中丸 治证同上。

锦纹大黄二两半 滑石取末另入 牵牛取末 黄芩各两半 云头白术一两 白芷 羌活各五钱

除滑石、牵牛，另研极细末外，余合为细末，入上药和匀，滴水为丸，如桐子大。每服三十丸，加至百丸，食后临睡茶清送下。

上方以白术苦甘温，除胃中热为君；白芷辛温解利，羌活苦甘平微温，通利诸节为臣；黄芩微苦寒，疗热滋化，滑石甘寒，滑利小便，以分清浊为佐；大黄苦寒，通大便泻诸实热，牵牛辛苦寒，利大便除风毒为使。逆攻之法也。风热不制之病，热甚而大便结者，亦可兼用。然牵牛有毒，非神农药，今与大黄并用，取性猛烈而快也。大抵不宜久用，久用伤元气，盖从权之药也，量虚实加减。

黄连天花粉丸 治同上。

黄连 菊花 苏薄荷 川芎各一两 黄柏六两 连翘二两 天花粉 黄芩 栀子各四两

上为细末，滴水成丸，如桐子大。每服五十丸，加至百丸，食后临卧茶清下。

上方为淫热反克，脏腑不秘结者作也。风热不制之病，稍热者亦可服。以黄连、天花粉之苦寒为君；菊花之苦甘平为臣；川芎之辛温，薄荷之辛苦为佐；连翘、黄芩之苦微寒、黄柏、栀子之苦寒为使。合之则除热清利，治目赤肿痛。

黄连芦甘石散 治眼眶破烂，畏日羞明，余治同上。

芦甘石一斤 黄连四两 龙脑量入

先以芦甘石置巨火煅通红为度，另以黄连，用水一碗，瓷器盛贮，纳黄连于水内，却以通红芦甘石淬七次，就以所贮瓷器，置日中晒干，然后同黄连研为细末。欲用时，以一二钱再研极细，旋量入龙脑，每用少许，井花水调如稠糊，临睡以箸头蘸傅破烂处。不破烂者，点眼内眦锐眦尤佳。不宜使入眼内。

上方以芦甘石收湿除烂为君；黄连苦寒为佐；龙脑除热毒为使。凡目病俱可用，宜者固可，即不宜者亦无害也。奇经客邪之病，量加朴硝泡汤，滴眼瘀肉黄赤脂上。

龙脑黄连膏 治目中赤脉如火溜热炙人。

川黄连八两 片脑二钱

上以黄连去芦，刮去黑皮，洗净剉碎，以水三大碗，贮于瓷器内煎，随入黄连于内煎，用文武火熬。减大半碗，滤去渣，以滓复煎，滤净澄清，入薄瓷器盛放，重汤蒸炖成膏，约半盏许，再复滤净，待数日，出火毒。临时旋加片脑，以一钱为率，用时酌量加之。不拘时，以少许点眼大眦内。又方，加熊胆、蚺蛇胆各少许，更妙。

上方以黄连治目痛解诸毒为君，龙脑去热毒为臣，乃君臣药也。凡目痛者，俱宜用。

嗃鼻碧云散 治肿胀红赤，昏暗羞明，瘾涩疼痛，风热鼻塞，头痛脑酸，外翳攀睛，眵泪稠黏。

鹅不食草二钱 青黛 真川芎各一钱

上为细末。每用如大豆许，先噙水满口，嗃入鼻中，以泪出为度，不拘时。

上方以鹅不食草解毒为君，青黛去热为佐，川芎大辛，除邪破留为使，升透之药也。大抵如开锅盖法，常欲使邪毒不闭，令有出路，然力少而锐，嗃之随效，宜常嗃以聚其力。凡目病，俱可用。

蕤仁春雪膏 治肝经不足，内受风热，上攻头目，昏暗痒痛，瘾涩难开，昏眩赤肿，怕日羞明，不能远视，迎风有泪，多见黑花。

蕤仁去皮壳心，去油，四两　龙脑五分，研

先将蕤仁研细，入龙脑和匀，用生好真川白蜜一钱二分，再研和匀。每用簪角蘸点内眦锐眦。

上方以龙脑除热毒为君，生蜜解毒和百药为臣，蕤仁去暴热治目痛为使。此药与黄连芦甘石散、龙脑黄连膏并用。

风热不制之病

风动而生热，譬犹烈火焰而必吹，此物类感召，而不能违间者也。因热而召，是为外来。久热不散，感而自生是为内发，内外之邪，为病则一，淫热之祸，条例如前。益以风邪，害岂纤止，风加头痛，风加鼻塞，风加肿胀，风加涕泪，风加脑巅沉重，风加眉骨酸疼，有一于此，羌活胜风汤主之。风加痒，则以杏仁龙胆草泡散洗之。病者有此数证，或不服药，或误服药，翳必随之而生。翳如云雾，翳如丝缕，翳如秤星。翳如秤星者或一点，或三四点，而至数十点。翳如螺盖者，为病久不去，治不如法，至于极至，为服寒凉药过多，脾胃受伤，生意不能上升，渐而至也。然必要明经络，方能应手。凡翳自内眦而出，为手太阳足太阳受邪，治在小肠膀胱经，加蔓荆子、苍术，羌活胜风汤主之。自锐眦客主人而入者，为足少阳、手少阳、手太阳受邪，治在胆与三焦、小肠经，加龙胆草、藁本，少加人参，羌活胜风汤主之。自目系而下者，为足厥阴手少阴受邪，治在肝经心经，加黄连、倍加柴胡，羌活胜风汤主之。自抵过而上者，为手太阳受邪，治在小肠经，加木通、五味子，羌活胜风汤主之。热甚者兼用治淫热之药。嗃鼻碧云散，俱治已上之证，大抵如开锅盖法，嗃之随效。然力少而锐，宜不时用之，以聚其力。虽然，始者易而久者难，渐复而复，渐复而又复可也，急于复者则不治。今世医用磨翳药者有之，用手法揭翳者有之。噫！翳犹疮也，奚能即愈乎？庸医用此，非徒无益，增害尤甚，愚者蒙害，欣然而不悟，可胜叹哉！故置风热不制之病治法。

羌活胜风汤 风胜者服。兼治眵多眊矂，紧涩羞明，赤脉贯睛，头痛鼻塞，肿胀涕泪，脑巅沉重，眉骨酸疼，外翳如云雾、丝缕、秤星、螺盖。

柴胡七分 黄芩 白术各六分 荆芥穗 枳壳 川芎 白芷 川羌活 防风 独活 前胡 苏薄荷各五分 桔梗 甘草各三分

上剉剂。白水二盅，煎至八分，去滓，食后热服。

上方为风热不制而作也。夫窍不利者，皆脾胃不足之证。故先以枳壳、白术调治胃气为君；羌活、川芎、白芷、独活、防风、前胡诸治风药，皆主升发为臣；桔梗除寒热，薄荷、荆芥清利上焦，甘草和百药为佐；柴胡解热，行少阳厥阴经，黄芩疗上热，主目中赤肿为使。又治伤寒愈后之病。热服者，热性炎上，令在上散，不令流下也。生翳者，随翳所见经络加药。翳凡自内眦而出者，加蔓荆子治太阳经，加苍术，去小肠膀胱之湿。内眦者，手太阳足太阳之属也，自锐眦而入，客主人斜下者，皆用龙胆草，为胆草味苦，与胆味合，少加人参，益三焦之气。加藁本，乃太阳经风药。锐眦客主人者，足少阳、手少阳、手太阳之属也。凡自目系而下者，倍加柴胡行肝气，加黄连泻心火。目系者，足厥阴手少阴之属也。自抵过而上者，加木通导小肠中热，五味子酸以收敛。抵过者，手太阳之属也。

杏仁龙胆草泡散 治风热上攻，眊矂赤痒。

滑石另研取末 龙胆草 黄连 当归尾 杏仁去皮尖 赤芍药各一钱

以白沸汤泡顿蘸洗，冷热任意，不拘时候。

上方以龙胆草、黄连苦寒去热毒为君；当归尾行血，杏仁润燥为佐；滑石甘寒泄气，赤芍药苦酸除痒为使。惟风痒者可用。

七情五贼劳役饥饱之病

《阴阳应象大论》曰：天有四时，以生长收藏，以生寒暑燥湿风。寒暑燥湿风之发耶，发而皆宜时，则万物俱生，发而皆不宜时，则万物俱死，故曰生于四时，死于四时。又曰：人有五脏，化为五气，以生喜怒忧悲恐。喜怒忧悲恐之发耶，发而皆中节，则九窍俱生；发而皆不中节，则九窍俱死，故曰生于五脏，死于五脏。目，窍之一也，光明视见，纳山川之大，及毫芒之细，悉云霄之高，尽泉沙之深，是皆光明之所及也。或因七情内伤，五贼外攘，饥饱不节，劳役异常。足阳明胃之脉，足太阴脾之脉，为戊己二土，生生之原也。七情五贼，总伤二脉，饥饱伤胃，劳役伤脾，戊己既病，则生生自然之体，不能为生生自然之用，故致其病，曰七情五贼劳役饥饱之病。其病红赤睛珠痛，痛如针刺，应太阳眼睫无力，常欲垂闭，不敢久视，久视则酸疼。生翳，皆成陷下，所陷者或圆或方，或长或短，或如点，或如缕，或如锥，或如凿。证有若此者，柴胡复生汤主之，黄连羊肝丸主之。睛痛甚者，当归养荣汤主之，助阳活血汤主之，加减地黄丸主之，决明益阴丸主之，加当归黄连羊肝丸主之，龙脑黄连膏主之。

以上数方，皆升发阳气之药，其中有用黄连、黄芩之类者，去五贼也。嗃鼻碧云散亦可兼用，最忌大黄、芒硝、牵牛、石膏、栀子之剂。犯所忌，则病愈厉。

柴胡复生汤　治红肿羞明，泪多眵少，脑巅沉重，睛珠疼痛应太阳，眼睫无力，常欲垂闭，不敢久视，久视则酸痛，翳陷下，所陷者或圆或方，或长或短，或如缕如锥如凿。

柴胡六分　苍术　白茯苓　黄芩各五分　白芍　甘草炙　苏薄荷　桔梗各四分　羌活　独活　蔓荆子　藁本　川芎　白芷各三分半　五味子二十粒

上㕮剂。水二盅，煎至一盅，去渣，食后热服。

上方以藁本、蔓荆子为君，升发阳气也；川芎、白芍、羌活、独活、白芷、柴胡为臣，和血补血疗风，行厥阴经也；甘草、五味子为佐，为协诸药，敛脏气也；薄荷、桔梗、苍术、茯苓、黄芩为使，为清利除热，去湿分上下，实脾胃二土，疗目中赤肿也。此病起自七情五贼劳役饥饱，故使元气下陷，不能上升，今主以升发，辅以和血补血，导入本经，助以相协收敛，用以清利除热实脾胃。如此为治，理可推也。睛珠痛甚者，当归养荣汤主之。

黄连羊肝丸　治目中赤脉红甚，眵多。肝经不足，风毒上攻，眼目昏暗，泪出，羞明怕日，瘾涩难开，或痒或痛，又治远年近日内外障眼，攀睛胬肉，针刮不能治者，此药治之。

川黄连去须，为末　白羯羊肝一个

先以黄连研为细末，将羊肝以竹刀刮下如糊，去筋膜，入擂盆中研细，入黄连末为丸，如梧桐子大。每服三五十丸，加至七八十丸，茶清汤送下。忌猪肉及冷水。

上方以黄连除热毒明目为君，用羊肝者，肝与肝合，引入肝经为使。不用铁器者，金克木，肝乃木也，一有金气，肝则畏而不受。盖专治肝经之药，非与群队者比也。肝受邪也并皆治之。睛痛者加当归。

当归养荣汤 治睛珠痛甚不可忍者,余治同上。

熟地黄 当归 川芎 白芍各一钱 川羌活 防风 白芷各七分

上剉剂。白水二盅,煎至八分,去滓温服。

上方以七情五贼,劳役饥饱,重伤脾胃,脾胃多血多气,脾胃受伤,则血亦病。血养睛,睛珠属肾。今生气已不升发,又复血虚不能养睛,故睛痛甚不可忍,以防风升发生气,白芷解利,引入胃经为君;白芍药止痛,益气通血,承接上下为臣;熟地黄补肾水真阴为佐;当归、川芎行血补血,羌活除风,引入少阴经为使。血为邪胜,睛珠痛者,及亡血过多之病,俱宜服也。服此药后,睛痛虽除,眼睫无力,常欲垂闭不减者,助阳活血汤主之。热者兼服黄连羊肝丸。

助阳活血汤 治眼睫无力,常欲垂闭,及眼发,致热壅白睛,红眵多泪,无疼痛而瘾涩难开,此服寒药太过,而真气不能通九窍也,故眼昏花不明。

炙甘草 黄芪 当归 防风各一钱 蔓荆子 白芷各五分 柴胡 升麻各七分

上剉剂。水二盅,煎至一盅,去滓,稍热服。

上方以黄芪治虚劳,甘草补元气为君;当归和血补血为臣;白芷、蔓荆子、防风,主疗风升阳气为佐;升麻导入足阳明、足太阴脾、胃,柴胡引至足厥阴经肝经为使。心火乘金,水衰反制者,亦宜服也。有热者兼服黄连羊肝丸。

决明益阴丸 治畏日恶火，沙涩难开，眵泪俱多，久病不痊者，并皆治之。

羌活 独活 归尾酒制 五味子 甘草 防风各五钱 黄芩一两五钱 石决明 知母 黄连酒制 黄柏酒制 草决明各一两

上为细末，炼蜜为丸，如梧桐子大。每服五十丸，加至百丸，清茶送下。

上方以羌活、独活升清阳为君；黄连去热毒，当归尾行血，五味收敛为臣；石决明明目磨障，草决明益肾疗盲，防风散滞祛风，黄芩去目中赤肿为佐；甘草协和诸药，黄柏助肾水，知母泻相火为使；此盖益水抑火之药也。内急外弛之病，并皆治之。

加减地黄丸 治男妇肝虚热积，上攻头目，翳膜遮睛，羞涩多泪，此药多治肝肾两虚，风邪所乘，并治暴赤热眼。

生地黄酒洗 熟地黄各半斤 枳壳三两 牛膝 当归身各三两 川羌活 杏仁泡去皮尖 防风各一两

上为细末，炼蜜为丸，如桐子大。每服三十丸，空心食前温酒任下，淡盐汤亦可。

上方以地黄补肾水真阴为君，夫肾水不足者，相火必胜，用生熟地黄退相火也；牛膝逐败血，当归益新血为臣；麸炒枳壳和胃气，谓胃能生血，是补其源；杏仁润肺为佐；羌活、防风俱升发清利，大除风邪为使。为七情五贼饥饱劳役之病，睛痛者，与当归养血汤兼服。伤寒愈后之病，及血少血虚血亡之病，俱宜服。

血为邪盛凝而不行之病

血阴物，类地之水泉，性本静，行其势也。行为阳，是阴中之阳，乃坎中有火之象，阴外阳内，故行也。纯阴，故不行也。不行则凝，凝则经络不通。《经》曰：足阳明胃之脉，常多血多气。又曰：足阳明胃之脉，常生气生血。手太阳小肠之脉，斜络于目眦，足太阳膀胱之脉，起于目内眦，二经皆多血少气，血病不行，血多易凝。《灵兰秘典论》曰：脾胃者，仓廪之官，五味出焉。五味淫则伤胃，胃伤血病，是为五味之邪，从本生也。又曰：小肠者受盛之官，化物出焉。遇寒则阻其化。又曰：膀胱者，州都之官，津液藏焉。遇风则散其藏，一阻一散，血亦病焉，是为风寒之邪，从末生也。凡是邪胜，血病不行，不行渐滞，滞则易凝，凝则病始外见。以其斜络目眦耶，以其起于目内眦耶。故病环目青黤，如被物伤状，重者白睛亦黤，轻者或成斑点，然不痛不痒，无泪眵眊矂羞涩之证，是曰血为邪胜，凝而不行之病。此病初起之时，大抵与伤风证相似，一、二日则显此病也。川芎行经散主之，消凝大丸子主之。睛痛者，更以当归养荣汤主之。如此则凝散滞行，邪消病除，血复如故，宁有不愈也耶？

川芎行经散 治目中青黯如物伤状，重者白睛如血贯。

桔梗五钱　茯苓七钱　羌活　蔓荆子　白芷　防风　荆芥　薄荷叶　独活各四钱　柴胡　川芎　甘草炙，三钱　当归　枳壳各六钱　红花二钱

共为末。每服三钱，水二盅，煎至一盅，去滓，乘热食后服。

上方以枳壳、甘草和胃气为君；白芷、防风、荆芥、薄荷、独活疗风邪升胃气为臣；川芎、当归、红花行滞血，柴胡去结气，茯苓分利除湿为佐；羌活、蔓荆子引入太阳经，桔梗利五脏为使，则胃脉调，小肠膀胱皆利，邪去凝行也。见热者，以消凝大丸子主之。

消凝大丸子　治证同上，或有眵泪沙涩，并治。

川芎　当归尾　桔梗　甘草炙　连翘　家菊花各七钱　防风　荆芥　羌活　苏薄荷　藁本各五钱　滑石　石膏　山栀子　白术　黄芩各一两

先将滑石、石膏另研，余作细末和匀，炼蜜为剂，每剂一两，分八丸。每服一丸，或二丸，茶汤嚼下。

上方消凝滞药也。君以川芎、当归，治血和血；臣以羌活、防风、荆芥、藁本、薄荷、桔梗，疗风散邪，引入手足太阳经；佐以白术、甘草、滑石、石膏，调补胃虚，疏通滞气，宣泄足阳明胃经之热；使以黄芩、山栀、连翘、菊花，去热除烦。淫邪反克，风热不制者，俱宜服也。

气为怒伤散而不聚之病

气阳也，类天之云雾，性本动，聚其体也。聚

为阴,是阳中之阴,乃离中有水之象。阳外阴内,故聚也。纯阳,故不聚也。不聚则散,散则经络不收。《经》曰:足阳明胃之脉,常多气多血。又曰:足阳明胃之脉,常生气生血,七情内伤,脾胃先病。怒,七情之一也。胃病脾病,气亦病焉。《阴阳应象大论》曰:足厥阴肝主木,在志为怒,怒甚伤肝。伤脾胃则气不聚,伤肝则神水散,何则?神水亦气聚也。其病无眵泪痛痒羞明紧涩之证,初但昏如雾露中行,渐空中有黑花,又渐睹物成二体,久则光不收,遂为废疾。盖其神水渐散,而又散,终而尽散故也。初渐之次,宜以《千金》磁朱丸主之,镇坠药也。石斛夜光丸主之,补益药也。益阴肾气丸主之,壮水药也。有热者,滋阴地黄丸主之。此病最难治,饵服上药,必要积以岁月,必要无饥饱劳役,必要驱七情五贼,必要德性纯粹。庶几易效,不然必废,废则终不复治。久病光不收者,亦不复治。一证因为暴怒,神水随散,光遂无收,都无初渐之次,此一得永不复治之证也。又一证为物所击,神水散如暴怒之证,亦不复治,俗名为青盲者是也。世病者多不为审,概曰:目昏无伤,始不经意,目病已成,世医亦不识。只曰:热之所致,竟以凉药投治之。殊不知凉药又伤胃,况不知凉为秋为金,肝为春为木,凉药又伤肝,往往致废然后已。病者犹不以药为非,而委之曰命也。医者犹不自悟其药,而赘之曰病拙。吁!二者若此,罪将谁归?予屡见也,故兼陈凉药之误。

《千金》磁朱丸　治神水宽大渐散，昏如云雾中行，渐睹空中有黑花，渐睹物成二体，久则光不收，及内障神水淡绿色淡白色者。

磁石吸针者佳　辰砂　神曲

先以磁石置巨火中煅，醋淬七次，晒干，另研极细二两，辰砂另研极细一两，生神曲末二两，与前药和匀，更以神曲末一两，水和作饼，煮浮为度，搜入前药，炼蜜为丸，如桐子大。每服十丸，加至三十丸，空心饮汤下。

上方以磁石辛咸寒，镇坠肾经为君，令神水不外移也；辰砂微甘寒，镇坠心经为臣，肝其母，此子能令母实也，肝实则目明；神曲辛温甘，化脾胃中宿食为佐。生用者发其生气，熟用者敛其暴气也。服药后，俯视不见，仰视渐睹星月者，此其效也。亦治心火乘金，水衰反制之病，久病屡发者服之，则永不更作，空心服之。午前更以石斛夜光丸主之。

滋阴地黄丸　治少血神劳肾虚，眼目昏暗，神水淡绿色淡白色。内障者，眵多眊矂者，并治。

当归身酒制　黄芩　熟地黄各半两　枳壳炒，三钱半　天门冬去心焙　柴胡　五味子　甘草各三钱　生地黄酒制，两半　黄连一两　地骨皮　人参各二钱

上为细末，炼蜜为丸，如桐子大。每服百丸，食后茶汤送下，日进三服。

上方治主以缓，缓则治其本也。以黄连、黄芩苦寒，除邪气之盛为君；当归身辛温，生熟地黄苦甘寒，

养血凉血为臣；五味子酸寒，体轻浮，收神水之散大，人参、甘草、地骨皮、天门冬、枳壳苦甘寒，泻热补气为佐；柴胡引用为使也。亡血过多之病，有热者，兼服当归养荣汤。

石斛夜光丸 治内障初起，视觉微昏，空中有黑花，神水变淡绿色；次则睹物成二，神水变淡白色；久则不睹，神水变纯白色，及有眵泪眊矂等证。

天门冬去心 麦门冬去心 人参 茯苓 熟地黄 生地黄各一两 牛膝酒浸 杏仁去皮尖 枸杞子各七钱半 草决明八钱 川芎 犀角剉细末 白蒺藜 羚羊角剉细末 枳壳麸炒 石斛 五味子炒 青葙子 甘草 防风 肉苁蓉 川黄连各五钱 菊花 山药 菟丝子酒煮，各七钱

上为细末，炼蜜为丸，如桐子大。每服三五十丸，温酒盐汤任下。

上方补益药也。补上治下，利以缓利以久，不利以速也。故君以天门冬、人参、菟丝子之通肾安神，强阴填精也；臣以五味子、麦冬、杏仁、茯苓、枸杞子、牛膝、生熟地黄，敛气除湿，凉血补血也；佐以甘菊花、蒺藜、石斛、苁蓉、川芎、甘草、枳壳、山药、青葙子，疗风治虚，益气祛毒也；使以防风、黄连、草决明、羚羊角、犀角，散滞泻热，解结明目也。阴弱不能配阳之病，并宜服之。此从则顺治之法也。

益阴肾气丸

白茯苓乳蒸，八钱 泽泻四钱 当归尾酒制 丹

皮　五味子　山药　山茱萸去核，酒制　柴胡各五钱　熟地黄酒蒸，三两　生地酒炒，四两

上为细末，炼蜜为丸，如桐子大，外水飞辰砂为衣。每服五六十丸，空心淡盐汤送下。

上方壮水之主，以镇阳光。气为怒伤，散而不聚也，气病血亦病也。肝得血而能视，又目为心之窍，心主血，故以熟地黄补血衰，当归尾行血，牡丹皮治积血为君；茯苓和中益真气，泽泻除湿泻邪气，生地黄补肾水真阴为臣；五味子补五脏，干山药平气和胃为佐；山茱萸强阴益精通九窍，柴胡引入厥阴经为使。蜜丸者，欲泥膈难下也，辰砂为衣者，为通于心也。

血气不分混而遂结之病

轻清圆健者为天，故首象天；重浊方厚者为地，故足象地；飘腾往来者为云，故气象云；过流循环者为水，故血象水。天降地升，云腾水流，各宜其性，故万物生无穷。阳平阴秘，气行血随，各得其调，故百骸理而有余，反此则天地不降升，云水不腾流，各不宜其性矣。反此则阴阳不平秘，气血不行随，各不得其调矣，故曰：人身者，小天地也。《难经》曰：血为荣，气为卫，荣行脉中，卫行脉外。此血气分而不混，行而不阻也，明矣！故如云腾水流之不相杂也。大抵血气如此，不欲相混，混则为阻，阻则成结，结则无所去还，故隐起于皮肤之中，遂为疣病。然各随经络而见，疣病自上眼睫而起者，乃手少阴心脉，足厥阴肝脉，血气

混结而成也，初起时但如豆许。血气衰者，遂止不复长。亦有久止而复长者，盛者则渐长，长而不已，如杯如盏，如碗如斗，皆自豆许致也。凡治在初须择人神不犯之日，大要令病者食饱不饥。先汲冷井水洗眼如冰，勿使气血得行，然后以左手持铜箸，按眼睫上，右手翻眼皮令转，转则疣肉已突，按以左手大指，按之勿令得动移。复以右手持小眉刀尖，略破病处，更以两手大指甲，捻之令出，则所出者如豆许小黄脂也。恐出而根不能断，宜更以眉刀尖断之，以井水再洗，洗后则无恙。要在手疾为巧，事毕须投以防风散结汤，数服即愈。此病非手法决不能去，何则？为血气初混时，药自可及，病者则不知其为血气混也。既结，则药不能及矣，故必用手法去。去毕，必又以升发之药散之。药手皆至，庶几可矣。

防风散结汤　治目上下睫瘾起肉疣，用手法除病后服之。

防风　羌活　归尾　白芍药各六分　红花　苏木各少许　苍术　白茯苓　独活　前胡　黄芩各五分　细甘草　防己各四分

上剉剂。水二盅，煎至一盅，热服，滓再煎。

上方以防风、羌活升发阳气为君；白芍药、当归尾、红花、苏木破凝行血为臣；茯苓泻邪气，苍术去上湿，前胡利五脏，独活除风邪，黄芩疗热滋化为佐；甘草和诸药，防己行十二经为使。病在上睫者，加黄连、柴胡，以其手少阴、足厥阴受邪也。病在下睫者，加藁本、蔓荆子，以其手太阳受邪也。

热积必溃之病

积者，重叠不解之貌，热为阳，阳平为常，阳淫为邪，邪行则病易见，易见则易治，此则前篇淫热之病也。但邪深则不行，不行则伏，因伏而又伏，故日渐月聚，势不得不为积也。积已久，久积必溃，溃则难治。难治者，非不治也，为邪积久，久则必溃，溃犹败也。其病隐涩不自在，稍觉眊瞙，视物微昏，内眦开窍如针目，按之则沁沁脓出。有两目俱病者，有一目独病者。目属肝，内眦属膀胱，此盖二经积邪之所致也。故曰热积必溃之病，又曰漏睛眼者是也。竹叶泻经汤主之。大便不硬者，减大黄为用，蜜剂解毒丸主之。不然，药误病久，终为枯害矣。

竹叶泻经汤 治眼目瘾涩，稍觉眊瞙，视物微昏，内眦开窍如针目痛，按之脓浸出。

柴胡 栀子仁炒 川羌活 升麻 甘草炙 川黄连各五分 白茯苓 泽泻 赤芍 草决明 车前子各四分 黄芩 大黄各六分 青竹叶十片

上剉剂。水二盅，煎至一盅，食后温服。

上方逆攻者也。先以行足厥阴肝、足太阳膀胱之药为君，柴胡、羌活是也；二经生意，皆总于脾胃，以调足太阴、足阳明之药为臣，升麻、甘草是也；肝经多血，以通顺血脉，除肝邪之药，膀胱经多湿，以利小便，除膀胱湿之药为佐，赤芍药、草决明、泽泻、茯苓、车前子是也；总破其积热者，必攻必开，必利必除之药为使，栀子、黄芩、黄连、大黄、竹叶是也。

蜜剂解毒丸 治证同上。

山栀仁炒末，十两 杏仁泡，去皮尖，取霜，二两 锦纹大黄末，五两 川石蜜一斤，炼熟

上末和蜜为丸，如桐子大。每服三十丸，加至百丸，茶汤送下。

上方以杏仁甘润治燥为君，为燥为热之原也；山栀子微苦寒治烦为臣，为烦为热所致也；川石蜜甘平温，安五脏为佐，为其解毒除邪也；大黄苦寒，性走不守，泻诸实热为使，为攻其积，不令其重叠不解也。

阳衰不能抗阴之病

或问曰：人有昼视通明，夜视罔见，虽有火光月色，终为不能睹物者，何也？答曰：此阳衰不能抗阴之病，谚所谓雀盲者也。问曰：何以知之？答曰：《黄帝生气通天论》曰：自古通天者，为生之本。天地之间，六合九州之内。其气无不共贯，人身九窍五脏十二节，皆通乎天气。又曰：阴阳之气，在人平旦阳气生，日中阳气隆，日西阳气虚，气门乃闭。又曰：阳不胜其阴，则五脏气虚，九窍不通，故知也。问曰：气何以辨其阳耶？答曰：凡人之气，应之四时者，春夏为阳也，应之一日者，平旦至昏为阳也，应之五脏六腑者，六腑为阳也。问曰：阳何为而不能抗阴也？答曰：人之有生，以脾胃中州为主。《灵兰秘典》曰：脾胃者，仓廪

之官。在五行为土，土生万物故为阳气之原，其性好生恶杀，遇春夏乃生长，遇秋冬则收藏。或有忧思恐怒、劳役饥饱之类过而不节，皆能伤动脾胃。脾胃受伤，则阳气下陷，阳气下陷，则五脏六腑之中阳气皆衰，阳气既衰，则五脏六腑之中阴气独盛。阴气既盛，故阳不能抗也。问曰：何故夜视罔见？答曰：目为肝，肝为足厥阴也。神水为肾，肾为足少阴也。肝为木，肾为水，水生木，盖亦相生而成也。况怒伤肝，恐伤肾，肝肾受伤，亦不能生也，昼为阳，天之阳也，昼为阳，人亦应之也。虽受忧思恐怒、劳役饥饱之伤，而阳气下陷，遇天之阳盛阴衰之时，我之阳气虽衰，不得不应之而升也，故犹能昼视通明。夜为阴，天之阴也，夜为阴，人亦应之也，既受忧思恐怒、劳役饥饱之伤，而阳气下陷，遇天阴盛阳衰之时，我之阳气既衰，不得不应之而伏也，故夜视罔所见也。问曰：何以为治？答曰：镇阴升阳之药，决明夜灵散主之。问曰：病见富贵者乎？贫贱者乎？答曰：忧思恐怒、劳役饥饱，贫贱者固多，富贵者亦不能无之也。

决明夜灵散 治目至夜则昏，虽有灯月，亦不能睹。

夜明砂另研，二钱 石决明醋煅，二钱 羯羊肝一两，生用，食猪者，用家生猪肝，勿用外来并母猪，伤目

二药末和匀，以竹刀切肝作二片，以上药铺于一片肝上，以一片合之，用麻皮缠定，勿令药得泄出，淘米泔水一大碗，连肝药贮砂罐内，不犯铁器，煮至小半

碗。临卧，连肝药汁并服。

上方以石决明镇肾阴益精为君；夜明砂升阳主夜明为臣；米泔水主脾胃为佐；肝与肝合，引入肝经为使。

阴弱不能配阳之病

五脏无偏胜，虚阳无补法，六腑有调候，弱阴有强理。心肝脾肺肾，各有所滋生，一脏或有余，四脏俱不足，此五脏无偏胜也。或浮或为散，是曰阳无根，益之欲令实，反致不能禁，此虚阳无补法也。膀胱大小肠，三焦胆包络，俾之各有主，平秘永不危，此六腑有调候也。衰弱不能济，遂使阳无御，反而欲匹之，要以方术盛，此弱阴有强理也。《解精微论》曰：心者，五脏之专精。目者，其窍也，又为肝之窍。肾生骨，骨之精为神水，故肝木不平，内挟心火，为势妄行，火炎不制，神水受伤，上为内障，此五脏病也。劳役过多，心不行事，相火代之。《五脏生成论》曰：诸脉皆属于目，相火者，心包络也。主百脉，上荣于目，火盛则百脉沸腾，上为内障，此虚阳病也。膀胱、小肠、三焦、胆脉，俱循于目，其精气亦皆上注而为目之精。精之窠为眼，四腑一衰，则精气尽败，邪火乘之，上为内障，此六腑病也。神水黑珠，皆法于阴，白眼赤脉，皆法于阳，阴齐阳侔，故能为视。阴微不立，阳盛即淫。《阴阳应象大论》曰：壮火食气，壮火散气。上为内障，此弱阴病也。其病初起时，视觉微昏，常见空中有黑花，神水淡绿色，次则视歧，睹一成二。神水淡白色，可为冲和养胃汤主之、益气聪明汤主之、《千金》磁朱丸主之、石斛夜光丸主之。有热者，泻热黄连汤主之。久则不睹，神水纯白色，永为废疾也。然废疾亦有治法，先令病者以冷水洗眼如冰，气血不得流行为度，用左手大指、次指，按定眼珠，不令转动，次用右手持鼠尾针，去黑睛如米许。针之令人，白睛翳厚，欲入甚难，必要手准力完，重针则破，然后斜回针首以针刀刮之，障落则明。有落而复起者，起则重刮。刮之有至再三者，皆为洗不甚冷，气血不凝故也。障落之后，以绵裹黑豆数粒，令如杏核样，使病目垂闭，覆眼皮上，用软帛缠之，睛珠不得动移为度。如是五、七日，才许开视，视勿劳也。亦须服上药，庶几无失，此法治者五六，不治者亦四五，五脏之病，虚阳之病，六腑之病，弱阴之病，四者皆为阴弱不能配阳之故。噫！学者慎之！

冲和养胃汤　治成内证。兼治内障初起，视觉微昏，空中有黑花，神水变淡绿色；次则视物成二，神水变淡白色；久则不睹，神水变纯白色。

白茯苓四分　柴胡七分　人参　甘草炙　当归身酒制　白术土炒　升麻　葛根各一钱　白芍药六分　羌活一钱二分　黄芪蜜制，钱半　防风各五分　五味子三分

上剉剂。水三盅，煎至二盅，生姜一片，入黄芩、黄连二钱，再煎至一盅，去滓，稍热，食后服。

上方因肝木不平，内挟心火，故以柴胡平肝，人参

开心，黄连泻心火为君；酒制当归荣百脉，五味敛百脉之沸，心包络主血，白芍药顺血脉、散恶血为臣；白茯苓泻膀胱之湿，羌活清利小肠之邪，甘草补三焦，防风升胆之降为佐；阴阳皆总于脾胃，黄芪补脾胃，白术健脾胃，升麻、葛根行脾胃之经，黄芩退壮火，干生姜入壮火，为导为使。此方逆攻从顺，反异正宜俱备。

东垣泻热黄连汤　治眼暴发，赤肿疼痛。

黄连酒制　黄芩酒制　草龙胆　生地黄各钱半　升麻　柴胡各五分

上剉剂。水二盅，煎至一盅，去滓，午时食前热服。午后服之，则阳逆不行，临睡休服，为反助阴也。

上方治主、治客之剂也。治主者，升麻主脾胃，柴胡行肝经为君；生地黄凉血为臣，为阳明、太阴、厥阴多血故也。治客者，黄连、黄芩皆疗湿热为佐；龙胆草专除眼中诸疾为使，为诸湿热，俱从外来，为客也。

益气聪明汤　治证同上，并治耳聋、耳鸣。

蔓荆子钱半　黄芪　人参各五分　黄柏酒炒　白芍药各一钱　甘草炙四分　升麻　葛根各三分

共为一剂。水二盅，煎至一盅，去滓，临睡热服，五更再煎服。

上方以黄芪、人参之甘温治虚劳为君；甘草之甘平，承接和协，升麻之苦平微寒，行手阳明、足阳明、足太阴之经为臣；葛根之甘平，蔓荆子之辛温，皆能升发为佐；芍药之酸微寒，补中焦，顺血脉，黄柏之苦寒，治肾水膀胱之不足为使。酒制又炒者，因热用也。或有热，可渐加黄柏，春夏加之，盛暑倍加之，脾胃虚者去之。热倍此者，泻热黄连汤主之。

心火乘金水衰反制之病

天有六邪，风寒暑湿燥火也。人有七情，喜怒悲思忧恐惊也。七情内召，六邪外从，从而不休，随召见病，此心火乘金，水衰反制之原也。世病目赤为热，人所共知者也，然不审其赤分数等，各治不同。有白睛纯赤如火，热气炙人者，乃淫热反克之病也，治如淫热反克之病；有白睛赤而肿胀，外睫虚浮者，乃风热不制之病也，治如风热不制之病；有白睛淡赤，而细脉深红纵横错贯者，乃七情五贼饥饱劳役之病，治如七情五贼饥饱劳役之病；有白睛不肿不胀，忽如血贯者，乃血为邪胜、凝而不行之病也，治如血为邪胜、凝而不行之病。有白睛微变青色，黑睛稍带白色，白黑之间，赤环如带，谓之抱轮红者，此邪火乘金，水衰反制之病也。此病或因目病已久，抑郁不舒，或因目病误服寒凉药过多，或因目病时，内多房劳，皆能内伤元气。元气一虚，心火亢盛，故火能克金，金乃手太阴肺，白睛属肺。水乃足少阴肾，黑睛属肾，水本克火，水衰则不能克，反受火制。故视物不明，昏如雾露中，或睛珠高低不平，其色如死，甚不光泽，赤带抱轮而红也。口干舌苦，眵多羞涩。稍有热者，还阴救苦汤主之、黄连羊肝丸主之、川芎决明散主之；无口干舌苦，眵多羞涩者，助阳活血汤主之、神验锦鸠丸主之、万应蝉花散主之。

有热无热，俱服《千金》磁朱丸，镇坠心火，滋益肾水，荣养元气，自然获愈也。噫！天之六邪，未必能害人也，惟人以七情召之而致也。七情弗召，六邪安从。反此者，欲其无病，奚可得哉！

还阴救苦汤 治目久病，白睛微变青色，黑睛稍带白色，黑白之间，赤环如带，谓之抱轮红，视物不明，昏如雾露中，睛珠高低不平，其色如死，甚不光泽，口干舌苦，眵多羞涩，上焦应有热邪。

升麻 苍术 甘草梢炙 桔梗 柴胡 防风 川羌活各五分 细辛二分 藁本四分 川芎一钱 当归尾七分 黄连 黄芩 黄柏 生地黄 知母 连翘各六分 红花一分 龙胆草三分

上剉剂，白水二盅，煎至八分，去滓热服。

上方以升麻、苍术、甘草温培元气为君，为损者温之也；以柴胡、防风、羌活、细辛、藁本诸升阳化滞为臣，为结者散之也；以川芎、桔梗、红花、当归尾行血脉为佐，为留者行之也；以黄连、黄芩、黄柏、知母、连翘、生地黄、龙胆草诸去除热邪药为使，为客者除之也。奇经客邪之病，强阳抟阴之病，服此亦俱验。

菊花决明散 治证同上。

石决明东流水煮一伏时，另研极细入药 石膏另研极细入药 木贼草 川羌活 甘草炙 防风 甘菊花 蔓荆子 川芎 黄芩 草决明各等分

上为细末。每服三钱，水二盅，煎至八分，连末食远服。

上方以明目除翳为君者，草决明、石决明、木贼草也；以散风升阳为臣者，防风、羌活、蔓荆子、甘菊花也；以和气顺血为佐者，甘草、川芎也；以疗除邪热为使者，黄芩、石膏也。内急外弛之病，亦宜其治。

神验锦鸠丸 治证同上。兼口干舌苦，眵多羞涩，上焦邪热。

锦斑鸠一只，跌死，去皮、毛、头、嘴、爪，文、武火连骨炙干 茯苓四两 羯羊肝一具，竹刀薄批，炙令焦，忌用针刀，去筋膜 肉桂二两 蔓荆子二升，淘净，绢袋盛甑蒸一伏时，晒干 牡蛎洗，煅粉 甘菊花各五钱 瞿麦 蕤仁去皮尖 草决明 川羌活各三两 细辛 防风 白蒺藜炒，去尖 黄连各五两

上为细末，炼蜜为剂，杵五百下，丸如桐子大。每服二十丸，加至三五十丸，空心温汤下。

上方以甘菊、草决明主明目为君；以蕤仁、牡蛎、黄连、蒺藜除湿热为臣；以防风、羌活、细辛之升上，瞿麦、茯苓之分下为佐；以斑鸠补肾，羊肝补肝，肉桂导群药入热邪为使。此方制之大者也。肾肝位远，汤药散不厌频多之意也。

万应蝉花散 治大人小儿，远年近日，一切风眼气眼，攻注昏眼，睑生风粟，或痛或痒，渐生翳膜，或久患头风牵搐，两目渐渐细小，眼眶赤烂，并宜治之。若常服此，祛风退翳明目。

石决明东流水煮一伏时，研极细，一两五钱 蝉蜕去土，五钱 当归身 甘草炙 川芎 防风 白茯

苓　羌活各一两　苍术泔制，四两　蛇蜕炙，三钱　赤芍药三两

上为细末。每服二钱，食远临卧时浓米泔调下，热清茶亦可。

上方制之复者也，奇之不去，则偶之，是为重方也。今用蝉蜕，又用蛇蜕者，取其重脱之义，以除翳为君也；川芎、防风、羌活，皆能清利头目为臣也；炙草、苍术通主脾胃，又脾胃多气多血，故用赤芍药补气，当归身补血为佐也；石决明镇坠肾水，益精还阴，白茯苓分阴阳上下为使也。亦治奇经客邪之病耳。

内急外弛之病

阴阳以和为本，过与不及，病皆生焉。急者，紧缩不解也；弛者，宽纵不收也。紧缩属阳，宽纵属阴，不解不收，皆为病也。手太阴肺，为辛为金也，主一身皮毛，而目之上下睫之外者，亦其属也。手少阴心为丁，手太阳小肠为丙，丙丁为火，故为表里，故分上下，而目之上下睫之内者，亦其属也。足厥阴肝为乙，乙为木，其脉循上睫之内，火其子也，故与心合。心、肝、小肠，三经受邪，则阳火内盛，故上下睫之内，紧缩而不解也。肺金为火克，则受克者必衰，衰则阴气外行，故目之上下睫之外者，宽纵而不收也。上下睫既内急外弛，故睫毛皆倒而刺里，睛既受刺，则深赤生翳。此翳者，睛受损也。故目所病者皆具。如羞明沙涩，畏

风怕日，沁烂，或痛或痒，生眵流泪等证俱见。有用药夹，施于上睫之外者，欲弛者急，急者弛。而睫毛无倒刺之患者，非其治也。此徒能解厄于目前，而终复其病也。何则？为不审过与不及也，为不能除其病原也。治法，当攀出内睑向外，速以三棱针，刺拨出血，以左手大指甲迎其针锋，后以黄芪防风饮子主之、无比蔓荆子汤主之、决明益阴丸主之、菊花决明散主之，嗃鼻碧云散亦宜兼用。如是，则紧缩自弛，宽纵渐急，或过不及，皆复为和。夹治之法，慎勿施也，徒为苦耳，智者宜审此。

黄芪防风饮子 治眼棱紧急，以致倒睫拳毛，损睛生翳，及上下睑眦赤烂，羞涩难开，眵泪稠黏。

蔓荆子 黄芩各钱半 黄芪蜜制 防风各八分 北细辛二分 甘草炙，五分 葛根一钱

上剉剂。白水二盅，煎至一盅，去滓，大热服。

上方以蔓荆子、细辛为君，除手太阳、手少阴之邪，肝为二经之母，子平母安，此实则泻其子也；以甘草、葛根为臣，治足太阴、足阳明之弱，肺为二经之子，母薄子单，此虚则补其母也；黄芪实皮毛，防风散滞气，用之以为佐；黄芩疗湿热，去目中赤肿，为之使也。

无比蔓荆子汤 治证同上。

黄芪一钱二分 川黄连七分 人参 甘草各一钱 柴胡七分 蔓荆子 当归 葛根 防风各五分 细辛叶三分

上剉剂。白水二盅，煎至一盅，去滓温服。

上方为肺气虚。黄芪、人参实之为君；心受邪耶，黄连除之，肝受邪耶，柴胡除之，小肠受邪耶，蔓荆子除之，为臣；当归和血，葛根解肌，为佐；防风疗风散滞，生甘草大泻热火，细辛通利九窍，用叶者，取其升上之意，为使也。

奇经客邪之病

人之有五脏，犹天地之有五岳也。六腑者，犹天地之有四渎也。奇经者，犹四渎之外，别有江河也。奇经客邪，非十二经之治也，十二经之外，别有治奇经之法也。《缪刺论》曰：邪客于足阳跷之脉，令人目痛，从内眦始。启玄子王冰注曰：以其脉起于足，上行至头，而属目内眦，故病令人目痛，从内眦始也。《针经》曰：阴跷脉入鼽，属目内眦，合于太阳，阳跷而上行。故阳跷受邪者，内眦即赤，生脉如缕，缕根生瘀肉，瘀肉生黄赤脂，脂横侵黑睛渐蚀神水，此阳跷为病之次第也。或兼锐眦而病者，以其合于太阳故也。锐眦者，手太阳小肠之脉也，锐眦之病，必轻于内眦者，盖枝蔓所傅者少，而正受之者必多也，俗呼为攀睛即其病也。还阴救苦汤主之，拨云退翳丸主之，栀子胜奇散主之，万应蝉花散主之，磨障灵光膏主之，消翳复明膏主之，朴硝黄连芦甘石泡散主之。病多药不能及者，宜治以手法，先用冷水洗，如针内障眼法，以左手按定，勿令得动移，略施小眉刀尖，剔去脂肉，复以冷水洗净，仍作前药饵之。此治奇经客邪之法也，故并置其经络病始。

拨云退翳丸 治阳跷受邪，内眦即生赤脉缕缕，根生瘀肉，瘀肉生黄赤脂，脂横侵黑睛，渐蚀神水，锐眦亦然，俗名攀睛。

白蒺藜 川当归 川芎各两半 川椒七钱 甘菊花 地骨皮 荆芥各八钱 木贼去节 密蒙花 蔓荆子各一两 蛇蜕炙 甘草各三钱 天花粉六钱 楮桃仁 蝉蜕去头足 黄连 苏薄荷各五钱

上为细末，炼蜜成剂，每一两，作八丸。每服一丸，食后临睡细嚼，清茶下。

上方为奇经客邪而作也。《八十一难经》曰：阳跷脉者，起于跟中，循外踝上行入风池。风池者，脑户也。故以川芎治风入脑，以菊花治四肢游风，一疗其上，一平其下，为君；蔓荆子除手太阴之邪，蝉蜕、蛇蜕、木贼草、密蒙花除翳为臣；薄荷叶、荆芥穗、白蒺藜，疗诸风者清其上也，楮桃仁、地骨皮，诸通小便者，利其下也，为佐；黄连除胃中热，天花粉除肠中热，甘草和协百药，川椒皮利五脏明目，诸气所病处，血亦病，故复以当归和血，为使也。

栀子胜奇散 治一切赤脉缕睛，风热痛痒，胬肉攀睛，眵多泪涩，羞明怕日难开。

白蒺藜炒 蝉蜕 谷精草 甘草 木贼 黄芩 草决明 菊花 山栀子 川芎 荆芥穗 羌活 密蒙花 防风 蔓荆子各等分

上为细末。每服二钱，食远临睡，热茶清调下。

上方以蝉蜕之咸寒，草决明之咸苦寒为君，为味薄者通，通者通其经络也；川芎、荆芥穗之辛温，白蒺藜、谷精草之苦辛温，菊花之苦甘平，防风之甘辛，为臣，为气辛者发热，发热者升其阳也；羌活之苦甘温，密蒙花之甘微寒，甘草之甘平，蔓荆子之辛微寒为佐，为气薄者发泄，发泄者，清利其诸关节也；以木贼之甘微苦，山栀子、黄芩之微苦寒，为使，为味厚者泄，泄者攻其壅滞之有余也。

磨障灵光膏 治证同上。

芦甘石另以黄连一两剉置水内，烧芦甘石通红淬七次，六两 黄丹水飞，三两 硇砂另研 白丁香取末 海螵蛸取末 轻粉各一两 川黄连剉如豆大，一两，童便浸一宿，晒为末 麝香另研 乳香各五钱 当归身二钱，研末 龙脑少许

先用好白沙蜜一十两，或银器或砂锅内熬五七沸，以净纸搭去蜡面。除黄丹外，下余药，用柳枝搅匀。次下黄丹再搅，慢火徐徐搅至紫色，却将麝香、乳香、轻粉、硇砂和匀，入上药内。以不粘手为度，急丸如皂角子大，以纸裹之。每用一丸，新汲水化开，旋入龙脑少许，时时点翳上。

上方以黄连去邪热，主明目为君；以黄丹除毒除热，芦甘石疗湿收散为臣；以当归和血脉，麝香、乳香诸香通气，轻粉杀疮为佐；以硇砂之能消，海螵硝之磨障翳，白丁香之消胬肉，龙脑之散赤脉，去外障为使也。

消翳复明膏　治证同上。

海螵蛸取末，三钱　黄丹水飞，四两　诃子八个，去核，取末　白沙蜜一斤　青盐另研，一两

先将蜜熬数沸，净纸搭去蜡面，却下黄丹，用棍搅匀，旋下余药，将至紫色取出。

龙胆草二两　黄连十两　杏仁七十五个，去皮尖　木贼草一两　蕤仁去壳皮，五钱

通将药入瓷器内，水一斗浸之，春秋五日，夏三日，冬十日，入锅内，文武火熬至小半升，滤去滓，重汤顿成膏子，却入前药熬之，搅至紫色，入龙脑一钱。每用少许，点上，药干，净水化开用。上方以黄连为君，为疗邪热也；蕤仁、杏仁、龙胆草为臣，为除赤痛润燥解热毒也；黄丹、青盐、龙脑、白沙蜜为佐，为收湿烂，益肾气，疗赤肿，和百药也；诃子、海螵蛸、木贼草为使，为涩则不移，消障磨翳也。

为物所伤之病

养之固者，则八风无以窥其隙，本之密者，则五脏何以受其邪。故生之者天也，召之者人也，虽生弗召，莫能害也。为害不已，召之甚也。《生气通天论》曰：风者百病之始也，清净则肉腠闭拒，虽有大风苛毒，莫之能害。《阴阳应象大论》曰：邪风之至，疾如风雨，故善治者治皮毛。夫肉腠固，皮毛密，所以为害者，安从其来也。今为物之所伤，则皮毛肉腠之间，为隙必甚，所伤之际，岂无七情内移，而为卫气衰惫之原，二

者俱召，风安不从。故伤于目之上下左右者，则目之上下左右俱病，当总作除风益损汤主之。伤于眉骨者，病自目系而下，以其手少阴有隙也，加黄连，除风益损汤主之。伤于䪼者，病自抵过而上，伤于耳中者，病自锐眦而入，以其手太阳有隙也，加柴胡，除风益损汤主之。伤于额交巅、耳上角及脑者，病自内眦而出，以其足太阳有隙也，加苍术，除风益损汤主之。伤于耳后、耳角、耳前者，病自客主人之穴斜下；伤于颊者，病自锐眦而入，以其手少阳有隙也，加枳壳，除风益损汤主之。伤于头角耳前后，及目锐眦后者，病自锐眦而入，以其足少阳有隙也，加龙胆草，除风益损汤主之。伤于额角及巅者，病自目系而下，以其足厥阴有隙也，加五味子，除风益损汤主之。诸有热者，更当加黄芩，兼服加减地黄丸。伤甚者，须从权倍加大黄，泻其败血。《六节藏象论》曰：肝受血而能视。此盖滋血养血复血之药也，此治其本也。又有物暴震，神水遂散，更不复治，故并识之于此。

除风益损汤 治目为物伤者。

当归 白芍 熟地 川芎各一钱 藁本 前胡 防风各七分

上剉剂。白水二盅，煎至八分，去滓，大热服。

上方以熟地黄补肾为君，黑睛为肾之子，此虚则补其母也；以当归补血，为目为血所养，今伤则血病，白芍药补血又补气，为血病气亦病也，为臣；川芎治血虚头痛，藁本通血，去头风，为佐；前胡、防风通疗风邪，俾不凝留为使。兼治亡血过多之病。伤于眉骨者，病自目系而下，以其手少阴有隙也，加黄连疗之。伤于颛者，病自抵过而上，伤于耳者，病自锐眦而入，以其手太阳有隙也，加柴胡疗之。伤于额交巅、耳上角及脑者，病自内眦而出，以其足太阳有隙也，加苍术疗之。伤于耳后、耳角、耳前者，病自客主人斜下；伤于颊者，病自锐眦而入，以其足少阳有隙也，加龙胆草疗之。伤于额角及巅者，病自目系而下，以其足厥阴有隙也，加五味子。眵泪多，羞涩赤肿者，加黄芩疗之；凡伤甚者，从权倍加大黄，泻其败血。

伤寒愈后之病

伤寒病愈后，或有目复大病者，以其清阳之气不升，而余邪上走空窍也。其病瘾涩赤胀，生翳羞明，头脑骨痛，宜作群队升发之剂饵之，数服斯愈。《伤寒论》曰：冬时严寒，万类深藏，君子固密，不伤于寒。触冒之者，乃名伤寒。其伤于四时之气者皆能为病。又《生气通天论》曰：四时之气，更伤五脏。五脏六腑一病，则浊阴之气不得下，清阳之气不得上。今伤寒时病虽愈，浊阴清阳之气，犹未来复，浊阴清阳之气未复，故余邪尚炽不休，故其走上而为目之害也。是以一日而愈者，余邪在太阳；二日而愈者，余邪在阳明；三日而愈者，余邪在少阳；四日而愈者，余邪在太阴；五日而愈者，余邪在少阴；六日而愈者，余邪在厥阴；七日而复。是皆清阳不能出上窍，而复受其所害也。

当为助清阳上出则治，人参补胃汤主之，羌活胜风汤主之，加减地黄丸主之。嗃鼻碧云散亦宜用也。忌大黄、芒硝苦寒通利之剂，用之必不治。

人参补胃汤　治伤寒愈后，余邪不散，上走空窍，其病瘾涩赤胀，生翳障，羞明，头脑骨皆痛。

羌活　独活各六分　白芍药　生地黄　泽泻各三分　人参　白茯苓　炙甘草　白术　黄芪　熟地黄酒洗　当归身各四分　柴胡　防风各五分

上剉剂。白水二盅，煎至一盅，去滓热服。

上方分利阴阳，升降上下之药也。羌活、独活为君者，导阳之升也；茯苓、泽泻为臣者，导阴之降也；人参、白术大补脾胃，内盛则邪自不容，黄芪、防风大实皮毛，外密则邪自不入，为之佐也；当归、熟地黄俱生血，谓目得血而能视，生地黄补肾水，谓神水属肾，白芍药理气，柴胡行经，甘草和百药，为使。

强阳搏实阴之病

强者盛而有力也，实者坚而内充也，故有力者强而欲搏，内充者实而自收，是以阴阳无两强，亦无两实。惟强与实，以偏则病，内搏于身，上见于虚窍也。足少阴肾为水，肾之精上为神水，手厥阴心包络为相火，火强搏水，水实而自收。其病神水紧小，渐小而又小，积渐之至瞳人竟如菜子许。又有神水外围，相类虫蚀者，然皆能睹而不昏，但微觉眊矂羞涩耳。是皆阳气强盛而搏阴，阴气坚实而有御，虽受所搏，终止于边鄙皮肤也，内无所伤动。治法当抑阳缓阴则愈。以其强耶，故可抑。以其实耶，惟可缓而不宜助，助之则反胜。抑阳酒连散主之。大抵强者则不易入，故以酒为之导引，欲其气味投合，入则可展其长，此反治也。还阴救苦汤主之，疗相火药也。亦宜用嗃鼻碧云散。然此病世亦罕见，医者要当识之。

抑阳酒连散　治神水紧小，渐如菜子大许，神水外围相类虫蚀者，然皆能睹物不昏，微有眊涩之症。

独活　生地黄各四钱　黄柏　汉防己　知母各三钱　蔓荆子　前胡　川羌活　白芷　生甘草　防风各四钱　山栀炒　黄芩酒制　寒水石　黄连酒制，各五钱

共为末。每服三钱，白水二盅，煎至一盅，去滓，大热服。

上方抑阳缓阴之药也。以生地黄补肾水真阴为君；独活、黄柏、知母俱益肾水为臣；蔓荆子、羌活、防风、白芷，群队升阳之药为佐者，谓既抑之令其分，而更不相犯也；生甘草、黄芩、栀子、寒水石、防己、黄连寒而不走之药为使者，惟欲抑之，不欲祛除也；凡用酒制者，为之引导耳。

亡血过多之病

《六节藏象论》曰：肝受血而能视。《宣明五气篇》曰：久视伤血。《气厥论》曰：胆移热于脑，则辛頞鼻渊，传为衄衊瞑目。《缪刺论》曰：冬刺经脉，血气

皆脱，令人目不明。由此推之，目之为血所养，明矣。手少阴心生血，血荣于目。足厥阴肝，开窍于目，肝亦多血，故血亡目病。男子衄血便血，妇人产后崩漏，亡之过多者，皆能病焉。其为病睛珠痛，珠痛不能视，羞明瘾涩，眼睫无力，眉骨太阳，因为酸痛，当作芎归补血汤主之，当归养荣汤主之，除风益损汤主之，滋阴地黄丸主之。诸有热者加黄芩；妇人产漏者加阿胶；脾胃不佳，恶心不进食者，加生姜。复其血，使有所养则愈。然要忌咸物。《宣明五气篇》曰：咸走血，血病无多食咸。是忌。

芎归补血汤 治男子衄血便血，妇人产后崩漏，亡血过多，致睛珠疼痛不能视物，羞明酸涩，眼睫无力，眉骨太阳，俱各酸疼。

生地黄 天门冬各四分 川芎 牛膝 白芍药 炙甘草 白术 防风各五分 熟地黄 当归身各六分

上剉剂。水二盅，煎至一盅，去渣温服。恶心不进食者，加生姜煎服。

上方专补血。故以当归、熟地黄为君；川芎、牛膝、白芍药为臣，以其祛风续绝，定痛而通补血也；甘草、白术大和胃气，用以为佐；防风升发，生地黄补肾，天门冬治血热，血亡必生风燥，故以为使。

癍疹余毒之病

东垣李明之曰：诸癍疹皆从寒水逆流而作也。子之初生也，在母腹中，母呼亦呼，母吸亦吸。呼吸者，阳也，而动作生焉。饥食母血，渴饮母血。饮食者，阴也，而形质生焉。阴具阳足，十月而降，口中恶血，因啼即下，却归男子生精之所，女子结胎之处，命宗所谓玄牝、玄关者也。此血僻伏而不时发，或因乳食内伤，或因湿热下溜，营气不从，逆于肉理，所僻伏者，乃为所发。初则膀胱壬水，夹脊逆流，而克小肠丙火，故颈项以上先见也；次则肾经癸水又克心火，故胸腹以上次见也；终则二火炽盛，反制寒水，故胸腹以下后见也。至此则五脏六腑皆病也。七日齐，七日盛，七日谢，三七二十一日而愈者。七日为火数故也。愈后或有疽病疮者，是皆余毒尚在，今其病目者亦然，与风热不制之病，稍同而异，总以羚羊角散主之。便不硬者减硝黄。未满二十一日而病作者，消毒化瘢汤主之。此药功非独能于目，盖专于瘢者之药也。不问初起已著，服之便令消化，稀者则不复出，方随四时加减。

羚羊角散　治小儿瘢痘后，余毒不解，上攻眼目，生翳羞明，眵泪俱多，红赤肿闭。

草决明　芒硝　升麻　防风　车前子　黄芩　黄芪　大黄　羚羊角将角细剉，俱各等分

上为末。每服二钱，水一盅，煎至半盅，去滓温服。

上方以羚羊角主明目为君；升麻补足太阴以实内，逐其毒也，黄芪补手太阴以实外，御其邪也，为臣；防风升清阳，车前子泻浊阴，为佐；草决明疗赤痛泪

出，黄芩、大黄、芒硝用以攻其固热，为使。然大黄、芒硝乃大苦寒之药，智者当量其虚实，以为加减。未满二十一日而目疾作者，消毒化瘢汤主之。

消毒化瘢汤 治小儿瘢疹未满二十一日而目疾作者，余证同上。

柴胡 藁本 生地黄 连翘 细辛 黄柏酒制 川黄连 当归 甘草各四分 花粉 吴茱萸 白术 苏木 陈皮 干葛根各二分 麻黄 防风 升麻 川羌活各五分 黄芩酒制 苍术泔水制 川芎各三分

上剉剂。水二盅，煎至一盅，去滓温服。

上方功非独能于目，盖专于瘢而置也。今以治瘢之剂治目者，以其毒尚炽盛，又傍害于目也。夫瘢疹之发，初在膀胱，壬水克小肠丙火，羌活、藁本，乃治足太阳之药，次则肾经癸水，又克心火，细辛主少阴之药，故为君；终则二火炽盛，反制寒水，故为臣；麻黄、防风、川芎升发阳气，祛诸风邪，葛根、柴胡解利邪毒，升麻散诸郁结，白术，苍术除湿和胃，生甘草大退诸热，为佐；气不得上下，吴茱萸、陈皮通之，血不得流行，红花、苏木顺之，当归愈恶疮，连翘除客热，故为使。此方君臣佐使，逆从反正，用药治法俱备，通造化，明药性者，能知也。如未见瘢疹之前，小儿耳尖冷，呵欠，睡中惊，喷嚏，眼涩，知其必出瘢者，急以此药投之。甚者则稀，稀者立已，已后无复出之患。

深疳为害之病

卫气少而寒气乘之也，元气微而饮食伤之也，外乘内伤，酿而成之也。父母以其纯阳耶，故深冬不为裳；父母以其恶风耶，故盛夏不解衣；父母以其数饥耶，故乳后强食之；父母以其或渴耶，故乳后更饮之。有为父母愚憨者，又不审其寒暑饮食，故寒而不为暖，暑而不能凉，饮而不至渴，食而不及饥，而小儿幽玄衔默，抱疾而不能自言，故外乘内伤，因循积渐，酿而成疳也。渴而易饥，能食而瘦，腹胀不利作嘶嘶声。日远不治，遂生目病。其病生翳，睫闭不能开，眵泪如糊，久而脓流，竟枯两目。何则？为阳气下走也，为阴气反上也。治法当如《阴阳应象大论》曰：清阳出上窍，浊阴出下窍，清阳发腠理，浊阴走五脏，清阳行四肢，浊阴归六腑，各还其原，不反其常，是其治也。当作升阳降阴之剂，茯苓泻湿汤主之，升麻龙胆草饮子主之。此药非独于目，并治已上数证，然勿缓，缓则危也。为父母者，其慎诸。

茯苓泻湿汤　治小儿易饥而渴，瘦瘠腹胀不利，作嘶嘶声，目病生翳，睫闭不开，眵泪如糊，久而流脓，俗为疳毒眼。

柴胡四分　白术　甘草炙　蔓荆子　人参　枳壳麸炒　茯苓　薄荷叶各二分　前胡　苍术　独活各三分　防风　真川芎　羌活各三分半　泽泻一分半

上剉剂。水一盅半，煎至六分，去滓温服。

上方为小儿寒暑饮食不调，而酿成此证。夫寒暑饮食不节，皆能伤动脾胃，脾胃者阴阳之会元也，故清阳下而不升，浊阴上而不降。今以白术、人参，先补脾胃为君；柴胡、甘草、枳壳，辅上药补脾胃为臣；苍术燥湿，茯苓、泽泻导浊阴下降为佐；然后以羌活、独活、防风、蔓荆子、前胡、川芎、薄荷诸主风药以胜湿，引清阳上升为使。此正治神效之法也。

升麻龙胆草饮子　又名消翳散。治小儿疳眼，流脓生翳，湿热为病，疗眼中诸疾之症。

羌活　黄芩炒　龙胆草　青蛤粉各五分　蛇蜕　甘草炙　谷精草　川郁金各三分　麻黄一分半　升麻二分

上㕮剂。作细末亦可。每服二钱，热茶清浓调下。

上方君以升麻，行足阳明胃，足太阴脾也；臣以羌活、麻黄，风以胜湿也；佐以甘草，承和上下，谷精草明目退翳，蛇蜕主小儿惊疳等疾；使以青蛤粉，治疳止利，川郁金补血破血，龙胆草疗眼中诸疾，黄芩除上热，目内赤肿。火炒者，为龙胆草性已苦寒，恐不炒则又过于寒也。

审视瑶函卷之三

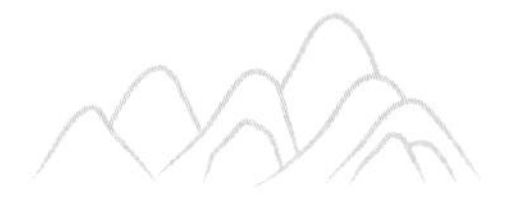

运气原证

按:《内经》:时行暴热,天气亢和,燥火犯淫,邪风所侮,民病目赤。大要有三:一曰风助火郁于上。《经》云:少阴司天之政。初之气,阳气布,风乃行,寒气时至,气郁于上而热,目赤。《经》云:少阳司天之政。二曰火胜,二之气,候乃大温,其病气拂于上,目赤。三曰燥邪伤肝,三之气,岁金太过,燥气流行。《经》云:阳明司天。燥气下临,肝气上从,胁痛而目赤。虽其间病有不同,大要不出此三候也。

目病三十八症 经验汤剂丸散七十七方

目　痛

《经》云有二:一谓目眦白眼痛,一谓目珠黑眼痛。盖目眦白眼疼属阳,故昼则痛甚,点苦寒药则效,《经》所谓白眼赤脉法于阳故也。目珠黑眼痛属阴,故夜则痛甚,点苦寒药则反剧,《经》所谓瞳子黑眼法于阴故也。凡目痛皆属于热之所致,烦躁者气随火升也。东垣云:元气虚损而热,轻手扪之,热在皮毛血脉也;重手按之,筋骨热甚者,热在筋骨也;不轻不重而热，热在肌肉也。又云：昼则发热，夜则安静，是阳气自热于阳分也。昼则安静，夜则发热烦躁，是阳气下陷入阴中也，名曰热入血室。昼夜发热是重阳无阴也，亟泻其阳，峻补其阴也。

天行赤热症

天行赤热，时气流行，三焦浮燥，泪涩睛疼，或椒疮沙擦，或怕热羞明，或一目而传两目，或七日而自清宁。往往尔我相感，因虚被火薰蒸，虽曰浅病，亦弗为轻，倘犯禁戒，变症蜂生，要分虚实，须辨六经。

此症目赤痛，或脾肿头重，怕日羞明，泪涕交流等病。一家之内，一里之中，往往老幼相传，然有虚实轻重不同，亦因人之虚实，时气之轻重若何，各随其所受，而分经络以发，病有轻重，不可概言。此章专为天时流行热邪感染，人或素有目疾，及痰火热病，水少元虚者，尔我传染不一。若感染轻而本源清，邪不胜正者，七日自愈。盖火数七，故七日火气尽而愈，七日不愈，而有二七者，乃再传也。二七不退者，必其触犯及本虚之故，须防变生他症矣，宜服：

驱风散热饮子

连翘　牛蒡子炒，研　羌活　苏薄荷　大黄酒浸　赤芍药　防风　当归尾　甘草少许　山栀仁　川芎各等分

上剉剂。白水二盅，煎至一盅，去滓，食远热服。少阳经，加柴胡；少阴经，加黄连。

桑白皮散 治肺气壅塞，热毒上攻眼目，白睛肿胀，日夜疼痛，心胸烦闷。

旋覆花 枳壳 杏仁去皮尖 桑白皮 天花粉 玄参 甘草 甜葶苈 甘菊花 防风 黄芩各等分

上为末。每服四钱，水一盅半，生姜三片，煎至八分，去滓，食后温服。

泻热黄连汤 见卷二。按此手少阴、太阴、足阳明、少阳、少阴之药也。

暴风客热症

暴风客热忽然猖，睥胀头疼泪似汤，寒热往来多鼻塞，目中沙涩痛难当。

此症非天行赤热，尔我感染，并寒热似疟，病发则目痛，以及肿胀如杯，久积退迟之比也。乃素养不清，燥急劳苦，客感风热，卒然而发也。有肿胀，乃风热夹攻，火在血分之故，治亦易退。宜服：

《局方》洗心散 热胜者服。治风壅壮热，头目昏痛，背拘急，肢节烦疼，热气上冲，口苦唇焦，咽喉肿痛，痰涎壅滞，涕唾稠黏，心神烦躁，眼涩睛疼及寒壅不调，鼻塞声重，咽干多渴，五心烦热，小便赤涩，大便秘涩，并宜服之。

荆芥穗 甘草 当归 大黄煨 赤芍药 麻黄各六钱 白术五钱

上为末。每服二三钱，生姜薄荷汤煎服。

以白术合大黄入心，故名洗心，而从以麻黄、荆芥，亦是表里药。

洗肝散 风热俱胜者服,治风毒上攻,暴作目赤,肿痛难开,瘾涩,眵泪交流。

薄荷叶 当归 羌活 甘草炙 山栀仁炒 防风 大黄 川芎

上等分为末。每服二三钱,食远沸汤调下。

羌活胜风汤 风胜者服,见卷二。

火胀大头症

风火炎炎炽六阳,面浮脑肿泪如汤,羞明赤涩头疼痛,晓夜无宁不可当。

此症目赤痛,而头面浮肿,皮内燥赤也,状若大头伤寒,夏月多有此患。有湿热、风热,湿热多泪而皮烂,风热多胀痛而憎寒。若失治则血滞于内,虽得肿消,而目必有变病矣。宜服:

普济消毒饮 罗谦甫云:先师监济源税时,四月,民多疫疾。初觉憎寒体重,次传头面肿盛,目不能开,上喘,咽喉不利,舌干口燥。俗云大头天行。亲戚不相访问,染之多不救。先师曰:夫身半以上,天之气也;身半以下,地之气也。此邪热客于心肺之间,上攻头目,而为肿盛。

黄连 黄芩各五钱 白僵蚕炒,一钱 鼠粘子 连翘 橘红 板蓝根 黑玄参 柴胡 桔梗 甘草梢生用 马屁勃 升麻各二钱 人参三钱

上为末,半用沸汤调,时时服之,半用炼蜜为丸,噙化之。

上方以黄芩、黄连味苦寒,泻心肺间热为君;橘红

味苦平，玄参、柴胡苦寒，解利诸毒，生甘草甘寒泻火，人参甘温补气为臣；连翘、鼠粘子味辛平，板蓝根味苦寒，马屁勃、白僵蚕、升麻味苦平微寒，行少阳、阳明，二经气不得伸；桔梗味苦辛温，为舟楫，不令下行。

或加防风、苏薄荷、川芎、当归身，㕮咀，如麻豆大。每服五钱，水二盅，煎至一盅，去滓温热，食后时时服之。

如大便硬，加酒制大黄一钱或二钱以利之；肿势甚者，宜砭刺之。

愚按：时行疫疾，虽由热毒所染，其气实之人，下之可愈，气虚者概下之，鲜不危者。故东垣先生制为此方，以救气虚者，其惠溥矣。

住痛解毒丸

硼砂五钱　没药五分　川芎　荆芥穗　朴硝　白芷　石膏　家菊花各一钱　麝香

上为细末，米糊为丸，如桐子大。每服钱半，不拘时，温汤送下。

怕日羞明症

怕日羞明症，实虚两境施，目疼并赤肿，络滞气行迟，火炽兼脾燥，心肝脾辨之，但分邪实治，病亦不难驱，不疼不赤肿，单为血家虚。

此症谓目于明亮之处，而痛涩畏避不能开也。凡病目者，十之七八，皆有此患，病原在心肝脾三经。总而言之，不过一火燥血热，病在阳分。是以见明亮而恶泪涩痛也。盖已之精光既弱，则阳光不能敌矣。是以阴黑之所则清爽，然有虚实之辨。盖怕热乃有余之病，羞明乃不足之症。若目不赤痛而畏明者，乃血分不足。胆汁少而络弱，故不能运精华，以敌阳光也。宜服点：

明目细辛汤 治两目发赤微痛，羞明畏日，怯风寒，怕火，眼睫成纽，眵糊多，瘾涩难开，眉攒肿闷，鼻塞，涕唾稠黏，大便微硬。

川芎四分 藁本 当归身 白茯苓各五分 红花 细辛各二分 生地黄酒制 蔓荆子各六分 防风 羌活 荆芥穗各一钱 川花椒十粒 麻黄八分 桃仁泡，去皮尖，十个

上剉剂。水二盅，煎至八分，去滓，临睡温服。

按：此足太阳、厥阴、手少阴药也。

归葵汤 一名连翘饮子 治目中溜火，恶日与火，瘾涩，小角紧，久视昏花，逆风有泪。

连翘 红葵花 当归 人参 甘草 蔓荆子 生地各五分 升麻八分 黄芪 酒黄芩 防风 羌活各七分 柴胡二分

上剉剂。白水二盅，煎至八分，食远温服。

按：此足三阳、少阴、厥阴之药也。

吹云膏 治视物睛困无力，瘾涩难开，睡觉多眵，目中泪下，及迎风寒泣，羞明怕日，常欲闭目，喜在暗室，塞其户牖，翳膜遮睛。此药多点，神效。

防风 青皮 连翘各四分 生地黄一钱五分 细辛一分 柴胡五分 甘草 当归身各六分 黄连三

钱　蕤仁去皮尖　升麻各三分　荆芥穗一钱，浓汁取用

上剉剂。除连翘外，用净水二碗，先熬诸药去半碗，入连翘，熬至一大盏，去滓，入银盏内，文武火熬至滴水成珠，加熟蜜少许，熬匀点之。

决明益阴丸　见卷二。

睑硬睛疼症

睑热睛疼似擦沙，血瘀脾热隐肝家，睛疼头痛睑坚硬，泪涩昏蒙症变他。

此症不论有障无障，但两睑坚硬而睛疼。若头痛者，尤急，乃风热在肝，肝虚血少，不能荣运于目，无水以滋，火反乘虚而入，会痰燥湿热，或头如缚，血滞于脾内，睛因火系而痛。轻则内生椒疮，重则肿胀如杯，瘀血贯睛等症。治当敷药，翻脾开导之，若坚硬不能翻，或头痛脑胀不退，此头风欲成毒之症也。宜服：

二术散　治睑硬睛疼，去翳障。

蝉蜕去头足　龙胆草酒洗，炒　黄连酒洗，炒　枸杞子焙干　苍术米泔浸炒　地骨皮　白术土炒　牡丹皮各等分

上为细末。每服一钱，食后荆芥汤调下。

熁肿膏

腻粉少许　黄蜡　代赭石各五钱，研　细磁末　黄柏细末　麻油各一两

上为极细末，入铜杓内，入油蜡同煎为膏。涂敷于硬睑处。

寒热

凡患寒热者，由风邪外客于腠理，痰饮内渍于脏腑，致血气不足，阴阳更胜而所作也。阳胜则发热，阴胜则发寒，阴阳交，邪正相干，则寒热往来，时发时止。然此症与疟相似，而发寒不致战栗，发热不致闷乱所异也。

赤痛如邪症

赤痛如邪症，多招寒热魔，不认风寒疟，炎凉勿用过，下虚兼上实，里急外疏多，皆因客热扰，宜治要中和。

此症专言目病而赤痛，头疼，寒热交作，如风寒疟疾状。凡病发目痛，轻则一年数次，重则举发频频。非比暴风客热，乍发之症也。此症系肝肾之故，肝肾俱虚，故热在内，而阴虚火动，寒者荣卫虚损，外之腠理不实，而觉寒也。若作风热疟痰，若用刚剂治之，则血愈虚，而病愈深矣。宜服：

十珍汤　治虚损血枯，上攻目痛，滋阴降火，养血清肝。

生地酒洗，二钱　当归酒洗，钱半　白芍药炒　地骨皮炒　知母盐酒拌炒　丹皮童便浸炒　天门冬去心　麦门冬去心，各钱半　人参去芦　甘草梢各五分

上剉剂。白水二盅，煎至八分，去滓温服。

夫阴虚者，未有不动火。苦寒直泄之药，惟病端初起，元气未虚，势方蕴隆，脉鼓而数者，暂取治标，稍久涉虚，便不可服。王太仆曰：治热未已，而中寒更

起，且足太阴伤，而绝肺金孕育之原矣。斯以地黄为君，知母为佐，壮天一之水，以制丙丁，不与之直争也；当归、白芍药，以沃厥阴，肾肝同治之法也；水衰则火旺，是以牡、地二皮为克制，火盛则金衰，是以天麦二冬为屏障，人参补金位之母；甘草生用，所以奉令承使，奔走赞成者也。

酒调洗肝散　治实热气攻眼，无时痛甚。

黑玄参　大黄　黄芩　山栀仁炒　生地黄　知母　桔梗　当归尾　元明粉各等分

上为细末。每服二三钱，食远温酒调下，日进二服。

痛如针刺症

痛如针刺属心经，火燥珠疼炽盛行，戒酒忌辛休躁怒，免教症变渐相生，流火轻微惟一点，蓦然有处似针疼，防微杜渐宣君火，泄破炎熇荣自盈。

此症谓目珠疼如针刺也。病在心经，火实有余之症。若痛蓦然一二处，如针刺痛，目虽不赤，亦是心经流火。别其痛在何处部分，以见病将犯其经矣。

按：此症多有体虚目劳，兼染淋浊之病，荣气不上潮于目，而如针刺之痛者，宜养其荣，若降火则急矣。宜服：

加减八正散　治心热冲眼，赤肿涩痛，热泪羞明。兼治大小心经邪热，一切蕴毒，咽干口燥，大渴引饮，心忪面热，烦躁不宁，唇焦鼻衄，口舌生疮，咽喉肿痛，小便赤涩，或癃闭不通及热淋血淋，并宜治之。

滑石　甘草梢　大黄面裹煨　木通　瞿麦　车前子　栀子炒　萹蓄各等分，为末

上为末。每服五钱，水二盅，灯心三十段，煎至八分，去滓温服。

《经》曰：膀胱不利为癃。理宜八正散以通之。滑可去著，滑石、车前皆滑也；泻可去实，大黄、甘草、栀子皆泻也；通可去滞，瞿麦、萹蓄、木通、灯心皆通也。若虚弱辈，则大黄不宜用也，加生地黄、桑白皮、苦竹叶以清疗之。

头　痛

子和云：头痛不止，乃三阳受病也。三阳分部，分头与项痛者，足少阳经也。攒竹痛，俗呼为眉棱骨痛者是也。额角上痛，俗呼为偏头痛者，足太阳经也。如痛久不已，则令人丧目。以三阳受病，皆胸膈有宿痰之致然也。先以茶调散吐之，吐讫，可服川芎、薄荷辛凉清上之药。叔和云：寸脉急而头痛是也。

大小雷头风症

雷头风痰，来之最急，症类伤寒，头如斧劈，目若锥钻，身犹火炙，大便不通，小便赤涩。痛不可禁，祸亦难测；瘀滞已甚，应知爆出；着意速医，勿延时刻。泻火为先，须防胃液，逼损清纯，终当一失。

此症不论偏正，但头痛挟痰而来，痛之极而不可忍，身热目痛。便秘结者，曰大雷头风。若头痛大便先润后燥，小便先清后涩，曰小雷头风。大者害速，小

者稍迟，虽有大小之说，而治则一。若失之缓，祸变不测，目必损坏，轻则粿凸，重则结毒，宜早为之救，以免祸成。宜服：

清震汤 兼治发热恶寒，口渴者服。

升麻 赤芍药 甘草 荆芥穗 葛根 苏薄荷 黄芩 青荷叶 苍术米泔水浸一宿，炒，各等分

上剉剂。白水二盅，煎至八分，去滓热服。

加味调中益气汤 治气血俱虚头痛，其效如神。

嫩黄芪蜜制，一钱 升麻 细辛各三分 广皮四分 广木香二分 川芎 人参 甘草炙 蔓荆子 当归 苍术泔水制 柴胡各五分

上剉剂。白水二盅，煎至八分，去滓热服。

将军定痛丸 治巅顶痛，挟痰湿实者，动辄眩晕用。

黄芩酒洗，七钱 白僵蚕 陈皮盐煮，去白 天麻酒洗 桔梗各五钱 青礞石煅 白芷各二钱 薄荷三钱 大黄酒蒸九次，焙干，二两 半夏牙皂、姜汁煮，焙干，一两

上为细末，滴水为丸，如绿豆大。每服二钱，食后临卧茶清吞之。

药枕方 治头风目眩。

通草 防风 石菖蒲 甘草 犀角剉末 羚羊角剉末 蔓荆子各三钱 细辛 白芷 藁本 真川芎 白术 黑豆一斤半，拣择挼令净

上为细末，相拌均匀，以生绢囊盛满实，置在盒

子内，其盒形如枕，枕时揭去盒盖，令囊药透气入头，不枕即盖之，使药气不散。枕之日久渐低，再入前药，仍要满实，或添黑豆。三五日后药气微，则换之，枕旬日，或一月，耳中雷鸣，是药抽风之验也。

左右偏头风症

左右偏头风，发则各不同，左发则左坏，右发则右坏，人多不为虑，致使失光明。

此症左边头痛，右不痛者，曰左偏风；右边头痛，左不痛者，曰右偏风。世人往往不以为虑，久则左发损左目，右发损右目，有左损反攻右，右损反攻左，而两目俱损者。若外有赤痛泪涩等病，则外症生；若内有昏渺眩晕等病，则内症生。凡头风痛左害左，痛右害右，此常病易知者。若左攻右，右攻左，痛从内起，止于脑，则攻害也迟。痛从脑起，止于内，则攻害也速。若痛从中间发，及眉棱骨内，上星中发者，两目俱坏。亦各因其人之触犯感受，左右偏盛起患不同，迟速轻重不等，风之害人尤惨。宜服：

羌活芎藁汤 治太阳经头风头痛，夜热恶寒。

半夏姜汁炒 杏仁去皮尖 川羌活 藁本 川芎 防风 白茯苓 甘草 白芷 麻黄 广陈皮 桂枝各等分

上剉剂。白水煎服，内热加酒制黄芩、薄荷叶，生姜三片，煎服。

柴芎汤 治太阳经头风头痛，寒热而呕。

川芎 白茯苓 柴胡 苏薄荷 细辛 制半

夏　黄芩　炙甘草　陈皮　蔓荆子各等分

上㕮剂。生姜三片，白水二盅，煎至八分，食后服。

苍术汤　治太阴经头风头痛，腹满不食，并腹痛。

苍术制　白芍药　枳壳　白茯苓　白芷　广陈皮　川芎　炙半夏　升麻　炙甘草各等分

上㕮剂。生姜三片，白水二盅，煎至八分，食后服。

细辛汤　治少阴经头风头痛，四肢厥，但欲寐者。

细辛　广陈皮　川芎　制半夏　独活　白茯苓　白芷　炙甘草各等分

上㕮剂。生姜三片，白水二盅，煎至八分，食后服。

吴茱萸汤　治厥阴经头风头痛，四肢厥，呕吐痰沫。

半夏姜制　吴茱萸　川芎　炙甘草　人参　白茯苓　白芷　广陈皮各等分

上㕮剂。生姜三片，白水二盅，煎至八分，食后服。

升麻芷葛汤　治阳明经头风头痛，身热口渴者服。

升麻　家干葛　白芷　苏薄荷　石膏　广陈皮　川芎　制半夏　甘草各等分

上㕮剂。生姜三片，白水二盅，煎至八分，食后服。

眉骨痛

按：眉棱骨痛有二，眼属肝，有肝虚而痛，才见光明则眉骨痛甚，宜服生地黄丸；有眉棱骨痛目不能开，昼夜剧，宜导痰丸汤之类，加入芽茶二陈汤，吞青州白丸子亦效。甫见眉棱骨痛者，多是肝火上炎，怒气甚者，多有此病，其谓风症，亦火之所致，热甚生风是也。大抵抑肝火，有风痰则兼而治之。

阴邪风症

阴邪额角痛，多向热时来，元虚成内障，火实外生灾。

此症专言额角板骨及眉棱骨之病也。发则多于六阳用事之时，元虚精弱者，则为内症。若兼火者，则为外症。宜服：

加味柴胡汤

柴胡　酒芩　荆芥穗　制半夏　甘草　川芎　香白芷　苏薄荷五片　防风　前胡各等分

上剉剂。生姜三片，白水二盅，煎至八分，食后服。

生熟地黄汤　治目不光明，眉骨痛甚，此系肝虚，法当养血凉血益血，痰火降而风热除。

熟地黄　甘草　生地　五味子　当归身　酒芩　枳壳　地骨皮　天门冬去心　人参　柴胡　川黄连

上剉剂。白水二盅，煎至八分，食远服。

驱风上清散　治风热上攻，眉棱骨痛。

酒黄芩二钱　白芷钱半　羌活　防风　柴胡梢各一钱　川芎一钱二分　荆芥八分　甘草五分

上为细末，每服四钱，白水二盅，煎至八分，食后服。

上清散　治因风头痛，眉骨眼眶俱痛，不可忍者。

乳香另研　没药研，各一钱　脑子另研，五分　赤芍药　川芎　薄荷　芒硝　荆芥穗　郁金各五分

上为细末，每用一字，口噙水，鼻内搐之，甚妙。

阳邪风症

枕痛是阳邪，寒时痛最奢，年来不着意，致使眼生花。

此症专言脑后枕骨痛之病也。多发于太阴用事之月，发则有虚昏耳鸣之患矣。久而不治，内障成耳。宜服：

防风羌活汤　治眉棱骨痛，而风寒在脑，或感痰湿，及脑昏痛，宜此。

防风　川羌活　半夏姜制　黄芩酒洗　南星姜制　北细辛　白术土炒　甘草炙　川芎各等分

上㕮剂。白水二盅，煎至八分，去滓，热服。

子和搜风丸　治风热上攻，眼昏耳鸣，鼻塞头痛，眩运，逆痰涎嗽，心腹疼痛，大小便涩滞。

人参　茯苓　天南星姜制　苏薄荷各五钱　黄芩酒炒　半夏姜制　干生姜　寒水石　蛤粉　大黄　生白矾各一两　黑牵牛　滑石各一两　藿香二钱

上为细末，水叠为丸，如桐子大，每服二三钱，量其体之虚实酌用，生姜汤送下，日进三服。

按：此方名为搜风，其实乃下实热痰症药也。

磁石丸 治以上头风变成内障。

磁石烧红，醋浸三次 干姜炒 五味子炒 牡丹皮 玄参各一钱 附子炮，二钱

上为细末，炼蜜为丸，如桐子大，每服十丸，食前茶清送下。

目 赤

戴复庵云：赤眼有数种，气毒赤者，热壅赤者，有时眼赤者，无非血壅肝经所致。盖肝主血，通窍于眼，赤，血病也。

瘀血灌睛症

无端瘀血灌睛丹，丧目亡明是祸端，变症风生休小视，急将开导用针砭。

此症为目病最毒，举世无知。若人偏执己见，不用开砭者，其目必坏。初起不过红赤，次后紫胀，及白睛胀起，甚则胀形如虬筋。盖其病乃血贯睛中，滞塞不通。在睥则肿胀如杯，椒疮之患，在珠则轮涌起凝脂黄膜，痕粿成窟，花翳白陷，鹘眼凝睛等症。失治者，必有青黄牒出粿凸之祸。凡见白珠赤紫，睥肿虬筋紫胀，敷点不退，必有瘀滞在内，可翻睥内视之。若睥肉已发泛浮、椒疮、粟疮者，皆用导之之法。不然，变症生矣。宜服：

分珠散　治眼患瘀血灌睛，恶血不散。

槐花　生地黄　白芷　炒栀子　荆芥　龙胆草　黄芩酒炒　赤芍药　甘草　当归尾各等分

上为末，每服三钱，白水二盅，煎至八分，去滓热服。春加大黄泻肝，夏加黄连泻心，秋加桑白皮泻肺。

宜明丸　治眼内瘀血贯睛，赤肿涩痛，大热壅上。

赤芍药　当归尾　黄连　大黄　生地黄　薄荷叶　黄芩　川芎各等分

上为末，炼蜜为丸，如桐子大，每服三钱，食后米饮送下。

血灌瞳神症

血灌瞳神病最奇，世之患者亦云稀，神膏胆汁俱伤损，急急医时亦是迟。

此症谓视瞳神不见黑莹，但见一点鲜红，甚则紫浊，病为甚危，一二日尚可救。盖肾之真一有伤，胆中精汁皆损，元阳正气皆耗，故此一点之神光不见，而血之英色，来乘肾部十患九不治者。今人但见瘀血灌时，便为血灌瞳神，不知血灌瞳神，乃清阳纯和之气已损，其英华血色，乘于肾部，命亦不久，岂比火入血分，瘀凝有形之急者比乎。宜服：

坠血明目饮

细辛　人参各一钱　赤芍药　五味子十粒　川芎酒洗炒　牛膝酒洗炒　石决明醋煅　生地黄　山药　知母盐水炒　白蒺藜研，去刺　当归尾　防风各八分上剉剂。白水二盅，煎至八分，去渣温服。

摩挲石散

摩挲石少许　曾青　龙脑　石胆各等分

上研极细腻粉，每日早晨夜后点眼。

落红散　治血贯瞳神，致成红障。

穿山甲炒　桔梗炒　硇砂研细，另入　人蜕焙，各三钱　谷精草纸焙　蝉蜕去头足　蛇蜕蝉蛇二蜕洗净，入甘草水焙干　鹅不食草纸烘干为末，各一钱

上为细末，吹入鼻中，次日以筒吸目，渐次为之，自然障落。

造吸筒法：或用好铜打成漏头相似，筒上留一窍，用猪脂薄皮扎筒窍上，如临用时，以筒口安病目上，医者吸气一口，次看其翳轻重，渐吸则渐除矣。

色似胭脂症

白珠火滞血难通，色似胭脂染抹红，清肺制金频散血，莫教久滞在轮中。

此症白睛不论上下左右，但见一片或一点红血，俨似胭脂者是。此因血热妄行，不循经络，偶然热客肺膜之内，滞而成患。常有因嗽起者，皆肺气不清之故，须以清肺散血之剂，外点药逐之。宜服：

退赤散

桑白皮蜜制　甘草　牡丹皮酒洗　黄芩酒炒　天花粉　桔梗　赤芍药　归尾　瓜蒌仁去壳，油为霜，各等分

上为细末，每服二钱，麦门冬去心煎汤调下。

赤丝虬脉症

赤丝虬脉，起自白睛，纵横赤脉，绕在风轮，虬来粗细，各有重轻，燥热湿热，涩急羞明，或痒或痛，或泪如倾，或不疼痒，只是昏蒙，勿视天行赤热，勿视赤脉贯睛，久而失治，变症蜂生，量其虚实，治以安宁。

此症谓气轮有丝脉赤虬。常时如是者，或因目病初起失养，致血滞于络而赤者，其病生在气轮，白珠有丝脉纵横，或稀密粗细不等。但久而不愈，非诸赤热之比。若只赤虬昏昧，涩紧不爽，或有微泪湿热者轻，因犯传变者重。若脉多赤乱，兼以黏涩而紧痛，泪湿而烂肿者，看从何部分来，或穿连某位，即别其所患在何经络，或传或变，自病合病等症，分其生克乘制，然后因症分经以治之。凡见丝脉乱紫，内服外点，点时细缩，不点即胀。若激动病变者，珠虽不紫，睥虽不肿，亦有滞在络中幽深之所，故未胀出耳。须揭开上睥深处看之，其内必有不平之色，因其滞而量其轻重，各略导之，不可太过，过则伤其真血，水亏膏涩，昏弱之患至矣。宜服点并行。

退热散

赤芍药　黄连炒　木通　生地黄　炒栀仁　黄柏盐水炒　黄芩酒炒　当归尾　甘草梢　丹皮各等分

上为末，每服五钱，白水二盅，煎至八分，去滓热服。

点眼蕤仁膏　治风热眼，飞血赤脉，痒痛无定。

蕤仁去壳，去皮心，膜油取霜，五钱　好酥一粟子大上将蕤仁与酥和匀，研摊碗内，用艾一小团，烧烟出，将碗覆烟上熏，待艾烟尽即止，重研匀，每以麻子大点眼两眦头，日二度。

白　痛

白眼痛有表里等症，或疼极而痛，从外走内者，宜温之散之。有不红肿而涩痛者，火伏气分，泻白散为主。有白珠变青蓝色，乃郁邪蒸逼，走散珠中，亟宜调气以养之。

白涩症

不肿不赤，爽快不得，沙涩昏朦，名曰白涩，气分伏隐，脾肺湿热。

此症南人俗呼白眼，其病不肿不赤，只是涩痛，乃气分隐伏之火，脾肺络湿热，秋天多患此。俗称稻芒赤目者，非也。

桑白皮汤

桑白皮一钱半　泽泻　黑玄参各八分　甘草二分半　麦门冬去心　黄芩　旋覆花各一钱　菊花五分　地骨皮　桔梗　白茯苓各七分

上剉剂。白水二盅，煎至八分，去滓温服。

白珠俱青症

邪攻精液神膏走，色变青蓝无白珠，急访明医求妙手，免教走尽悔之迟。

此症乃目之白睛，忽变青蓝色也。病症尤急，盖气轮本白，被郁邪蒸逼，走入珠中，膏汁游出，入于气轮之内，故色变青蓝，瞳神必有大小之患。失治者，瞳神损而终身疾矣。宜服：

还阴救苦汤 见卷二

天麻汤

天麻　家菊花　川芎　当归身　羌活　白芍药　甘草各等分

上剉剂。白水二盅，煎至八分，去滓，食后热服。

伤寒疟后，白珠青者，加柴胡、麦门冬去心、黄芩、天花粉；毒气所攻白珠青者，加黄芩、牛蒡子炒研、连翘、黄连。

目　痒

痒有因风、因火、因血虚而痒者，大约以降火为主。然有为血行而痒，目将复明，火散发痒，宜平肝滋荣为主。

痒如虫行症

痒如虫行，病属肝心，无病而痒，病始来侵，有疾而痒，其病愈深，常时小痒，又当辨明，轻重进退，宜审其因。

此症非谓常时小痒之轻，如虫行之痒，不可忍者，须验目上有无形症，决其病之进退。至于有障无障，皆有痒极之患，病源非一。有风邪之痒，有邪退火息，气血得行，脉络通畅而痒。大抵有病之目，久不治而作痒者，痒一番则病重一番。若医治用药后而痒作者，病必去速。若痒极难当，时时频作，目觉低陷者，

命亦不久矣。有痒极而目脱者,死期近矣。泪多者血虚夹火,大抵痛属实,痒属虚,虽火乘虚而入,非其本病也。宜服:

驱风一字散 治目痒极难忍。

川乌炮 川芎 荆芥穗各五钱 羌活 防风各二两五钱

上为细末,每服二钱,食后苏薄荷汤调下。

人参羌活汤 治肝热涩痒昏蒙。

赤茯苓 人参 羌活 独活 地骨皮 川芎 柴胡 桔梗 细甘草 枳壳 前胡 天麻各等分

上剉剂。白水二盅,煎至八分,去滓热服。痒甚者加防风、荆芥穗。

广大重明汤 治两目睑赤烂热肿痛,并梢赤及眼睑痒极,抓至破烂,眼楞生疮痂,目多眵痛,瘾涩难开。

防风 川花椒 龙胆草 甘草 细辛各等分

上剉如麻豆许大,内甘草不剉,只作一挺。先以水一大碗半,煎龙胆草一味,干一半,再入余三味,煎至小半碗,去滓,用清汁带热洗,以重汤炖令极热,日用五、七次,洗毕,合眼须臾,痒亦减矣。

肿胀

按:肿胀有风热上攻,有燥火客邪,或黑珠疼甚,或白睛肿痛,皆因肝经实热,或移热于肺,俱宜清火散风治之。

肿胀如杯症

肿胀如杯目最疼，泪多怕热与羞明，若侵头脑连眶痛，木火为殃祸不轻，勿使睛中灌瘀血，管教变症似风生。

此症谓目赤痛，睥胀如杯覆也。是邪火有余，肝木受克，而火不能生，故火邪反乘虚而为炙燥之病，其珠必疼，而睥紧硬。若暴风客热而作痛者，必多热泪，而珠痛犹为稍缓。风热外感易治，若木火内攻，则病退迟，重则瘀滞塞目，血灌睛中，而症变不测，须用开导，轻则敷治而退，重则必须开导，若敷治不退，退而复返，开导不消，消而复痛连头脑，肿愈高而睥愈实，此风热成毒也。宜服点：

散热消毒饮子

牛蒡子研炒　羌活　黄连　黄芩　苏薄荷　防风　连翘各等分

上剉剂。白水二盅，煎至八分，去滓，食后服。

金丝膏　治风热上攻，目赤肿痛。

黄连二两　龙胆草　大黄　黄柏去皮　当归　山栀仁各一两　乳香去油，研　硼砂明者　灯心各二钱半　青竹叶一百片　大枣二十枚，去核

上用水五升，不拘冬夏，浸一时辰取出，于银、石器内慢火熬，不令大沸，候滓尽汁出，下火放冷，用绢绞取汁，于无风尘处，澄一时辰，去滓，于器内用慢火熬令减半，入白蜜半斤同搅，将有蜜者，以手挑起，有丝则止，放冷，再以夹绢袋滤过，用磁盒盛之，每取一

茶匙许，研龙脑一字极细，入膏同研一二千遍，令匀，取少许点之。

状若鱼胞症

白睛胬肉起，鱼胞状浮膘，缘因金火抟，致为目祸苗，清凉宜早治，依旧复平消。

此症气轮肿起，不紫不赤，或水红，或白色，状若鱼胞，乃气分之病，不用开导，惟宜清凉，自然消复。若头疼泪热，及内燥而赤脉多者，防有变症。宜服：

玄参饮 治肺脏积热，白睛肿胀，遮盖瞳神，开张不得，赤涩疼痛。

玄参 汉防己 升麻 羚羊角剉末 沙参 车前子 栀子炒 桑白皮 大黄微炒 火麻仁 杏仁去双仁、皮尖，汤浸，麸炒黄，各等分

上剉剂。白水二盅，煎至八分，去滓热服。

洗眼青皮汤 治眼白睛肿起，赤磣痛痒。

萎蕤去壳，捶碎 桑白皮 青皮各一钱 玄参 大黄 栀子仁各五分 青盐一分，另入 竹叶十片

上剉剂。水二盅，煎至一盅，滤去滓，入盐，微热淋洗，冷即再炖热洗。

鹘眼凝睛症

眸子起灾，转动不得，壅滞不通，三焦闭格，名鹘眼凝睛，防变出之疾。

此症有项强、头面脸赤燥之患，其状目如火赤，胀于睥间，不能敛运转动，若庙堂凶神之目，犹鹘鸟之眼珠，赤而定凝，故曰鹘眼凝睛。乃三焦闭格，阳邪实

盛，亢极之害，风热壅阻，诸络涩滞，目欲爆出矣。先于内迎香、太阳、两脾、上星等穴，要隘之所，并针而攻治之。宜内服外贴：

泻脑汤

防风　车前子　木通　茺蔚子　茯苓　熟大黄　玄参　元明粉　桔梗　黄芩酒炒，各等分

上剉剂。白水二盅，煎至八分，去滓，食远热服。

摩风膏

黄芪　细辛　当归　杏仁去皮尖，为霜　防风　松脂各五钱　白芷以上为末　黄蜡各一两　麻油四两

先将蜡油溶化，前药共研为细末，慢火熬膏绞入，退其火性，贴太阳穴。

旋胪泛起症

气轮自平，水轮尚明，惟风轮而涌起，或赤脉以纵横，肝气独盛，血液欠清，莫使风轮俱突，致累损及瞳神。

此症目病，气轮自平，惟风轮高耸而起也。或有从风轮左边突起，亦有右边突起者，乃肝气独盛，胆液涩而木道滞，火郁风轮，故随火胀起，或上或下，或在左右，各随火之所致，从上胀者多，非比旋螺尖起，已成症，而俱凸起顶尖，不可医者类也。宜服：

泻肝散

升麻　木贼草　细辛　甜葶苈酒炒　黄连酒炒　五灵脂　陈皮　家菊花　黄芩酒炒　赤芍药　大

黄酒炒　苏薄荷　防风　栀子仁炒　甘草　元明粉各等分

上为细末。每服二钱，食远白滚汤调下。为剂亦可煎服。年老人加枳壳、厚朴。

救睛丸　兼治同症，青盲有翳。

当归身　苍术泔水炒　荆芥穗　蝉蜕去头足翅　草决明炒　川芎酒炒　苏薄荷　甘草　谷精草　枳壳麸炒　木贼草各等分

上为细末，炼蜜为丸，如弹子大，每服一丸，食后茶清化下。

珠突出眶症

珠突出眶，疼痛难当，既离两睑，枉觅仙方，虚乃气血之不足，实则暴火之为殃，若然半出，犹可复康，脉络既动，终是无光。

此症专言乌睛暴然突出眶也。非比鹘眼症因滞而慢慢胀出者不同，有真元将散，精华衰败，致脉络俱损，痒极揩擦而出者，其人不久必死。有醉酒怒甚者及呕吐极而突出者；有因患病热甚，致关格亢极而胀出者；有因怒甚吼哮而挣出者，皆因水衰液少，精血亏损。故脉络涩脆，邪气盛极，火无从出而窍涩，泄之不及，故涌胀而出。有因打扑而出，此亦偶然之祸。凡出虽离两睑，而脉丝未断者，乘热捺入。虽入，脉络损动，终是无光，若虽突而犹含者，易入，光不损，若离睑，脉丝络俱断而出者，不能救矣。宜服：

救睛丸

枸杞子　苍术　山栀仁炒黑　赤芍　苏薄荷各等分

上为细末，酒糊为丸，如桐子大。每服三钱，井花凉水送下，或冷茶清亦可，少年之人可服。若年老之人，可服后方：

立退丸　一名定志丸。

朱砂另研，为衣　人参各二钱　天门冬去心，烘干　石菖蒲炒　远志去心　麦冬去心　预知子各一两　白茯苓二两

上为细末，炼蜜为丸，如桐子大，每服一钱五分，茶清送下，或沸汤亦可。

水淋法

治眼睛肿胀突出，新汲凉井水沃眼中，频数换水，眼睛自入，更以麦门冬、桑白皮、栀子仁煎汤通口服。

外　障

凡赤脉翳初从上而下者，属太阳。以太阳主表，其病必连眉棱骨痛，或脑顶痛，或半边头肿痛是也，治宜温之散之。赤脉翳从下而上者，或从内眦出外者，皆属阳明。以阳明主里，其症多热，便实是也，治以下之寒之。赤脉翳初从外眦入内者，为少阳主半表半里，治宜和解之。翳膜者风热重则有之，或斑入眼，此肝气盛而发在表，翳膜已生在表，明矣，宜发散而去之也。若反疏利，则邪气内搐，为翳益深。邪气未定，谓

之热翳而浮；邪气已定，谓之水翳而沉；邪气牢而深者，谓之陷翳，当以焮发之物，使其邪气再动，翳膜乃浮，佐之以退翳之药，而能自去也。病久者不能速效，宜以岁月渐除之。新翳所生，表散方、东垣羌活除翳汤。有热者，退云丸之类。焮发陷翳，《保命集》羚羊角散之类治之。在人消息，若阴虚有热者，兼服神仙退云丸。

黄膜上冲症

黄膜上冲病最真，风云膏内起黄云，白际黑云深处里，直从坎位灌瞳神，只因大便结，最恶是头疼，经络多壅滞，火燥涩炎蒸，错认涌波翳，空令目不明。

此症于风轮下际，坎位之间，神膏内初起而色黄者，如人指甲根白岩相似，若凝脂之症。但凝脂，翳从轮外生，点药可去。此在膏内，点药所不能及者。若漫及瞳神，其珠必破，不可误认为涌波治之。此是经络塞极，三焦关格，火土诸邪之盛实者，故大便秘而小便塞，则膏火蒸作脓，若上冲失治，凸粞之患必矣。宜服：

通脾泻胃汤　是症最逆，非一方可疗，当究脉之虚实，当随所因，置方施治可也。

麦门冬去心　茺蔚子各一钱半　知母　玄参　车前子　软石膏煅　防风各一钱　黄芩　天门冬　熟大黄各七分

上剉剂。白水二盅，煎至八分，食远服，热甚者加玄明粉一钱。

立应散 治内外障翳，昏涩多泪，及暴赤眼，一切目疾，并皆治之，三次搐鼻。

鹅不食草洗净晒干 香白芷洗 当归去须，洗 羊踯躅花减半 川附子炮，去皮脐 雄黄另研，后入，各等分

上为细末，入麝香少许，和匀，含水�鼻内，去尽浊涕，泪出为度。

赤膜下垂症

赤膜下垂脑蕴热，珠若痛时有滞血，要求变症不生时，上睥瘀血须开决。

此症初起甚微，次后甚大，大者病急，其患有障，色赤，多赤脉，从白轮贯下也。而黑珠上边，从白际起障一片，仍有赤丝牵绊，胀大丝粗，赤甚泪涩，珠疼头痛者，病急而有变。丝细少，色微赤，珠不疼，头不痛者，缓而不变。亦有珠虽不疼头不痛者，如无他症，或只色赤而生薄障，障上仍有细丝牵绊，或于障边丝下，仍起星数点，此星亦是凝脂之微病也。此等皆是火在内滞之患，其病尚轻，治亦当善。盖无形之火，潜入膏内，故作是症，非比有形血热之重也。若障上有丝及星生于丝梢，皆是退迟之病，为接得丝脉中生气，故易生而难退，虽然退迟，亦善退为上。至于甚者，不得已而开导之。大抵白珠上半边，有赤脉生起，垂下黑珠者，不论多寡，但有疼痛虬赤，便是凶症。纵是丝少赤微，或细粗连断，或贯瞳神，或翳薄翳厚，皆是恶症。便是可治，亦当耐久。此症系湿热在脑，幽隐之火，深

潜在络，故有此脉之赤，四围虽无瘀血，其深处亦有滞积。故滞深而火赤甚，一旦触发，则患迸发，疾亦甚矣。内见涩滞，外有此病，轻者消散，重者开导，此一定之治法也。宜服：

皂角丸 治内外一切障膜，此药能消膜遮翳，治十六般内障，同生熟地黄丸用之，神效。

川山甲炒 蝉蜕 白术土炒 玄精石生用 谷精草 当归酒洗 茯苓 木贼草 赤芍药各一两 龙蜕七条，炒 连翘一两半 刺猬皮蛤粉炒 龙胆草炒 菊花各两半 人参 真川芎各五钱 猿猪爪三十枚，蛤粉炒

上为细末，一半入猪牙皂角二条，烧灰和匀，炼蜜为丸，如桐子大，每服三十丸，空心杏仁汤送下。一半入仙灵脾一两，为末和匀，每服一钱，用猪肝夹药煮熟，细嚼，及用原汁汤送下，每日进三服。

洗眼金丝膏 治远年近月，翳膜遮睛，攀睛胬肉，昏暗泪多，瞻视不明，或风气攻注，睑生风粟，或连眶赤烂，怕日羞明，隐涩难开。

黄连去须，五钱 雄黄研飞，二钱 麝香另研，五分 赤芍药 朱砂另研 乳香另研 硼砂另研 当归尾各二钱五分

上为细末，后入研药拌匀，再研，炼蜜为丸，如皂角子大。每用一丸，安净盏内，沸汤泡开，于无风处洗，药冷，闭目少时，候三两时辰，再煨热，依前洗。一丸可洗三五次，勿犯铜铁器内洗。如暴赤眼肿

者，不可洗也。

凝脂翳症

若问凝脂翳，世人皆不识，此是祸之端，变症不可测，血滞神膏伤，气壅经络涩，热向脑中催，脓攻如风急，有粝或无粝，嫩而带黄色，长大不多时，盲瞽定可必，缓则膏俱伤，非枯应是凸，若不急早医，当作终身疾。

此症为疾最急，昏瞽者十有七八。其病非一端，起在风轮上，有点，初生如星，色白中有靥，如针刺伤，后渐渐长大，变为黄色，靥亦渐大为窟者；有初起如星，色白无靥，后渐大而变，色黄始变出靥者；有初起便带鹅黄色，或有靥无靥，后渐渐变大者；或初起便成一片如障，大而厚色白而嫩，或色淡黄，或有靥无靥而变者；或有障，又于障内变出一块如黄脂者；或先有痕靥后变出凝脂一片者，所变不一，为祸则同。治之不问星障，但见起时肥浮脆嫩，能大而色黄，善变而速长者，即此症也。初起时微小，次后渐大，甚则为窟为漏，为蟹睛。内溃精膏外出为枯凸，或气极有声，爆出稠水而破者，皆此郁迫之极，蒸灼肝胆二络，清气受伤，是以枯及神膏。溃坏虽迟，不过旬日而损及瞳神。若四围见有瘀滞者，因血阻滞道路，清汁不得升运之故。若四围不见瘀滞之甚者，其内络深处，必有阻滞。凡见此症，必当昼夜医治。若迟，待长大而蔽满黑睛者，虽救得珠完，亦带疾矣。治后，珠上必有白障，如鱼鳞圆状等翳，终身不能脱。若结在当中，则视昏渺耳。凡目病有此症起，但有头疼珠痛，二便燥涩，即是极重之症。二便通利，祸亦稍缓，一有于斯，尤为可畏，世之治者，多不能识其患者，为害甚矣。宜服：

四顺清凉饮子

当归身　龙胆草酒洗，炒　黄芩　桑皮蜜制　车前子　生地黄　赤芍　枳壳各八分　炙甘草三分　熟大黄　防风　川芎　川黄连炒　木贼草　羌活　柴胡各六分

上剉剂。白水二盅，煎至八分，去滓，食远服。

花白翳陷症

凝脂四边起，膏伤目坏矣，风轮变白膏，低陷如半粃，总是见瞳神，也知难料理。

此症因火烁络内膏液蒸伤，凝脂从四围起而幔神珠，故风轮皆白或微黄色。看之与混障相似而嫩者，其轮白之际，四围生翳，而渐渐厚阔，中间尚青，未满者瞳神尚见，只是四围皆起，中间低陷，此金克木之祸也。或于脂下起黄膜一片，此二症夹攻尤急。亦有上下生起，名顺逆障，此症乃火上郁逼之祸也。亦有不从沿际起，只自凝脂色黄，或不黄，初小后大，其细条如翳，或细颗如星，四散而生，后终长大，牵连混合而害目，此是木火之祸也。以上三者，必有所滞，治当寻其源，浚其流，轻则清凉，重则开导。若病幔及瞳神，不甚厚重者，速救，可以挽回，但终不能如旧，虽有瞳子，光不全矣。宜服点：

洗肝散

当归尾　川芎　防风　苏薄荷　生地黄　红花　苏木　家菊花　白蒺藜杵去刺　蝉蜕去头翅足　羌活　木贼草　赤芍药各五钱　甘草二钱

上为末，每服三钱，白水二盅，松丝十余根，煎至八分，去滓服。

琥珀散　治目积年生花翳。

乌贼鱼骨五钱，先于粗石磨去其涩，用好者一钱　硇砂白者　琥珀　马牙硝　珊瑚　朱砂各五钱　珍珠一两，为末

上研极细腻，令匀，每日三、五次点于目翳处，久闭。

蟹睛症

膏出风轮破欲流，蟹睛形状吐珠眸，及时医治毋迟缓，瞳子倾危不可收，莫待青黄俱凸出，清光今世好难求。

此症谓真精膏损，凝脂破坏风轮，神膏绽出黑颗，小如蟹睛，大如黑豆，甚则损及瞳神，则有杏仁、枣核之状，至极则青黄凸出。此症与黑翳如珠相类，而治则不同。夫黑翳如珠，从膏内生起，此症因破而出。然有虚实二症，虚者软而不疼，来迟可去；实者坚而多痛，来速难去，今虽急治亦难免瘢痕矣。宜服：

防风泻肝散

远志肉　人参　桔梗　细辛　赤芍药　防风　黄芩　甘草　羚羊角剉细末，各等分

上为细末，每服钱半，或二钱，食远沸汤调服。

泻肝汤 治实蟹睛服。

地骨皮 玄参 车前 元明粉各一钱 茺蔚子二钱 大黄 知母各一钱半

上剉剂。白水二盅，煎至八分，去滓，食后服。

冰瑕翳症

冰瑕翳，似水清，瞳神在内见分明，年月虽多当是此，世人尽道一圆星，内有妙，人不晓，尔看好，他看渺，光滑清薄又无多，阳看大兮阴看小，金水滞气最难医，点药整年犹未好，若在风轮不掩瞳，视有光明且休恼。

此症薄薄隐隐，或片或点，生于风轮之上，其色光白而甚薄，如水上之翳。若在瞳神傍侧，或掩及瞳神者，人虽不觉，目自昏眊。大凡风轮有痕靥的，点服不久，不曾补得水清膏，足及凝脂聚星等症。初发点服，不曾去得尽绝，并点片脑过多，障迹不去得尽，而金气水液凝结者，皆为此症。大抵治虽不能速去，然新患者必用坚守确攻，久而方退。若滑涩深沉，及久患者，虽极治亦难尽去矣。宜服：

开明丸 治远年近日，翳障昏盲，寂无所见，一切目疾。

羊肝须用白羊者，只用肝薄切，瓦上焙干了作末，或只以肝煮烂研为丸，庶可久留，少则以蜜渍之 官桂五钱 菟丝子水淘，煮炒 草决明 防风 杏仁炒，去皮尖 地肤子 茺蔚子 葶苈炒 黄芩 麦冬肉去心，焙干 五

味子　蕤仁去皮　细辛使不见火　枸杞子　青葙子　泽泻　车前各一两　熟地黄两半，酒水煮烂捣膏

上为细末，炼蜜为丸，如桐子大。每服三十丸，白滚汤送下，日进三次。仍忌生姜、糟酒、炙煿热物。

琥珀煎　治眼生丁翳，久治不瘥。

明朱砂另研　贝齿各五钱　琥珀另研　龙脑各二钱半　马牙硝炼过者，七钱半

上同研，极细腻如面，以水一盏，别入蜜一两，搅和，入有洧瓷罐中，重汤煮，以柳木枝煎取用一合已来即住，以绵滤过于不津瓷罐中盛之，或铜器亦可，每取少许点之。一方为细末点。

阴阳翳症

一片如圆翳，相连又一圈，一虚兼一实，两两贯相连，名号阴阳翳，心坚久始痊。

此症黑睛上生二翳，俱白色，一中虚，一中实，两翳连环，如阴阳之圈。若白中略带焦黄色，或纯白而光滑沉涩者，皆不能去尽。若有细细赤丝绊者，退尤迟。大略此症非心坚耐久，不能得其效也。宜服：

羌活退翳散

羌活　五味子　黄连　当归酒洗　升麻各二钱　龙胆草酒洗　黄柏酒炒　甘草炙　黄芩　赤芍药　柴胡　黄芪各三钱　防风一钱五分　煅石膏二钱五分

上剉细末。每服五钱，水三盏，煎至一半，入酒少

许，微煎，去滓，临卧热服。忌言语。

玛瑙内伤症

一障薄而不厚，偏斜略带焦黄，此翳最难除尽，名为玛瑙内伤，膏损精伤之症，定知有耗神光，若要除根净绝，必须术胜青囊。

此症薄而圆缺不等，其色昏白而带焦黄，或带微红，但如玛瑙之状者是。此虽是生在轮上，实是内伤肝胆，真气精液损坏，结成此翳，最不能治尽。或先有重病，过后结成者，久久耐心医治，方可得减薄，但要除尽，必不能矣。宜服：

补肝丸

苍术米泔水制　熟地黄焙干　蝉蜕　车前子　川芎　当归身　连翘　夜明砂　羌活　龙胆草酒洗　菊花各等分

上为细末，米泔水煮猪肝，捣烂，入末为丸，如桐子大。每服五十丸，薄荷汤送下。

聚星障症

此症异他翳，团圆不放开，分明星数点，怕热眼多灾，四围有瘀滞，变出聚星来。

此症黑睛上有细颗，或白或微黄色，但微黄者急而变重，或连缀，或围聚，或散漫，或齐起，或先后逐渐相生。初起者易治，生定者退迟。能大者有变，团聚生大而作一块者，有凝脂之变。连辍四散，傍风轮白际起，变大而接连者，花翳白陷也。若兼赤脉痕绊者退迟，若星翳生于丝尽头者，不惟退迟，亦且变重。此症大抵多病于痰火之患，能保养者庶几，斫丧犯戒者，变症生焉。宜服：

海藏地黄散 治大小男妇，心肝壅热，目赤肿痛，生赤翳，或白膜遮睛，四边散漫者，犹易治，若暴遮黑睛者，多失明，宜速用此方，亦治痘疮入目。

大黄煨　熟地黄　玄参　沙苑蒺藜　防风　谷精草　黄连酒洗，炒　白蒺藜杵去刺　犀角剉末　生地黄　蝉蜕去头足　木贼草　甘草减半　川羌活　木通　当归身各等分

上为细末，每服二钱，用羊肝煮汤调下。

垂帘障症

垂帘明逆障，其障从上生，蹉跎年月久，混障始漫睛，有犯遭瘀滞，方才变赤睛，数般相似症，辨别要分明。

此症生于风轮，从上边而下，不论厚薄，但在外色白者方是。若红赤乃变症，非本病也。有初起水膏不清，而便成此症者；有起先色赤，退后膏涩，结为此症者。因其自上而下，如帘垂下，故得其名。有症数般相似，缓急不同，治亦各异，不可误认。又胬肉初生，亦在风轮上起，但色如肉，且横厚不同，一偃月侵睛，俱风轮起乃气轮膜内，垂下白色而薄，与此在外有形者不同。一赤膜下垂，与瘀滞火实之急者不同。此症只是白障慢慢生下来，而为混障者，间有红赤或微红而已，因其触犯搏动其火方有变症，其病从上而下，本称为顺，何以称逆，此指火而言。盖火性本上炎，今下

垂，是逆其道矣。故称曰逆焉。宜服点：

天麻退翳散 治昏暗失明。

白僵蚕热水泡，去丝，姜汁炒 当归身酒洗，炒 防风 石决明醋煅 白芷 熟地黄酒炒，烘干 黄芩炒 木贼草 枳壳麸炒 麦门冬去心，焙干 羌活 白蒺藜杵去刺，炒 川芎 荆芥穗 菊花 蔓荆子 蝉蜕去头足 赤芍药 天麻炒 密蒙花各等分

上为细末。每服二三钱，灯心汤调下。眼红加黄连酒洗炒。

卷帘散 治新旧病根，昏涩难开，翳障遮睛，或成胬肉，连眼赤烂，常多冷泪，或暴发赤眼肿痛。

芦甘石四两，擂碎 玄明粉五钱，入黄连内同煮 川黄连七钱，捶碎，以水一大碗煮数沸，滤出滓用

上先将芦甘石末，入炀铜罐内，开口煅红，令外有霞色为度，次将黄连、玄明粉水中浸飞过，候干，又入黄连五分水飞过，再候干，次入：

铜青一两半 白丁香另研 乳香另研 青盐另研 胆矾另研 铅白霜研，各一字 腻粉另研 硇砂另研 白矾半生半熟 川黄连研为细末，各五钱

上共研极细腻末，同前药再研匀。每用少许，点于眼翳处，每日点二、三次，宜久闭为妙。

逆顺障症

有障名逆顺，泪出且睛疼，上下围将至，中间未掩睛，若不乘时治，遮满失光明。

此症色赤而障，及丝脉赤虬，纵横上下，两边往

来。若是色白不变者，乃治后凝定，非本症生来如是，治之亦不同。若色浮嫩，能大，或微黄色者，又非此症，乃花翳白陷也。凡是风轮际处，由白睛而来，粗细不等，赤脉周围圈圆，侵入黑睛上，障起昏涩者，即此症，必有瘀滞在内。盖滞于左则从左而来，右则从右而来，诸脉络皆有所滞，则四围而来。睥虽不赤肿，珠虽不障疼，亦有瘀滞在内，不可以为轻视。若伤于膏水者，则有翳嫩白大，而亦为花翳白陷。若燥涩甚者，则下起一片，变为黄膜上冲之病。若头疼珠痛胀急，其症又重而急矣。宜服：

羚羊角饮子

羚羊角剉末　犀角剉末　防风　桔梗　茺蔚子　玄参　知母　大黄炮　草决明　甘草减半　黄芩炒　车前各等分

上剉剂。白水二盅，煎至八分，去滓，食后温服。

混睛障症

混障却分红白，有余不足之灾，红速白迟皆退，久而点服方开，红畏紫筋爬定，白嫌光滑如苔，带此两般症候，必然难退易来。

此症谓漫珠，皆一色之障，世之患者最多，有赤白二症，赤者嫌其多赤脉，白者畏其光滑。若遇此症，必食发物，或用药发起，转觉昏肿红赤，再用点服愈矣。宜服：

地黄散

生地黄　当归　熟地黄焙干　大黄各七钱　谷

精草　黄连酒炒　白蒺藜炒，去刺　木通　乌犀角剉细末　玄参　木贼草　羌活　炙甘草各五钱

上为细末。每服二钱，煮猪肝，或羊肝汁，食远调下。

七宝膏

梅花片研细，三钱　珍珠研细　水晶研飞　贝齿研飞，各一两　石决明洗净，研飞　琥珀末，各七钱　空青研飞　玛瑙研飞，各五钱

上为一处，用水五升，入砂锅内，煎至一升，再加净川蜜一两，复煎至一半，为膏，后入冰片末，搅匀，候退七日火气。每日临睡点之，早晨不宜点。

胬肉攀睛症

胬肉之病，肺实肝虚，其胬如肉，或赤如朱，经络瘀滞，气血难舒，嗜燥恣欲，暴者多之，先生上匝，后障神珠，必须峻伐，久治方除。

此症多起气轮，有胀如肉，或如黄油，至后，渐渐厚而长积，赤瘀胬起如肉，故曰胬肉。凡性燥暴悖，恣嗜辛热之人，患此者多。久则漫珠积肉，视亦不见，治宜峻伐，久则自愈。积而无瘀之症甚恶，及珠尚露，皆不必用钩割之治。宜服点：

还睛散　并治眼生翳膜，昏涩泪出，瘀血，胬肉攀睛。

龙胆草酒洗，炒　川芎　甘草　草决明　川花椒去目，炒　菊花　木贼　石决明煅　野麻子　荆芥　茯苓　楮实子　白蒺藜杵去刺，各等分

共为细末。每服二钱，食后茶清调下，日进三服。忌一切鸡鱼厚味及荞麦面等物。

吹霞散　专点胬肉攀睛，星翳外障。

白丁香一钱　白及　白牵牛各三钱

上研细腻无声，放舌上试过，无滓方收贮。每日点三次。重者，不出一月全愈，轻者，朝点暮好。

定心丸

石菖蒲　枸杞子　家菊花各五钱　麦门冬去心，烘干，一两　远志肉二钱五分　明辰砂研细，二钱，另入

上为细末，炼蜜为丸，如桐子大。每服三十丸，食后白滚汤送下。

鸡冠蚬肉症

蚬肉与鸡冠，形容总一般，多生于睥眦，后及气轮间，祸由火上燥，瘀滞血行难，久则漫珠结，无光病渐添。

此二症，谓形色相类，经络相同，治亦同法。故总而言之，非二病之同生也。其状色紫如肉，形类鸡冠蚬肉者，即是。多生睥眦之间，后害及气轮，而尽掩于目，治者须宜早割。不然恐病久徒费药力，即欲割亦无益矣。盖目大眦内有一块红肉，如鸡冠蚬肉之状，此乃心经血部之英华，不可误认割之。若误割轻则损目，重则丧命矣。慎之慎之。宜服：

凉膈清脾饮　治脾经蕴热凝聚而成其患。眼胞内生如菌头蚬肉，根小头渐长，垂出甚者，眼翻流泪，亦致昏蒙。

荆芥穗　石膏　防风　赤芍药　生地黄　黄芩　连翘　山栀仁　苏薄荷　甘草减半，余各等分

上剉剂。白水二盅，灯心三十段，煎至八分，去滓，食远热服。

翠云锭　治眼胞内生菌毒，用左手大指甲垫于患根，右手以披针尖头，齐根切下，血出不妨，随用此锭磨浓涂之，其血自止。

铜绿一钱，研末　杭粉五钱　轻粉一分

上研极细末，用黄连一钱，同川米百粒，水一杯，煎一半，再熬，折去二分，和药作锭，阴干。临用清水磨搽。兼治烂弦风，或暴赤肿痛者，箍搽更妙。

鱼子石榴症

鱼子石榴之症，世人罕见斯灾，鱼子一宗而起，石榴四角而来。俱是脾肺积毒，必须镰割方开。

此二证经络治法相同。总而言之，亦非二病同生。鱼子障非聚星之比，又非玉粒之患。此其状一片，外面累颗聚萃而生，或淡红，或淡白色，状如榴子绽露于房。其病红肉颗，或四或六或八，四角生来，障满睛�，视亦不见。以上二症，俱是血部瘀实之病，目疾之恶症，治须用割，割后见三光者方可。若瞑黑者，必瞳神有损，不必治之。如畏镰割者，以散服点之。

抽风汤

防风　元明粉　柴胡　大黄　黄芩　车前子　桔梗　细辛各等分

上剉剂。白水二盅，煎至一盅，去滓，食后温服。

化积散

白丁香五粒　净朴硝少许　硇砂一分　冰片少许

上研极细腻。无声者，点之。

审视瑶函卷之四

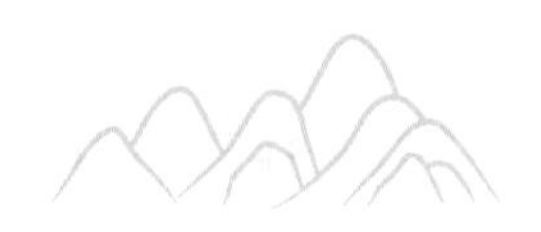

运气原证

按:《内经》运气,目眦疡有二:一曰热。《经》云:少阴司天之政,三之气大火行,寒气时至,民病目赤眦疡,治以寒剂是也。二曰燥。《经》云:岁金太过,民病目赤眦疡。又云:阳明司天,燥淫所胜,民病目眯眦疡,治以温剂是也。

目病二十四症 经验汤剂丸散六十八方

目 疡

《内经》曰:诸痛痒疮疡,皆属心火。火郁内发,致有斯疾。盖心主乎血,而血热生风。郁甚则递相传袭,故火能生土,血注阳明主肌肉,风热与血热相搏,发见皮肤,其名不一。有黄浓而白者,土生金,母归子也。始生微痒而热轻,肿痛烂为热极,血凝化水,气滞成脓,甚至寒热作而饮食减。尤为虑,宜宣泄风毒,凉心经解胃热。

按:目疮疣,皆因君火司令,燥火热邪所致,宜温宜凉,随症施治可也。

实热生疮症

实热生疮症,疮生各有经。泪如汤样注,涩急且羞明。睥或弦多溃，胞中椒粟成。疮生于眦上，心火炽盈盈。睑外脾家燥，唇边亦土形。肺脑形于鼻，周身旺六经。耳边尤肾燥，满面六阳蒸。三焦炎项上，下部六阴乘。失治应须变，援睛目欠明。

此症谓目病生疮之故，轻重不等，痛痒不同。重则有堆积高厚，紫血脓烂而腥臭者，乃气血不和，火实之邪，血分之热尤重。如瘀滞之症，膏混水浊，每每流于睥眦成疮，瘀血散而疮自除。勤劳湿热之人，每患睥眦成疮，别无痛肿症者，亦轻而无妨。若火盛疮生，惟重滞肿痛者，又当急治，恐浊气沿于目内，而病及于珠。若先目病后生疮，必是热沿他症。凡见疮生，当验部分，以别内之何源而来，因其轻重而治之。宜服：

加减四物汤

生地黄　苦参　苏薄荷　川芎　鼠粘子　连翘　天花粉　防风　赤芍药　当归　荆芥穗各等分

上剉剂。白水二盅，煎至八分，食后服。

芎归汤

川芎　当归　赤芍药　防风　羌活各等分

上剉剂。白水二盅，煎至八分，去滓频洗，则血活风亦去矣。

搽药方　治眼皮外满睑生疮，溃烂疼痛。

血竭　乳香　没药　轻粉　陀僧各等分

上研为细末，压之疮处。

又方　治眼胞上下或睑生疮，破流黄水荫开者。

青黛一钱二分　黄柏末　潮脑　轻粉各一钱　松香一钱半

上为细末，用旧青布，卷药在内，麻油湿透，烧灰，俟油灰滴于茶钟内蘸搽。

椒疮症

血滞脾家火，胞上起热疮，泪多并赤肿，沙擦最难当。或疼兼又痒，甚不便开张，可恶愚顽者，全凭出血良。目睛惟仗血，血损目无光，轻时须善逐，重开过则伤。胞间红瘰瘰，风热是椒疮。

此症生于睥内，红而坚者是。有则沙擦难开，多泪而痛，人皆称粟疮，误矣。夫粟疮亦生在睥，但色黄软而易散，此是坚而难散者，俗皆以龙须、灯心等物，出血取效。殊不知目以血为荣，血损而光华有衰弱之患，轻者只宜善治，至于瘰瘰连片，疙瘩高低不平，及血瘀滞者，不得已而导之。中病即止，不可太过，过则血损，恐伤真水，失养神膏。大概用平熨之法，退而复来，乃内有瘀滞，方可量病渐导。若初治不可轻为开导，过治恐有损也，不如谨始为妙，宜服：

归芍红花散　治眼胞肿硬，内生疙瘩。

当归　大黄　栀子仁　黄芩　红花以上俱酒洗，微炒　赤芍药　甘草　白芷　防风　生地黄　连翘各等分

上为末。每服三钱，食远，白水煎服。

粟疮症

脾经多湿热，气滞血行迟，粟疮胞内起，粒粒似金珠，似脓脓不出，沙擦痛无时，睥急开张涩，须防病变之，病来如软急，散亦不多时。

此症生于两睥之内，细颗黄而软者是。今人皆称椒疮为粟疮者，误矣。夫椒疮红而坚，有则硬睛，沙涩不便，未至于急。若粟疮一见，目疼头痛者，必有变症。粟疮是湿热郁于土分，极重。但椒疮以风热为重，二症虽皆生于睥内，属于血分。椒疮红坚易散，粟疮黄软不易散，故治亦不同，岂可概论哉！宜服：

除风清脾饮

广陈皮　连翘　防风　知母　元明粉　黄芩　玄参　黄连　荆芥穗　大黄　桔梗　生地各等分

上剉剂。白水二盅，煎至八分，去滓，食远服。

目　疣

此症或眼皮上下，生出一小核是也。乃脾胃痰气所致，上睑属脾经，下睑属胃经。若结成小核，红而自破，不药而愈。若坚白不破，久则如杯如拳，而成瘤矣。若初起小核时，即先用细艾如粟米壮放患上，令患目者卧榻紧闭目，隔蒜片灸三四壮，外将膏药贴之，又用紫背天葵子连叶二两，煮酒酹一壶半，皂角子二三粒泡热，研细，饮酒时搽疣上自消。

睥生痰核症

若问睥生痰核，痰火结滞所成，皮外觉肿如豆，睥内坚实有形。或有不治自愈，或有壅结为瘿，甚则流脓出血，治之各不同名。此火土之燥，毋向外求情，若能知劫治，顷刻便清平。

此症乃睥外皮内，生颗如豆，坚而不疼，火重于痰者，其色红紫，乃痰因火滞而结。此生于上睥者多，屡有不治自愈。有恣辛辣热毒酒色斫丧之人，久而变为瘿漏重疾者，治亦不同，若初起知劫治之法，则顷刻而平复矣。宜服：

防风散结汤

玄参一钱　前胡　赤芍药　黄芩　桔梗　防风　土贝母　苍术　白芷　陈皮　天花粉各八分

上剉剂。白水二盅，煎至八分，去滓，食后热服。

清胃汤　治眼胞红硬。此阳明经积热，平昔饮酒过多，而好食辛辣炙煿之味所致也。

山栀仁炒黑　枳壳　苏子各六分　石膏煅　川黄连炒　陈皮　连翘　归尾　荆芥穗　黄芩　防风各八分　甘草生，三分

上剉剂。白水二盅，煎至一盅，去滓，热服。

木疳症

木疳十有九风轮，碧绿青蓝似豆形。如是昏沉应不痛，若然泪涩目多疼，莫教变症侵眸子，不散瞳神便破睛。

此症生于风轮者多，其色蓝绿青碧，有虚实二

症：虚者大而昏花，实者小而痛涩。非比蟹睛，因破而出，乃自然生出者，大小不一，亦随其症，或变尖长也。宜服：

羚羊角饮子

羚羊角剉细末　细辛　大黄　知母　五味子　芒硝各一两　防风二两

上剉剂。以上六味，各一钱，防风二钱，白水二盅，煎至八分，去滓，食远服，为末，每服五钱，调服亦可。

平肝清火汤　治黑睛胀大，虚者服。

车前子　连翘各一钱　枸杞子　柴胡　夏枯草　白芍　生地黄　当归各钱半

上为一剂，白水二盅，煎至八分，去滓，温服。

火疳症

火疳生如红豆形，热毒应知患不轻，两眦目家犹可缓，气轮犯克急难停。重则破泉成血漏，轻时亦有十分疼，清凉调治无疑惑，免致终身目不明。

此症生于睥眦气轮也。在气轮，为害尤急，盖火之实邪。今在金部，火克金，鬼贼相侵，故害最急。初起如粟疮榴子一颗，小而圆，或带横长而圆，状如豆，次后渐大，痛者多，不痛者少，不可误认为轮上一颗如赤豆症，因瘀积在外，易消之比，此则从内而生也。宜服：

洗心散

大黄　赤芍药　桔梗　玄参　黄连　荆芥

穗　知母　防风　黄芩　当归尾各等分

上为细末，每服三钱，食后茶清调下。

土疳症

土疳之病，俗号偷针。脾家燥热，瘀滞难行。微则自然消散，甚则出血流脓。若风热乘虚而入，则脑胀痛而眸子俱红。有为漏之患，有吊败之凶。

此症谓睥上生毒也。俗号为偷针。有一目生而传两目者；有只生一目者；有微邪不出脓血而愈者；有犯触辛热燥腻，风沙烟火，为漏为吊败者；有窍未实，因风乘虚而入，头脑俱肿，目亦赤痛者。所病不一，因其病而治之。宜服敷：

清脾散

薄荷叶　升麻　甘草减半　山栀仁炒　赤芍药　枳壳　黄芩　广陈皮　藿香叶　石膏　防风各等分

上为细末。每服二钱五分，白水煎服。

敷药方

生南星三钱，研末　生地黄五钱

上共捣烂为膏，贴太阳穴，其肿即消矣。

金疳症

金疳起如玉粒，睥生必碍睛疼，沙擦涩紧翳障生，若在气轮目病，珠痛泪流不爽，阳分最苦气升，时交阴降略清宁，目小涩而坚硬。

此症初起与玉粒相似，至大方变出祸患。生于睥内，必碍珠涩痛以生障翳。生于气轮者，则有珠痛泪

流之苦。子后午前,阳分气升之时,病尤甚。午后时入阴分,则病略清宁。久而失治,违戒反触,有变漏之患矣。宜服:

泻肺汤

桑白皮　黄芩　地骨皮　知母　麦门冬去心　桔梗各等分

上剉剂。白水二盅,煎至八分,去滓,食后服。

水疳症

水疳眼忽一珠生,或在胞中或在睛,或是痛如针样刺,连眶带脑赤烘疼,或然不疼形多大,不散睛瞳便漏睛。

此症生于睥眦气轮之间者多。若在风轮,目必破损。有虚实大小二症:实者小而痛甚,虚者大而痛缓,状如黑豆。亦有横长而圆者,与木疳相似,但部分稍异,色亦不同。黑者属水,青绿碧蓝者属木,久而失治,变为漏头风,人每有此患。风属木,肝部何以病反属水,盖风行水动,理之自然,头风病目每伤瞳神,瞳神之精膏,被风气攻,郁久则火胜,其精液为火击散,是随其所伤之络,滞结为疳也。疳因火滞,火兼水化。水因邪胜,不为之清润,而反为之湿热相搏,变为漏矣。故水疳属肾与胆也。宜服:

蠲毒饮

防风一钱　赤芍药　川芎　连翘　甘草　牛蒡子炒研,各八分上剉剂。白水二盅，煎至八分，去滓温服。此乃治实症，小而痛甚者服。若治虚症，大而痛缓者，减去防风、连翘、牛蒡子，以四物治之，加熟地黄、当归身各八分，煎服。

漏　睛

按：此症由眦头结聚生疮，流出脓汁，或如涎水粘睛，上下不痛，仍无翳膜。此因心气不宁，乃小肠邪热逆行之故，并风热停留在睑中。脓水或出于疮口，或在大小眦，孔窍者出，多流出不止是也。歌曰：原因风热眼中停，凝结如脓似泪倾，驱毒除风无别病，黄连膏子点双睛。

大眦漏症

大眦漏兮真火毒，时流血水胀而疼，初起未损终须损，肾要盈兮心要清。

此症大眦之间生一漏，时流血而色紫晕，病在心部，火之实毒，故要补肾以泻心也。宜服：

燥湿汤

川黄连炒，一钱　苍术泔水制　白术土炒　陈皮各八分　白茯苓　半夏　枳壳　栀仁炒黑，各七分　细甘草三分

上剉剂。白水二盅，煎至八分，去滓热服。

五花丸　治漏睛脓出，目停风热在胞中，结聚脓汁，和泪相杂，常流涎水，久而不治，至乌珠坠落。

金沸草二两　砂仁炒　川椒皮各七钱　甘草炙，四钱　白菊花　黄柏酒制　枸杞子各一两半　巴戟八钱

上为细末，炼蜜为丸，如桐子大，每服二十丸，空心或盐汤或温酒送下。

小眦漏症

相火经行小眦伤，不时流血胀难当，休教血少神膏损，致使终身不见光。

此症小眦之间生一漏，时流血水，其色鲜红。是病由心络而来，下焦火横行之疾，当于肾中补而抑之。宜服：

泻湿汤

车前子　黄芩　木通　陈皮各一钱　淡竹叶二十片　茯苓　枳壳　栀仁炒黑　荆芥穗　苍术各八分　甘草三分

上剉剂。白水二盅，煎至八分，去滓热服。

白薇丸

白薇五钱　石榴皮　防风　白蒺藜杵去刺　羌活各三钱

上为细末，米粉糊为丸，如桐子大，每服二十丸，白滚汤送下。

益阴肾气丸　见卷二。加羌活、防风，以补肝肾不足。

阴漏症

阴漏黄昏青黑水，或然腥臭不堪闻，幽阴隐处升

阳火，治用清温莫祷神。

此症不论何部生漏，但漏从黄昏时并天晓，则痛胀而流清黑水也，日间病尤稍可，非若他症之长流。乃幽阴中有伏隐之火，随气升降来，故夜间阴分而病重，治当以温而清之。宜服：

黄芪汤 治眼脓漏不止

黄芪 麦门冬去心 白茯苓 防风 人参 地骨皮 漏芦 知母 远志去心 熟地黄各等分

上剉剂。白水二盅，煎至八分，去滓热服。

阳漏症

阳漏阳升黄赤流，水腥目胀痛堪忧，也知金火为灾害，温补清凉弗外求。

此症不论何部分生漏，但日间流水，色黄赤者。非若他症漏液长流，病在阳部，随其气而来。治当补正气，而清凉其燥湿。以上二症，专言其有时而发，有时而止。若长时流者，各有正名，彼此不同。宜服：

保光散

龙胆草酒炒 白芷 白芍药 防风 牛蒡子炒，研 黄芩 山栀仁炒 川芎 生地黄 大黄炒，减半 当归身 羌活 荆芥穗 甘草减半，余各等分

上为细末。每服四钱，白水煎，食后服。或剉剂煎服亦可。

补漏生肌散 以上诸症，皆可治之。

枯矾 轻粉 血竭 乳香各等分

上共研极细腻，对漏处吹点，外用盐花、明矾少许，煎水洗之。

小牛黄丸 治一切眼漏，及诸恶毒疮等漏，皆可治之，大有神效。

牛黄 珍珠 朱砂要透明者 母丁香 乳香去油 没药去油 沉香剉末 明雄黄要透明者佳 人参各一钱 琥珀八分，要真 麝香三分 滴乳石一钱半，真者，煅 白芷 归尾各二钱半

上各制为细末，老米饭为丸，如粟米大。每服一分，空心并临睡各一服，用淡淡土茯苓汤送下。

此丸以牛黄、朱砂、雄黄解其毒；以珍珠、琥珀、滴乳生其肌；以乳香、没药解毒生肌，兼之止痛；以麝香、沉香、丁香通窍，更引诸药入于毒所；血凝气滞，始结成毒，故以当归尾消其血之凝；白芷稍散其气之滞，又以人参扶其正气。所谓正人进而邪人退矣。如此为治，厥疾宁有弗瘳者哉！

脾 病

按：脾喜燥恶湿，若内多湿热，外伤风邪，津液耗涩，膏血枯干。或内急外弛，以致生诸病。阳虚则为倒睫等症，阴虚则为散大等症。大要湿热所侵者，以和解为要。阴阳偏胜者，滋荣调卫为先。

倒睫拳毛症

倒睫拳毛症，皆缘酒色沉。风霜皆不避，弦紧外皮松。致令毛倒入，扫翳渐侵瞳。既成难用药，夹敷少安宁。调理如少缺，必定失光明。

此症皆由目病妄称火眼，不以为事。或酒或欲，或风霜劳苦，全不禁忌。致受风邪，皮松弦紧，毛渐倒睫，未免泪出频频，拭擦不已，便自羞明。故毛渐侵睛，扫成云翳，以药治最难，不得已用法夹之。如夹定以敷药为主，俟夹将落，即敷其痕，可保不然。依然复旧，其功费矣。宜服敷：

石膏羌活散 治久痛患目，不睹光明，远年近日，内外气障，风热上攻，昏暗，拳毛倒睫之症。

苍术米泔浸，炒 羌活 密蒙花 白芷 石膏煅 麻子 木贼草 藁本 黄连酒制 细辛 家菊花 荆芥 川芎 甘草各等分

上为细末。每服二钱，食后临睡，蜜汤或清茶调服。

流气饮 治两目怕日，羞明，眵泪，瘾涩难开，睛赤疼痛。或生翳障，眼棱紧急，以致倒睫拳毛，眼弦赤烂等症。

荆芥 山栀 牛蒡子 蔓荆子 细辛 防风 白蒺藜 木贼草 玄参 人参 真川芎各等分

上剉剂。白水二盅，煎至八分，去滓，食后服。

紧皮膏

石燕一对，煅末　石榴皮　五倍子各三钱　黄连　明矾各一钱　刮铜绿五分　真阿胶　鱼胶　水胶各三钱

以上除胶，六味共为末，用水三五碗，入大铜杓内，文火煎熬，以槐柳枝不住手搅为浓糊，将成膏，方入冰麝各三分，研细搅匀，用瓷器内收贮。将新笔涂上下眼皮，每日涂三五次，干而复涂，毛自出矣。凉天可行此法，三日见效。轻者三十日全出，重者五十日向外矣。

五灰膏

荞麦烧灰，一升，淋水　石灰风化者佳，二两　青桑柴烧灰，一升，各淋水一碗，同风化灰共熬干，为末，听用　白砒三钱，煅，研末　白明矾一两，煅烟尽为度，研末

上共研一处，水十碗，熬末至一碗，方入风化石灰搅匀，用新笔扫眼弦睫上，数次，毛即落，勿入眼内。

起睫膏

木鳖子去壳，一钱　自然铜制，五分

上捣烂，为条子，嗃鼻，又以石燕末，入片脑少许，研水调敷眼弦上。

东垣云：眼生倒睫拳毛，而两目紧急，皮缩之所致也。盖内伏热攻，阴气外行，当去其内热并火邪，眼皮缓则眼毛立出，翳膜立退，用手攀出内睑向外，速以三棱针出热血，以左手指甲迎右针锋，立愈。《山

居方》云：眼毛倒睫，拔去拳毛，用虱子血点数次，即愈。

按：倒睫之症，系脾肺肝络凝滞，不能相生，以致眼皮宽纵，使毛内刺，令目不爽，病目者未免不频频揩拭，屡治未得除根，不得已必用夹治，毛向外生方妥。然今人岂无房欲劳冗、调摄失宜等情，眼内必生翳障、瘀胬红筋、眼弦上下赤烂羞涩、眵泪等症。依次点服施治，再无不愈者也。

夹眼法

用老脆薄笔管竹破开做夹，寸许，将当归汁浸一周时候，再用龟板一个，开了连皮裹之煮夹，皮烂，取出阴干，以麝香拌之，夹眼则灵易好。夹时先翻转上睑看过，倘有瘀滞即导平，血尽方可行夹。然夹不可高大，只在重弦，仔细看定，睫毛毫无倒入者，方着力扯紧。其夹外之肉，用小艾圆灸三壮，不可多灸，恐溃，俟干夹脱下，用光粉调香油，逐早搽抹痕处，久则肉色如旧。

皮急紧小症

皮急紧小，膏血损了，筋脉不舒，视瞻亦渺。

此症谓目皮紧急缩小之患。若不曾治，而渐自缩小者，乃膏血津液涩耗，筋脉缩急之故。若治急而小者，治之之故。患者多因皮宽倒睫，或只夹外皮，失于内治，则旋复，复倒复夹，遂致精液损而脉不舒，皮肉坏而血不足，目故急小。有不当割而频数开导，又不能滋其内，以致液耗而急小者。凡因治而损者，若不乘时滋返，则络定气滞，虽治不复愈。宜服：

神效黄芪汤 治两目紧急缩小，羞明畏日。或瘾涩难开；或视物无力，睛痛昏花，手不得近，或目少睛光；或目中热如火。服五六次，神效。

蔓荆子八分 黄芪一钱 人参 甘草炙 白芍药各一钱 陈皮五分

上剉剂。白水二盅，煎至八分，去滓再煎，临睡温服。如小便淋涩，加泽泻五分。如有大热症，加黄柏七分，酒炒四次。如麻木不仁，虽有热不用黄柏，再加黄芪五分。如眼紧小，去芍药，忌酒醋湿面大料物，葱蒜韭及食生冷硬物。

东垣拨云汤 戊申六月，徐总管患眼疾，于上眼皮下，出黑白翳二颗，瘾涩难开，两目紧缩，而不疼痛，两手寸脉细紧，按之洪大无力。知足太阳膀胱为命门相火煎熬，逆行作寒水翳及寒膜遮睛，与拨云汤一服神效。外症呵欠善悲，健忘，喷嚏，时自泪下，面赤而白，能食不便，小便短数而少，气上而喘。

黄芪蜜炙 柴胡各七分 细辛叶 干葛根 川芎各五分 藁本 当归身 荆芥穗 知母 升麻各一钱 甘草梢三分 川羌活 黄柏盐水炒 防风各一钱五分

上剉剂。白水二盅，生姜三片，煎至八分，去滓再煎，食后温服。

睥翻粘睑症

睥翻粘睑，血瘀脾经，睥翻皮缩，风热所承，有自病而转，有攀翻而成，若不调治，变症来生。

此症乃睥反转，帖在外睑之上，如舌舐唇之状。乃气滞血壅于内，皮急牵吊于外，故不能复转。有自病壅翻而转，有因翻睥看病，风热抟滞不能复返而转，大抵多风湿之滞。故风疾人患者多，治亦难愈。非风者则易治，用镰割之法导之。宜服：

排风散

桔梗　明天麻　防风各五钱　五味子焙干　干蝎去钩，焙干　乌风蛇焙干　细辛　赤芍药各一两

上为细末，每服钱半，食远，米饮调下。

龙胆丸　治两睥粘睑，眼皮赤烂成疮疾。

苦参　龙胆草　牛蒡子炒，各等分

上为细末，炼蜜为丸，如桐子大，每服二十丸，食后米饮送下。

睥轮振跳症

睥轮振跳，岂是纯风，气不和顺，血亦欠隆。牵拽振惊心不觉，要知平病觅良工。

此症谓目睥不待人之开合，而自率拽振跳也。乃气分之病，属肝脾二经络之患，人皆呼为风。殊不知血虚而气不和顺，非纯风也。若赤烂及头风病者，方是邪风之故，久而不治为牵吊，甚则为败坏之病也。宜服：

当归活血饮

苍术制　当归身　川芎　苏薄荷　黄芪　熟地黄　防风　川羌活　甘草减半　白芍药各等分

上剉剂。白水二盅，煎至八分，去滓，食后服。

驱风散热饮子 见卷三。

睥虚如球症

两睥浮泛，其状如球，微有湿热，重则泪流，非干赤肿，宜以清求。

此症谓目睥浮肿如球，而虚起也。目上无别病，久则始有赤丝乱脉之患。火甚重，皮或红，目不痛。湿痰与火夹搏者则有泪，有眦烂之疾，乃火在气分之虚证。不可误认为肿胀如杯，血分之实病。以两手掌擦热拭之少平，顷复如故，可见其血不足，而虚火壅于气也。宜服洗：

调脾清毒饮

天花粉 连翘 荆芥穗 甘草 黍粘子 桔梗 白茯苓 白术 苏薄荷 防风 广陈皮各等分

上剉剂。白水二盅，煎至八分，去滓，食前温服。

广大重明汤 见卷三。

妊 娠

按：胎前产后，多因气血失和，以致燥火上攻，阴阳涩滞。或风邪乘虚，邪火侵淫，七情抑郁，六气引邪。不必拘泥其翳膜红痛，胎前惟用安胎清火，产后惟用养荣散郁。二症须分有余不足，在气分者宜调之散之，在血分者宜补之行之，自无变症矣。

兼胎症

妇人有孕号兼胎，都是三阳痞塞来，只是有余无不足，要分血气两家灾。

此症专言妇人有孕而目病也。其病多有余，要分在血在气分之不同。在气分则有如旋螺泛起，瞳神散大等症。在血分则有如瘀血凝脂等症。盖其痞隔，阴阳涩滞，与常人病眼不同，为病每多危急。人不知虑，屡见临重而措手不及，内伐又恐伤胎泄气，不伐又源不清，事在两难。善用内护外劫之治，则百发百中矣。如治胎前目病，不厌疏利，但避硝、黄等峻药，破血及泄小肠之剂勿用。《经》云：有故无殒，亦无殒也。或以白术、黄芩固胎之药，监制之药佐之，则无碍矣。宜服：

保胎清火汤

黄芩一钱二分　砂仁　荆芥穗　当归身　白芍　连翘　生地黄　广陈皮各一钱　川芎八分　甘草三分

上剉剂。白水二盅，煎至八分，去滓，食后温服。

简易知母饮　治妊娠心脾壅热，目赤咽膈渴苦，烦闷多惊。

赤茯苓　黄芩　麦冬肉　知母　桑白皮　黄芪　细甘草各等分

上剉剂。白水二盅，煎熟，去滓，再入竹沥一小盅，碗内冲服。

天门冬饮子　治蕴热。忽然两目失明，内热烦躁，一应热症。

羌活　白茯苓　人参各八分　天门冬去心　知母

盐水制　茺蔚子各一钱二分　防风　五味子各五分

上剉剂。白水二盅，煎至八分，去滓热服。

芎苏散　治孕妇外感风寒，浑身壮热，眼花头昏如旋。此盖为寒克于脾胃，伤于荣卫。或露背当风取凉，致令眼疼头痛，憎寒发热，甚至心胸烦闷。大抵胎前二命所系，不可轻易妄投汤剂，感冒之初，止宜芎苏表其邪气，其病自愈。

紫苏　川芎　麦冬肉去心　白术　陈皮　干姜炒黑　白芍药各一两　甘草五钱

上为末，每服五钱，姜三片，葱头三段，水煎温服。

消风散　治孕妇头旋目昏，视物不见，腮项肿核。盖因胎气有伤，热毒上攻，太阳沉痛，呕吐，背项拘急，致令眼昏生花，若加痰壅，危在片刻，急宜服之。

石膏　防风　甘菊花　羌活　川芎　荆芥　羚羊角　当归　白芷　甘草　大豆黄卷炒，各等分

上为细末，每服三钱，细茶调，食后服。

天冬饮子　治孕妇将临月，两目忽然不明，灯火不见，头痛目昏，腮项肿满，不能转颈，此症为怀孕多居暖阁；或烘火过热，衣被卧褥，伏热在内；或服补药及热物太过，肝脏壅极，致令胎热。

天门冬　知母　茺蔚子　防风　辽五味　茯苓　熟地黄　羌活　荆芥穗　川芎　白芍药　当归

上等分，剉剂。生姜三片，白水二盅，煎，食后服。

为产症

为产血不足，肝虚多损目，莫劳瞻莫悲哭，流泪昏沉内不睦，窍虚引入风邪来，烂湿赤垢久成笃，或食燥腻五辛多，或有湿痰与劳碌，几般能致外生灾，早治免教多后复。

此症专言为产后而目病也。盖产则百脉皆动，气血俱伤，大虚而大足。故邪得以易乘，肝部发生之气甚弱，血少而胆失滋养精汁少，则目中精膏气液，皆失化源，所以目病者多。然轻重内外不同，有劳瞻竭思，悲伤哭泣，而为无时，冷热泪流，内障昏渺等症；有窍不密，引入风邪，为湿烂头风者；有因虚湿热，湿气归脑而为内障诸病者；有因虚劳碌，及恣辛嗜热，患热病而伤目血，为外障者，皆内不足所致。若知爱护者，疾微而不变。不知爱养，反纵斫丧，则变症不一。大抵产后病宜早治，莫待其久，久则气血定而病深入，治亦不易。其外症之显而易知者，人皆知害而早治。其内症之害隐缓，而人不知虑，屡遭其患，而悔亦迟矣。若治产后，无有余之血，须护肝气，不可轻用薄肝之剂，当以四物汤养血之剂为主药也。宜服：

熟地黄汤 治妇人产后，眼昏头晕，虚渴口干，气少脚弱。

熟地黄酒洗，晒干，八分 糯米一撮 人参一钱 麦门冬去心，一钱五分 甘草炙，五分 花粉三钱上㕮剂。水二盅，姜一片，枣二枚去核，煎至八分，去滓，温服。

四物补肝散 治妇人产后，午后至夜，昏花不明。

熟地黄焙干，二两 香附子酒制 川芎 白芍酒洗，炒 当归身酒洗，炒 夏枯草各八钱 甘草四分

上共为细末，每服二三钱，食后滚白汤送下。

上方以熟地黄补血，当归养血为君；夏枯草入厥阴，补养血脉为臣；甘草益元气，补脾胃，白芍补脾和血为佐；川芎助清阳之气上升，香附理血气散郁为使耳。

四制香附丸 治妇人产后，崩漏亡血过多，致睛珠疼痛，经水不调等症。

香附子杵去皮毛，净子八两，分作四份，酒、醋、童便、盐水煮，晒，炒 黄柏酒炒 熟地黄各一两，酒、水煮烂，捣膏 泽兰叶净叶 川芎酒洗，炒 白芍药酒洗，炒 当归炒，各两半 益母草四两，勿犯铁器

除地黄膏另入，余共为细末。铺地一宿，去其火性，炼蜜为丸，如梧桐子大，每服二、三钱，空心滚白汤送下，或食远亦可。

上方以四制香附为君，益血气之药也；熟地、川芎、当归、白术为臣，补血养血和血之药也；黄柏为佐，补肾滋阴之药也；泽兰叶、益母草为使，疗产后百病，行血、逐积血、生新血之药也。

痘　疹

痘疹害眼，多因胎毒。或前或后，积热蕴深。或余毒攻侵，自脏达外，致成星翳膜朦。宜分虚实，但以活血解毒而已。活血不致于热，解毒不致于凉，俟靥后治之。虽有目翳，切不可用点药，只宜活血解毒，俟五脏平和，翳当自去。若误点药，则非徒无益，而反害之。即用丸散，须小剂调服。如眼无光，过百日后血气完复，则目自明矣。海藏云：东垣先生治瘢后风热毒，翳膜气障遮睛，以泻青丸治之，大效，初觉易治。《保命集》云：非瘢后翳膜，亦能治之，泻青丸减大黄一半用之。

浊害清和症

浊害清和，重轻非一。有病于前，有病于末，有久闭而不开，有肿痛而赤烂，有积热而内症昏蒙。或乘虚而冲风泪湿，有阴邪结星而为翳，有阳邪烁膏而成疾。当因症而详源，毋偏泥而拗执。

此症专指痘疹以致目疾之谓。夫痘疹为毒最重，自禀受以来，蕴积恶毒深久之故。若痘疹发，则诸经百脉清纯太和之气，皆被搅扰，正气大虚，则邪乘虚而入，各因其犯而为病。目窍于肝胆，肝胆乃清净之府，邪正理不并立，今受浊邪薰灼，失发生长养之源。故病亦易侵，皆由乎人不能救，而且害之之故也。或于病中食物发之太过，怀藏大暖，误投热药，多食甘酸而致病者；或于病后之虚弱未复，恣食辛辣燥腻，竭视劳瞻，炙衣烘火，冲冒风沙、烟障而致病者；有为昏蒙流泪，成内障者；有为赤烂星障成外症者；有余邪蕴积蒸燥，肝胆热郁之极，清气受伤，延及瞳神，而成凝脂、黄膜、花翳、蟹睛等症之重而目粿凸者；有余邪流为赤丝、羞明、微星、薄翳等症之轻而病自消者。轻重深浅，各随人之所受，所患亦不一。业斯道者，宜致思明辨，以免不用刃而杀人，取罪冥冥，祸延子孙之报。当细验其症，审其经而投治之，不可执泥概治，恐有激变之祸。盖痘疹之后，正气虚而血脉伤，邪得易乘非常人可比。大凡痘症目疾，惟瞳神未损，亦有可治之理，但宜早治，则易退而无变乱之患。迟则气血凝定，虽无变乱，其退亦甚迟矣。宜服：

谷精草汤

谷精草六分　白芍　荆芥穗　玄参　牛蒡子　连翘　草决明　菊花　龙胆草各五分　桔梗三分

上剉剂。白水二盅，灯心十段，煎至六分，去滓，不拘时服。

退翳散　治内外翳障，或疮疹后余毒不散。

真蛤粉另研　谷精草生，研为末，各一两

上研匀，每服二钱，用猪肝三指大一片，批开，掺药在上卷定，再用麻线扎之，浓米泔水一碗，煮肝熟为度，取出放冷，食后临睡细嚼，却用原汁送下。忌一切毒物，如斋素用白柿同煎，令干，去药食柿。

孙盈重云：凡痘疮不可食鸡鸭子，必生翳膜。钱季华之女，年数岁，痘疮后两目皆生翳，只服此药，各退白膜三重，瞳子方了然也。

望月丸 治痘入眼，致生翳膜。

望月砂四两，焙干 石决明醋煅 防风 白芍 谷精草 草决明 木贼各一两 当归五钱

上共为细末，炼蜜为丸，小儿量其大小，或用一钱，或五分一丸，荆芥汤化下。

疏风汤 治痘后患眼，其珠不红，眼皮弦生一小颗，数日有脓，俗谓狗翳，发后又发，甚至眼毛上发一白疱，服此。

荆芥穗 蝉蜕 桔梗 归尾 甘草梢各五分 防风 白芷各四分 石膏煅，一钱二分 白芍药七分 茯苓 连翘 苍术泔水制，各六分

共为剂。葱白一段，大米一撮，白水二盅，煎至七分，去滓，食后热服。

通窍散 治痘后眼生星翳。

辰砂三钱 珍珠 琥珀各二钱 麝香一钱 玛瑙一钱五分 冰片五分

上研如细粉，若翳在右目，吹左耳；翳在左目，吹右耳；若两目有翳，即吹两耳，盖以吹耳能通心肺二窍之故也。

胎兔丸 治小儿痘后余毒，攻致一目或两目，黑珠凸出，翳膜满睛，红赤肿痛，眵泪交作，服此获效。

胎兔去毛，洗净，用阴阳瓦焙干，为末，每用一两二钱 蔓荆子去膜，晒干，为末 菊花去梗叶，晒干，为末，各加一两

上末共为一处，炼真川蜜为丸，量孩童大小，不拘钱分，俱白滚汤化下。

愚按：兔，《礼记》谓之明视。言其目不瞬而了然也。且得金气之全，性寒而解胎中热毒，能泻肝热。盖肝开窍于目，热甚则昏蒙生翳，热极则珠胀突出。今痘后生翳，睛珠凸出者，皆胎毒盛极之所致也。方用胎兔为君者，取二兽之精血所成，可以解胎毒也。草木之性，难以取效，故借血气之属耳。臣以蔓荆微寒，取其能凉诸经之血，且能搜治肝风，及太阳头疼，目痛目赤泪出，利九窍而明目，性又轻浮，上行而散。更佐之以菊花者，取菊得金水之精英，补益金水二脏也。夫补水可以制火，益金可以平木，木平则风自息，火降则热自除。其药虽简，用意最深，是方于婴儿也，安有不愈者乎！

此方乃广陵甘棠镇王海明子痘后睛珠突出，偶一客见之，告曰：此目有一药可治，但不知能得否。询之，乃胎兔也。其父遍觅得之，按方炮制，药尽而目收，余推幼幼之心，故广其传。

按：痘后近视，略言小儿受胎毒，感风寒而发痘疹。痘发则正气虚，邪气乘虚而入，调理失宜，则胎为害。邪气入于肝胆二经，兼真元未复，则发目疾。盖目窍于肝，专仗肾水。《经》云：目得血而能视。肝藏血，邪热余毒，蒸灼肝经，肝属木，木被火克，而灼损胆汁，又肾属肝之母，肝被火克而胆汁涸，以致障生，神光不清，水不能滋其子也。《经》云：不能远视者，责其有火是也。日渐深者，嗜欲日开，食物过辛，真元日不足耳。治法宜先清解肝经积热之毒，次补真元，水升而火自降，火降而邪气自除，目自明矣。

清解散 早服。

谷精草一两 石决明煅，八钱 白菊花去蒂，酒洗，七钱 绿豆壳六钱

共为细末，每服二钱，用大陈柿饼一个，去蒂核，米泔水盅半，煎半干，空心食柿饼，原汁汤并服。

补元散 晚服。

夜明砂淘净，一两，为末 真蛤粉五钱，为末

上共研为细末，每服二钱，用公猪肝一大片，将肝批开，搽药在内，米泔水煮熟，任意食之，以原汁汤嚼下，每日早晚服过一匕，再服。

加味地黄丸

怀生地竹刀切片，酒洗，焙干，四两 山萸肉酒洗，焙 山药 白茯苓各二两 泽泻 牡丹皮各两半 菊花去梗叶 麦冬肉焙干 当归焙，各一两 五味子五钱

上共为细末，炼蜜为丸，空心淡盐汤化下，量小儿大小为丸。如少年火旺，加黄柏、知母各五钱，俱用盐水制。如目生翳，服前药不退，可用点药。

退云散

红珊瑚 珍珠 辰砂 硼砂各等分

俱生用，共研极细无声，每日点二次。

按：痘后余毒，则必见云翳遮睛外障等症者多。如两目清白，外无翳障，止艰于视者，皆禀受天真虚弱，肝肾二经不足。故神光淡白色，瞳神或开大，不必用点丹，不必服退翳等药，但服固本之剂，则精生气，气生神，非独益于目，更绵绵延寿算矣。

固本丸

熟地黄　生地　菟丝子各一两　当归　五味子　枸杞各八钱　麦门冬去心　牛膝　天门冬各七钱　茯神　地骨皮各五钱　远志四钱

以上各味，俱要法制，秤足分两，共为细末，炼蜜为丸，如桐子大，每服二、三十丸。空心淡盐汤送下，晚服，茶酒任意送下，可以久服。

按：设前后之二论并方，谓眼珠清白而无翳障，不知瞳子既有淡白色，既非外之障翳，乃内之障气也。但气翳二字，要辨明白，宜主孰治，不可错治，庶不误终身之患矣。

附：治小儿瘾疹疳伤并暴赤疼痛翳膜诸方

瘾　疹

瘾症为风热挟痰而作也，自里而发于外，当散，切不可下。疹属热与痰在肺，清肺火降痰，或解散出汗，亦有可下者。瘾疹都属脾家，以其隐隐然在皮肤之间也。发则多痒，此因余毒不解，上攻于眼目也。宜服消毒化瘾汤。

消毒化癍汤

白芷　黑栀仁炒，各八分　防风　黄芩炒　陈皮　白芍药各一钱　羌活七分　甘草三分　犀角剉细末，一钱

前八味，共为一剂。白水二盅，煎至七分，去滓，净再煎，滚先将犀角生末入在碗内，后入滚药于角末内，搅匀温服。

疳　伤

疳症皆因饮食失节，饥饱失调，以致腹大面黄，重则伤命，轻则害目。患此勿治其目，竟治其疳，目病自愈。切忌油面炙煿等物。

按：小儿疳眼，无论肥瘦，但见白珠先带黄兼白色皱起，后微红生眵，怕亮不睁，上下眼睥频频扎动不定，黑珠上有白膜成如此样“⊙”圈，堆起白晕，晕内一黑一白，亦有肥瘦不同，疳眼无疑也。但肥疳大便如豆腐渣糟粕相似，瘦疳大便小如栗硬结燥，乃疳积入眼，攻致肝经，亦难治矣。小儿患疳眼声哑者，命将终也。

疳眼症

疳眼伤脾湿热熏，木盛土衰风毒生。渴泻肚大青筋露，目扎涩痒且羞明。时时揉鼻常挦发，湿热生虫莫看轻。急宜先服消疳散，瞬息延缓成突睛。芦荟丸子依序治，肝平脾健保婴童。

消疳退云饮

陈皮　厚朴姜汁炒　苍术米泔制　莱菔子炒，研碎，少许　柴胡　甘草炙，少许　枳壳麸炒　草决明炒，研碎　桔梗　青皮　黄连酒炒　密蒙花　栀子炒黑　黄芩酒炒　神曲炒　家菊花各等分

共剉剂。姜皮、灯心为引，水二盅，煎服，滓再煎。

鸡肺散　治疳疾眼，生白膜白翳，自然潜消，其效如神。

雄鸡一只一斤三四两者，取其搭脊血一块，即名鸡肺，将肺同后药共研烂　辰砂三分，研细　冰片三厘，研细

三共研细如膏，用无灰酒炖滚搅匀，食之即愈。

九味芦荟丸　治龈毒成疳，肝经积热，眼目生翳，齿蚀烂龈。或透颊腮，或肝脾疳热结核，耳内生疮出水，或小便出津，瘰疬结核，或大便不调，肢体消瘦等症。并服：

芦荟　木香　胡黄连　宣黄连炒　青皮　鹤虱　白雷丸　白芜荑炒，各一两　麝香三钱，拣去皮毛，另研细，入末为丸

共为细末，神曲糊为丸，麻子大，每服五分，空心米汤送下，量其病者大小用之。忌一切生冷、油面、炙煿等物。

生熟地黄丸　治肝疳眼，白膜遮睛，紧闭不开，羞明怕日，合面而卧，肉色青黄，发竖筋青，壮热羸瘦。

生地黄　熟地黄各五钱　川芎　杏仁泡，去皮尖　赤茯苓　胡黄连微炒　半夏炮制　天麻　地骨皮　当归身　枳壳麸炒　甘草各二钱半　大黑豆四十五粒，煮熟，去皮，再煮烂，同汁捣膏，和前药，后加炼蜜

上为细末，炼蜜为丸，如龙眼大，空心滚汤化下。

鸡肝散　治小儿疳眼，不赤不肿不疼，但开畏明，此药治之。

川乌大者一枚，去皮，生用　好坯子一字

上为细末。五岁一钱，雄鸡肝一具，净洗去筋膜，竹刀薄切开，掺药在内，箬叶包裹，麻皮扎定，用米泔水半盏，瓷器中煮熟，切作片，空心临卧冷食之，将煮肝汤送下。如脑热闭目鼻中干燥，吹通顶散。

龙胆芦荟丸　治三焦及肝胆二经，积染风热，以致目生云翳；或结瘰疬，耳内生疮，发寒作痛；或虚火内烧，肌体羸瘦，发热作渴，饮食少进，肚腹不调，皮干腹膨胀，口内有疮，牙龈溃烂；或牙齿蚀落，腮颊腐烂，下部生疮等病。

芦荟　胡黄连炒　龙胆草各一两　川芎　芜荑六钱　当归身　白芍药各一两半　木香八钱　甘草炙，五钱

上为细末，炼蜜为丸，每两匀作十丸，量其大小而服，用白滚汤化下。

是方以白芍药和血补脾胃，当归养血脉，为君；芦

荟去疳清热，胡黄连疗骨蒸劳热，为臣；龙胆草治诸目疾，芜荑杀疳虫，逐五内痛气，川芎提清气上升，为佐；木香调气，甘草和诸药，为使。

消疳散 治疳积，眼生翳膜遮睛。

使君子用白者，去油 雷丸去皮，用白者；红者杀人，勿用；以米泔水浸，苍术少许，将雷丸同苍术用火温之，用雷丸去苍术，炒干

上各等分，研为细末。

每一岁用一分，男用雌，女用雄鸡肝，勿犯铁器，净去筋膜血水，炖半熟，蘸药食，重不过三、四服见效。若翳厚，加木贼烧灰、雄黄、珍珠各一钱，另研极细，入前药服。

天麻丸 治肝疳、风疳疳眼。

青黛 天麻 夜明砂微炒 五灵脂 川芎 芦荟 川黄连炒，各三钱 龙胆草 蝉蜕去头足 防风各一钱半 干蟾头炙焦，三钱 全蝎二枚，焙 麝香少许

上为细末，猪胆汁浸糕成丸，如麻子大，每服十丸，薄荷汤送下，或化下亦可。

《宝鉴》灸雀目疳眼法

小儿雀目，夜不见物，灸手大拇指甲后一寸，内廉横纹头白肉际灸一炷如小麦大。

小儿疳眼，灸合谷二穴各一壮，炷如小麦大，在手大指、次指两骨间陷者中是。

升麻干葛汤 治暴发两目红肿疼痛，寒热相争。河间云：暴发者属腑，表散是也。一二服即止。

升麻 桔梗各五分 羌活 川芎 防风各一钱 干葛一钱五分 麻黄 白芷各三分 蝉蜕七个 陈皮甘草各四分

上剉剂。生姜一片，葱白一段，白水二盅，煎至一盅，去滓，食后热服，取汗为度。

车前子散 治小儿肝经积热上攻，眼中逆顺生翳，血灌瞳神，羞明多眵。

密蒙花 羌活 车前子炒 粉草炒 白蒺藜 黄芩炒 草决明 菊花 龙胆草洗净，炒，各等分

上为末，每服二钱，食后饭汤送下。

养肝丸 治小儿肝血不足，眼目昏花。或生眵泪，久视无力。

防风 当归身酒制 白芍药酒洗，炒 川芎酒洗，炒 楮实子去膜，阴干 车前子酒煮，焙 熟地酒蒸，捣膏 蕤蕤仁去壳、皮、尖，油取霜，各等分

除熟地膏、蕤霜另入，余为细末，炼蜜为丸。或一钱或五分一丸，量婴孩大小，每服一丸，滚白汤不拘时服。若治大人，仍做小丸，每服三钱，滚汤送下。

通顶散 治小儿脑热，脑枕骨疼，闭目不开；或头风痛，攒眉啼哭，并赤目。

川芎 薄荷各五钱 茵陈 甘草各四钱 朴硝三钱，甜硝亦可

上为细末，用少许吹鼻中，即效。如要嚏喷，加踯躅花一钱，只用朴硝吹鼻亦止。

惊 搐

子和曰：诸风掉眩，皆属肝木，掉摇眩运，目歪筋急，手搐瘈疭，皆厥阴肝木之用也。《经》曰：风淫所胜，平以辛凉。世何以热药治风邪乎？

辘轳转关症

辘轳转关，人所罕闻，瞳睛勿正，那肯中存，上垂下际，或倾或频，气所使动，人所不能，筋脉振惕，紧急难伸，急宜调治，免致伤深。

此症谓病目六气不和。或因风邪所击，脑筋如拽，神珠不待人转，而自蓦然察上，蓦然察下，下之不能上，上之不能下，或左或右，倏易无时。盖转动搏击不定，筋脉振惕，缓急无常，被其牵拽而为害。轻则气定，脉偏而珠歪，如神珠将反之状，甚则翻转而为瞳神反背矣。宜服：

钩藤饮子 治卒然惊悸，眼目翻腾。

钩藤炙，五分 麻黄去节 甘草炙，各三分 天麻 川芎 防风 人参各七分 全蝎炒去毒，一钱 僵蚕炒，一钱二分

右剉剂。白水二盅，姜三片，煎至八分，不拘时服。

双目睛通症

双目睛通，庸医罕识。此幼时所伤，非壮年所得。

欲看东而反顾其西，彼有出而反顾其入。为脑筋带转，幼因风热所逼。患即医之，庶无终失，至长求医，徒劳心力。

此症谓幼时目珠偏邪，而视亦不正，至长不能愈矣。患非一端，有脆嫩之时，目病风热，攻损脑筋急缩者；有因惊风天吊，带转筋络，失于散治风热，遂致凝结经络而定者；有因小儿眠于牖下亮处，侧视既久，遂致筋脉滞定而偏者。凡有此症，急宜乘其日近，血气未定治之。若至久，筋络气血已定，不复愈矣。宜服：

牛黄丸　治小儿通睛。皆因失误筑打，触着头面额角，兼倒仆，令儿肝受惊风，遂使两目斗睛，名曰通睛。宜服此丸。

牛黄　珍珠　天竺黄　琥珀　青黛　僵蚕各等分　白附子炮　地龙各等分　麝香少许　金箔量加为衣　苏合油　香油

以上前九味，各另研极细，共为一处。用细甘草梢煎汁三分之二，次入苏、香二油三分之一，兑匀，共和为丸，金箔为衣。量其大小，薄荷汤化下。乳母及小儿，忌一切酒面猪肉辛热生痰等物。

附：小儿目闭不开眴目直视目仰视目睛瞤动目扎诸症验方

目闭不开

足太阳经为目上纲，足阳明经为目下纲，热则筋纵目不开，宜服助阳活血汤，见卷二。又小儿初生，下眼不开者，由产母过食辛热等物，致成斯疾。治法：当以熊胆少许蒸水洗眼上，一日七次。如三日不开，用生地黄散服。凡小儿不洗净，则秽汁必致浸渍于目眦中，使眼赤烂，至长不瘥。

人参汤 治风头眩，但觉地屋俱转，目闭不敢开。

人参 麦门冬去心 当归酒制 白术 防风各八分 白芍药 独活 黄芪各一钱二分 官桂去皮，七分

上㕮剂。白水二盅，煎至八分，去滓，食远服。

生地黄散

干地黄 赤芍药 川芎 甘草 当归身 天花粉各等分

上为细末，量其大小，灯心汤调，搽入口内。

睊目直视

《集成》：直视者，视物而目睛不转动者是也。若目睛动者，非直视也。伤寒直视者，邪气壅盛，冒其正气，使神气不慧，腑脏之气不上荣于目，则目为之直视。伤寒至于直视，为邪气已极，证候已逆，多难治。《经》曰：衄家不可发汗，发汗则额上陷，脉紧急，直视不能眴，不能眠。以肝受血而能视，亡血，肝家气已虚，目气已弱，又发汗亡阳，则阴阳俱虚所致。此虽错逆，犹未甚也。逮狂言反目直视，又为肾绝。直视摇头，又为心绝，皆脏腑气脱绝也。直视、谵语、喘满者死，厥逆者亦死。又剧者发狂则不识人，循衣摸床，惕而不安，微喘直视，脉弦涩者死。皆邪气盛而

正气脱也。《素问》曰：少阳终者，其百节纵，目瞏绝系。王注曰：瞏谓直视如惊貌。目系绝，故目不动而直视。

目直视

《经》曰：瞳子高者，太阳不足。戴眼者，太阳已绝。太阳之脉，其终也。戴眼，反折瘈疭。

泻青丸　兼治小儿肝脏实热，手循领，乱捻物，目直视，不搐。得心热则搐，身反折强直，目内青。或脏腑气泄，诸药不止，脾胃久虚，眼暴发赤肿疼痛，并治。

龙胆草　当归　川芎　羌活　山栀仁　防风　大黄湿纸裹煨，各等分

上共为细末，炼蜜为丸，如鸡头子大。每服一丸，煎竹叶汤化下。或沙糖汤化下亦可。若治大人，每服二三钱，量服。

肝主风，少阳胆则其腑也。少阳之经行乎两胁，风热相干，故不能安卧。此方名曰泻青，泻肝胆也。龙胆草味苦而厚，故入厥阴而泻肝；少阳火实者，头角必痛，故佐以川芎；少阳火郁者，必生烦躁，故佐以栀子；肝者，将军之官，风淫火炽，势不容以易治，故又用以大黄；用归身者，培养乎血，而不使其为风热所燥也；复用乎羌活、防风者，二物皆升散之品。此火郁发之，木郁达之之意，乃上下分消其风热，皆所以泻之也。

和太师牛黄丸　治大小男妇卒暴中风，眩运倒仆，精神昏塞，不省人事，牙关紧急，目睛直视，胸膈喉

中痰涎壅塞，及诸痫潮发，手足瘈疭，口眼相引，项背强直，并治之。

石燕火煅、醋淬九遍，飞过　雄黄研飞　蛇黄火煅、醋淬九遍，飞　辰砂研飞　磁石火煅、醋淬九遍，飞过　石绿研飞，各一两　轻粉细研　牛黄细研　粉霜细研　麝香细研，各五钱　金箔　银箔各一百张，为衣

以上前十味，各另研极细，共为一处，用酒煮面糊和丸，如鸡头大。每服一丸，煎薄荷汤，并酒磨下。老人服半丸。小儿十岁以下，分为四服，蜜水磨下；四岁以下，分为五服；未满一岁，可分为七服。如牙关紧急，以物斡开灌之。

目仰视

小儿瘈疭不定，翻眼抬睛，状若神祟，头目仰高，名为天钓。亦惊风之症，宜服九龙控涎散。

碧霞丹　治大小男妇卒中急风，眩运僵仆，痰涎壅塞，心神迷闷，五种痫病，涎潮搐搦，牙关紧急，目眼上视等症。

石绿火煅、醋淬九遍，研飞，十两　附子尖去皮　乌头尖去皮　蝎梢各七十个

上将三味为末，入石绿令匀，面糊为丸，如鸡头大。每服宜用薄荷汁半盏，化下一丸，更入酒少许，温暖服之，须臾吐出涎痰，然后随证治之。如牙关紧急，斡开灌之立效。

九龙控涎散

赤脚蜈蚣一条，去头足尾，酒涂，炙　荆芥穗炒　白

矾煅，各一钱　滴乳石另研　天竺黄另研，各一钱　甘草炙，一钱半　肥绿豆一百粒，半生半炒　雄黄另研，二钱　腊茶叶二钱五分

上件共为细末，每服五分，量其大小用之，人参薄荷汤调下。

目睛瞤动

目者肝胆，属风木二经，兼为相火。肝藏血，血不足则风火内生，故目睛为之瞤动。《经》曰：曲直动摇，风之象也。宜用四物益其血，加柴胡山栀清其肝，阴血内荣，则虚风自息矣。

目　扎

按：目扎者，肝有风也。风入于目，上下左右如风吹，不轻不重而不能任，故目连扎也。此恙有四：两目连扎，或色赤，或时拭眉，此胆经风热，欲作肝疳也，用四味肥儿丸加龙胆草而瘥；有雀目眼扎，服煮肝饮兼四味肥儿丸，而明目不扎也；有发搐目扎，属肝胆经风热，先用柴胡清肝散治，兼六味地黄丸补其肾而愈；因受惊眼扎或搐，先用加味小柴胡汤，加芜荑、黄连以清肝热，兼六味地黄丸以滋肾生肝而痊。

四味肥儿丸　治呕吐不食，腹胀成疳。或作泻不止，或食积脾疳，目生云翳，口舌生疮，牙龈腐烂，发热瘦怯，遍身生疮。又治小便澄白，腹大青筋，一切疳症。

黄连炒　芜荑　神曲　麦芽炒，各等分

上为细末，水糊成丸，如桐子大。每服一、二十

丸，空心白滚汤送下。

柴胡清肝饮 治肝胆三焦，风热怒气。或乍寒乍热，往来寒热，发热；或头发疮毒等，并治之。

柴胡一钱五分 黄芩 人参 川芎各一钱 栀仁炒，一钱 连翘 甘草各五分 桔梗八分

上剉剂。白水二盅，煎至八分，去滓，热服。

割攀睛胬肉手法

按：胬肉之症，或大小眦间生出者，乃活肉也。若用点药、服药不能退者，必至侵遮黑睛，恐碍瞳神，须用割法施治为妙。或未侵及黑珠者，亦无伤也。只宜点服丸散，缓以退之，不可轻易钩割，慎之慎之。

凡割之际，先用明矾不拘多少，热水泡化，以新羊毛笔蘸矾水于胬肉上，其肉始能皱起，然后易于下手。

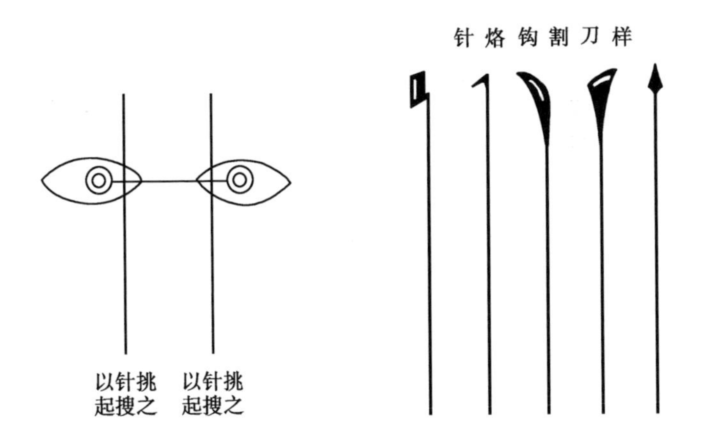

先用锋利之针，穿入肉中，上下露针挑起，横于上下眼胞担定，方用锄刀从中锄至近黑珠边，微微轻浮

搜拨下切，不可碍动黑珠要紧，复又从针处搜拨白睛，至大小眼眦尽处。或用刀割，或用小花剪剪断亦可。不可碍动大小眦头红肉一块，此乃眼窍通于心之血英也。若一出血则必伤之，多至成漏，为害非浅。如胬肉白者，不烙无妨。如割胬肉有出血者，用绵纸揉软，蘸水湿拭之即止。

凡割眼如胬肉红者不烙，有变成鸡冠蚬肉者，亦宜割之。割后要戒色欲、恼怒、冲风、冒日、辛苦、劳碌，静养三七日可也。禁食鱼腥、煎炒、酒面、鸡、鹅、驴、马、猪头、犬肉、葱、蒜、韭、芥、胡椒辛辣等物。割后，宜服清热活血疏风煎剂十余帖，始妙。

审视瑶函卷之五

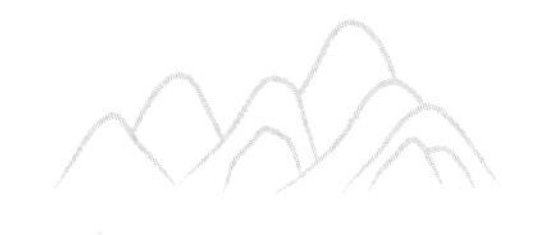

运气原证

按:《内经》:原气所乘,风燥火侵。或水衰金弱,木侮所胜,民病目昏。大要有四:一曰风热。《经》曰:少阴司天之政,风热参布,云物沸腾,太阴横流,寒乃时至,往复之作,民病聋瞑,此风热参布目昏也。二曰热。《经》云:少阴在泉,热淫所胜,病目瞑,治以咸寒,此热胜目昏也。三曰风。《经》云:岁水不及,湿乃大行,复则大风暴发,目视𥆨𥆨,此风胜目昏也。四曰燥。《经》云:阳明司天,燥淫所胜,目昧眦伤,治以苦热是也。

目病三十四症 经验汤剂丸散七十二方

目　昏

《经》云:肾足少阴之脉,动则病生,目𥆨𥆨如无所见。又云:少阴病,目𥆨𥆨无所见者,阴内夺,故目𥆨𥆨无所见也。此盖房劳目昏也。左肾阴虚,右肾阳虚。刘河间曰:目昧不明,热也。然玄府者,无物不有,人之脏腑皮毛,肌肉筋膜,骨髓爪牙,至于世人万物,尽皆有之,乃气出入升降之道路门户也。人之眼耳鼻舌身，意神识能为用者，皆升降出入之通利也。有所闭塞者，不能为用也。目无所见，耳无所闻，鼻不知臭，舌不知味，筋痿骨痹，爪退齿腐，毛发堕落，皮肤不仁，肠胃不能渗泄者，悉由热气怫郁，玄府闭塞，而致气液血脉，荣卫精神，不能升降出入故也。各随郁结微甚，而为病之重轻。故知热郁于目，则无所见也。故目微昏者，至近则转难辨物，由目之玄府闭小，如隔帘视物之象也。或视如蝇翼者，玄府有所闭合者也。或目昏而见黑花者，由热气甚而发之于目。亢则害，承乃制，而反出其泪泣气液眯之，以其至近，故虽微而亦见如黑花也。楼全善曰：诚哉，河间斯言也。目盲耳聋，鼻不闻臭，知不知味，手足不能运用者，皆由玄府闭塞，而神气出入升降之道路不通故也。故先贤治目昏花，如羊肝丸用羊肝引黄连等药入肝，解肝中诸郁。盖肝主目，肝中郁解，则目之玄府通利而明矣。故黄连之类，解郁热也；椒目之类，解湿热也；茺蔚之类，解气郁也；芎、归之类，解血郁也；木贼之类，解积郁也；羌活之类，解经郁也；磁石之类，解头目郁，坠邪气使下降也；蔓菁下气通中，理亦同也。凡此诸剂，皆治气血郁结目昏之法，而河间之言，信不诬矣。至于东垣、丹溪治目昏用参、芪补血气，亦能明矣。又必有说通之。盖目主气，血盛则玄府得通利，出入升降而明。虚则玄府不能出入降而昏，此则必用参芪四物汤等剂，助气血运行而明也。

瞻视昏渺症

瞻视昏渺有多端，血少神劳与损元。若是人年过五十，要明须是觅仙丹。会经病目后，昏渺各寻缘。

此症谓目内外无症候，但自视昏渺蒙昧不清也。有神劳，有血少，有元气弱，有元精亏。而昏渺者，若人年五十以外而昏者，虽治不复光明。其时犹月之过望，天真日衰，自然目光渐衰，不知一元还返之道，虽妙药难回，故曰不复愈矣。此章专言平人之昏视，非若因目病昏渺之比，各有缘故，须当分别。凡目病外障而昏者，由障遮之故。欲成内障而昏者，细视瞳内，必有气色。若有障治愈后而昏渺者，因障遮久，滞涩其气，故光隐耗，当培其本而光自发。有因目病渐发渐生，痛损经络，血液涩少，故光华亏耗而昏。有因目病失治，其中寒热过伤，及开导针烙炮熨失当，而因损伤其血气，耗其精华而昏者。以上皆宜培养根本，乘其初时而治之，久则气脉定，虽治不愈。若目因痛暗而昏者，此因气滞火壅，络不和畅而光涩，譬之烟不得透彻，故火乃不明。如目暴痛，愈后尚昏者，血未充足，气未和畅也，宜慎养以免后患。若目病久愈，而昏渺不醒者，必因六欲七情、五味四气、瞻视哭泣等故，有伤目中气血精液脉络也，宜早调治。若人未五十，目又无痛赤内障之病，及斫丧精元之因，而昏渺无精彩者，其人不寿。凡人年在精强，而多丧失其真元。或苦思劳形纵味，久患头风，素多哭泣，妇女经产损血，而目内外别无症候，日觉昏花月复月而年复年，渐渐昏渺者，非青盲即内障也。宜服：

明目地黄丸 治肾虚目暗不明。

熟地黄焙干，四两 生地黄酒洗 山药 泽泻 山茱萸去核，酒洗 牡丹皮酒洗 柴胡 茯神乳蒸，晒干 当归身酒洗 五味子烘干，各二两

上为细末，炼蜜为丸，如桐子大。每服三钱，空心淡盐汤送下。忌萝卜。

精生气，气生神，故肾精一虚，则阳光独治。阳光独治，则壮火食气，无以生神，令人目暗不明。王冰曰：壮水之主，以制阳光。故用生熟地黄、山萸、五味、当归、丹皮、泽泻味厚之属，以滋阴养肾，滋阴则火自降，养肾则精自生。乃山药者，所以益脾而培万物之母；茯神者，所以养神而生明照之精；柴胡者，所以升阳而致神明之气于精明之窠也。孙思邈曰：中年之后，有目疾者，宜补不宜泻。可谓开万世之蒙矣。

龟鹿二仙膏 此膏最治虚损，梦泄遗精，瘦削少气，目视不明等症。久服大补精髓，益气养神。

鹿角二斤 龟板一斤 枸杞子六两 人参三两

上将鹿角截碎，龟板打碎，长流水浸三日，刮去垢，入砂锅，用河水，慢火鱼眼沸，桑柴煮三昼夜，不可断火，当添滚水，不可添冷水，至三日，取出晒干，碾为末。另用河水将末并枸杞、人参又煮一昼夜，滤去滓，再慢火熬成膏。初服一钱五分，渐加至三钱，空心无灰酒化下。

精、气、神，人身之三宝也。《经》曰：精生气，气生神。是以精损极，则无以生气，以致瘦削少气，气少则无以生神，以致目昏不明。鹿得天地之阳气最全，善通督脉，足于精者，故能多淫而寿。龟得天地之阴气最厚，善通任脉，足于气者，故能伏息而寿。其角与板，又二物聚精气神之最胜者，取而为膏以补之，所谓补以类也。且二物气血之属，非草木药之可比，且又得造化之玄微，异类有情，以血气而补血气之法也。人参为阳，补气中之怯；枸杞为阴，清神中之火。是膏也，补阴补阳，无偏治之失；入气入血，有和平之美。由是精日生，而气日旺，而神日昌，庶几享龟鹿之年矣。故曰二仙。

三仁五子丸 治肝肾不足，体弱眼昏，内障生花，不计近远。

柏子仁 肉苁蓉酒浸，制 车前酒浸，炒 苡仁 酸枣仁去壳，炒 枸杞子酒蒸，焙干 菟丝酒煮，焙干 当归酒洗，炒 覆盆子酒蒸，焙干 白茯苓乳拌蒸，晒干，各二两 沉香锉末，五钱 五味子焙干，一两 熟地黄三两，酒水煮烂，浓捣膏

上除沉香末、熟地膏另入，余为细末，炼蜜为丸，如桐子大。每服五十丸，空心青盐汤送下，即白滚汤亦可。

地黄丸 一名菊花丸。治用力劳心，肝虚风热攻眼，赤肿羞明，渐生翳膜，兼肝肾风毒热气上冲而目痛，久视伤血。血主肝，故勤书则伤肝而目昏，肝伤则

木生风而热气上凑，目昏赤盛。不宜专服补药，当益血镇肝，而目自明矣。

熟地黄一两半　防风　川羌活　桂心　白菊花　没药　明朱砂各五钱　黄连　决明子各一两

上为细末，炼蜜为丸，如桐子大。每服三钱，食后沸汤送下，每日三次。

洞见碧霄　此鹰䴔鼠睛三法，点目之说，似乎不经，然载《医统》，故录之，俟高明酌用。

用鹰眼一对，炙干为末，研令极细，以人乳汁再研，每以簪脚少挑，点于瞳仁上，日夜三度，可以夜见物。或取腊月的鸲眼，依上法用，效。三日能见霄中之物。

又方　点目能见毫末，纤微必现。

用䴔鸟眼汁注目中，效。

睛黄视渺症

风轮好似黄金色，视亦昏蒙清不得，薰蒸湿热入睛瞳，清气每遭浊气逼，壮年不肯听医言，及至衰羸嗟有疾。

此症专言风轮黄亮，如金之色，而视亦昏渺。为湿热重，而浊气薰蒸清阳之气，升入轮中，故轮黄色也。好酒、恣食热燥腥腻之人，每有此病，与瞻视昏渺不同也。宜服：

葛花解毒饮　此药清湿热，解酒毒，滋肾水，降心火，明目之剂也。

黄连炒　黑玄参　当归　龙胆草炒　茵陈　细

甘草　葛花　熟地黄　茯苓　山栀仁　连翘　车前子各等分

上剉剂。白水二盅，煎至八分，去滓，食远服。

干涩昏花症

干干涩涩不爽快，渺渺蒸蒸不自在，奈因水少精液衰，莫待枯干光损坏。

此症谓目日觉干涩不爽利，而视昏花也。因劳瞻竭视，过虑多思，耽酒恣燥之人，不忌房事，致伤神水，目必有此症。如细细赤脉及不润泽等病生焉。合眼养光，久则得泪略润，开则明爽，可见水少之故。若不谨戒保养，甚则伤神水，而枯涩之病变生矣。惟急滋阴养水，略带抑火，以培其本，本立则清纯之气和，而化生之水润。若误认为火症，妄用开烙针泄之治，则有紧缩细小之患。宜服：

四物五子丸　治心肾不足，眼目昏暗。

熟地黄　当归酒洗　地肤子　白芍　菟丝子酒煮烂，焙　川芎　覆盆子　枸杞　车前子酒蒸，量虚实加减，各等分

上为细末，炼蜜为丸，如桐子大。每服五十丸，不拘时盐汤送下。

黄牛胆煎　治眼涩痛。

猪胆汁　黄牛胆汁　羊胆汁　鲤鱼胆汁，各半合　白蜜二两　胡黄连研末　青皮研末　川黄连研末　熊胆各二钱半

上将诸药末，与蜜并胆汁和匀，入瓷瓶内，以细纸

封头牢系，坐饭甑中蒸，等饭熟为度，用新净绵滤过，每以铜箸取如麻子大，点于目眦，每日二、三次。

又方　治人至夜则目涩好睡。

取鼠目一枚，烧为末，水和，频注目中，久则不睡，取目以囊盛，暗暗不使人知佩之，亦不夜寐。

坐起生花症

坐起生花不必疑，君心仔细自寻思。外因竭视劳瞻故，内为荒淫酒色迷。元气弱，络力微，眼花头晕强支持。若能保养真元水，胜似千金访妙医。

此症内外别无他症，但其人动作少过，坐起少频，或久坐，或久立、久眠、久视，便觉头眩、目花、昏运也。乃元气怯弱，阴精亏损，致水少液枯，脉络衰疲之咎，惟阴弱阳盛水不胜火。每有此患，宜服：

加减驻景丸　治肝肾气虚，视物𥆧𥆧，血少气多，瞳仁内有淡白色，昏暗渐成内障。久服能安魂定魄，补血气虚耗。

车前子略炒　枸杞　五味子各二两　当归去尾，酒洗　熟地黄各五钱　川椒去目　楮实子晒干，无翳者不用，各一两　菟丝子水淘净，酒煮焙干，半斤

上为细末，蜜水煮糊为丸，如桐子大。每服三十丸，空心温酒送下，盐汤亦可。

止痛散　治两额角痛，目睛痛，时见黑花，及目赤肿痛，脉弦，作内障也。得之于饥饱劳役。

瓜蒌根二两　柴胡一两半　炙甘草七钱半　当归　生地黄各一两　黄芩四两，一半酒浸，一半炒

上为粗末，每服三钱，水一盅半，姜三片，枣一枚，煎去滓，临睡热服。若小便不利，加茯苓、泽泻各五钱。

摩顶膏 治肝肾虚风上攻，两目瞻视生黑花，或如水浪。

空青研 青盐研，各五钱 槐子 白附子炮 木香各一两 牛酥二两 鹅脂四两 旱莲草取自然汁，一升 丹砂研，二钱半 龙脑五分

上为细末，先以旱莲草汁、牛酥、鹅脂入银器或铜器锅中，熬至三五沸，再下诸药末，煎减一半，即倾入瓷器内盛之，临卧用旧铧铁一片，重二三两，蘸药，于顶上摩二三十遍，令入发窍中，次服驻景丸。忌铁锅。

云雾移睛症

云雾移睛，元虚者殃，自视目外，有物舒张。或如蝇蛇飞伏，或如旗旆飘扬。有如粉蝶，有带青黄。昏属肾胆，内障难当。真气耗损，气汁有伤。自宜谨慎，思患须防。

此症谓人自见目外有如蝇蛇、旗旆、蛱蝶、绦环等状之物，色或青黑粉白微黄，看在于眼外空中飞扬缭乱，仰视则上，俯视则下也。乃玄府有伤，络间精液耗涩，郁滞清纯之气，而为内障之患，其源皆属胆肾目病。白者因痰火，肺金清纯之气不足；黄者脾胃清，纯之气有伤。盖瞳神乃先天之元阳所生，禀聚五脏之精华，因其内损，故有其状。虚弱不足之人，及经产去血

太多，或悲泣太过、深思积忿之妇女，每有此病。小儿疳症、热症，及疟痰伤寒热久，致目痛久闭，蒸伤清纯之气，亦有此患。幼儿无知，至长始晓，气络已定，治亦不愈，宜服、摩。

猪苓散 治肾弱不能济肝木，则虚热。胆生肝旁，但肝木枯，胆气不足，故行动举止，则瞳内神水荡漾，有黑影如旗旆、蛱蝶、绦环等状。先服此散，清其肝肾之邪，次服蕤仁丸，黑花自消矣。

木猪苓 木通 萹蓄 苍术泔水制 黑狗脊 大黄炮 滑石飞过 栀仁各一两 车前子酒蒸过，五钱

上为细末，每服三钱，空心青盐汤调下。

蕤仁丸 治眼黑花飞蝇，涩痛昏暗，渐变青盲。

蕤仁去皮尖 地肤子 白茯苓 细辛 人参 石决明洗净，另研 地骨皮 白术炒，各二两 石胆另研，五钱 熟地黄焙 楮实子各三两 空青另研 防风各一两 青羊胆一枚 鲤鱼胆五枚

上为细末，研匀，以胆汁同蜜炼，搜和为丸，如桐子大。每服二三钱，食后米饮送下。

摩顶膏 治眼前见花，黄黑红白不定。

白附子炮，去皮脐 木香各一两 龙脑五钱 青盐一两半 明朱砂二钱半 牛酥二两 鹅脂四两

上将前药末同酥脂，以慢火熬成膏，每用少许，不拘时顶上摩之。

羚羊羌活汤 治肝肾俱虚，眼见黑花，或作蝇翅。

黄芪二两　炙甘草一两　羚羊角剉末　羌活　黄芩去黑心　山茱肉　车前子　附子去皮脐，炮　人参　青葙子　决明子微炒　泽泻　秦艽去苗　柴胡去苗，各一两半

上为末，每服五钱，水二盅，煎至八分，去滓，不拘时温服。

治眼花见物法

有患心疾，见物皆如狮子形。伊川教之，若见其形，即以手向前捕执之，见其无物，久久疑疾遂去，愈。

萤星满目症

满目萤星乱散，六阳贼火上炎，要救神光不坠，清心滋肾为先。

此症谓人自视目外有无数细细红星，如萤火飞缭乱也，甚则如灯光扫星矣。其人必耽酒嗜燥，劳心竭肾，痰火上升，目络涩滞，精汁为六贼之邪火薰蒸所损。故阳光散乱而飞伏，乃水不胜火之患。此病之最重者，久而不治，内障成矣。宜服：

滋阴降火汤　治阴虚火动，起于九泉，此补阴之剂也。

当归一钱　川芎五分　生地黄姜汁，炒　熟地黄　黄柏蜜水，炒　知母同上　麦冬肉各八分　白芍药薄荷汁炒　黄芩　柴胡各七分　甘草梢四分

上剉剂。白水二盅，煎至八分，去滓热服。

按：此剂乃滋肾益阴，升水降火之圣药。并治咳

嗽，加阿胶、杏仁各七分，五味子三分。咯唾衄血，加牡丹皮八分，藕节取自然汁三匙，犀角末五分。若加玄明粉、秋石，皆降火甚速，宜频用之，童便亦好。

加味坎离丸 此丸能生津益血，升水降火，清心明目。盖此方取天一生水，地二生火之意，药轻而功用大，火症而取效速，王道之药，无出于此，上盛下虚之人，服之极效。

怀庆熟地黄八两，一半用砂仁一两以绢袋盛，放砂罐内，用酒二碗，煮干，去砂仁不用，一半用白茯苓二两研末，如前，用酒二碗煮干，去茯苓不用，捣膏 甘州枸杞子拣去梗，烘干 当归全用，好酒浸三日，洗净，晒干 白芍药好酒浸一日，切片，晒干 川芎大而白者，洗净切片，小的不用 女真实即冬青子，冬至日采，蜜水拌，九蒸九晒，净，各四两 甘菊花去梗叶，家园者佳，野菊花不用，晒干，净，三两 厚川 黄柏去粗皮，净，切片，八两，二两酒浸，二两盐水浸，二两人乳浸，二两蜜浸，各一昼夜，晒干，炒褐色 知母去毛，切片，六两，分作四份，如黄柏四制同

除地黄膏另入，余八味修制如法。合和一处，铺开日晒夜露，二昼夜，取天地之精，日月之华，再为细末，炼蜜为丸，如梧桐子大。每服八、九十丸，空心白滚汤送下，或青盐汤亦可。忌萝卜、生菜。

妄见

《灵枢·大惑论》：帝曰：予尝上清冷之台，中阶而顾，匍匐而前，则惑。予私异之，窃内怪之，独瞑独视，

安心定气，久而不解，独抟独眩，披发长跪，俯而视之，复久而不已也。卒然自上，何气使然？歧伯曰：五脏六腑之精气皆注于目，而为之精，精之窠为眼，骨之精为瞳子，筋之精为黑眼，血之精为络，其窠气之精为白眼，肌肉之精为约束，裹撷筋骨血气之精，而与脉并为系，上属于脑，后出于项中。故邪中于项，因逢身之虚，其入深则随眼系以入于脑，入于脑则脑转，脑转则引目系急，目系急则目眩以转矣。邪中其精，其精所中，不相比也。则精散，精散则视歧，故见两物。又云：目者，五脏六腑之精也，荣卫魂魄之常营也，而神气之所生也。故神劳则魂魄散，志意乱。是故瞳子黑睛法于阴，白睛赤脉法于阳也，故阴阳合转而睛明也。目者，心之使也。心者，神之舍也。故神精乱而不转，卒然见非常处，精神魂魄，散不相得，故曰惑也。帝曰：予疑其然。予每之东苑，未曾不惑，去之则复。予唯独为东苑劳神乎，何其异也？岐伯曰：不然也。心有所喜，神有所恶。卒然相惑，则精气乱，视误，故惑，神移乃复。是故间者为迷，甚者为惑。《素问》云：睛明者，所以视万物，别白黑，审长短。以长为短，以白为黑，颠倒错乱，神光暗曜，则精衰而视变矣。宜分虚实治之可也。

神光自现症

神光人自见，起初如闪电，阴精淆纯阳，阳光欲飞变，惟见一片茫，何用空哀怨。

此症谓目外自见神光出现，每如电光闪掣，

甚则如火焰霞明。盖时发时止，与瞻视有色之定者不同，乃阴精亏损，清气怫郁，玄府太伤，孤阳飞越，而光欲散。内障之重者，非比萤星痰火之轻也。宜服：

补水宁神汤　补肾水，则火不妄动，宁心神，则光自消除。

熟地黄　生地各二钱　白芍药　当归　麦门冬去心　茯神各钱半　五味子三十粒　甘草用生，六分

上剉剂。白水二盅，煎至八分，去滓，空心温服。

肾水亏虚，真阴不足，故用熟地黄，乃天一生水之剂，大补真阴。生地黄有滋阴退热之效，麦门冬有清心降火之功；补血滋阴，须凭当归、白芍；神光荡漾，昼夜不宁，此神思间无形之火妄动故也，必用茯神与五味子养精安神定志，能敛元精之气不走；细生甘草降神中之火，非此不能治。若然，则肾水上升。

黑夜睛明症

黑暗之间，倏忽见物，莫道精华，祸患将出，此阳光欲坠之机，而水火背违之疾，若不关心，定应有失。

按：此症，人体天地之阴阳，昼明夜晦，理之自然。今黑暗间开目倏忽看见者，是背于阴阳矣。必水火不交，精华关格，乖乱不和之甚。而阳光飞越之害，不能摄养阴精。而阳光无制矣，反曰精华聚盛而不为虑，往往罹害，遗悔非小也。宜服：

加减八味丸 治肾水不足，虚火上炎，以致目之神光失序。阴精亏耗，不能制阳，并发热作渴，口舌生疮。或牙龈溃烂，咽喉作痛。或形体憔悴，寝汗发热，五脏齐损，火拒上焦等症。

熟地黄八两，忌铁，酒煮烂，捣膏 山药烘干 山茱萸酒洗，焙，各四两 白茯苓乳拌蒸，晒干 泽泻酒洗，焙干 牡丹皮酒洗，烘，各三两 辽五味烘干，两半 肉桂去皮，忌火，一两

上除地黄膏另入，余共为细末，炼蜜为丸，如桐子大。每服三钱，空心淡盐汤送下。忌萝卜。

肾水不足，虚阳僭上故耳。若不滋肾水以益真阴，则水不升而火不降，神光失序，不能收藏。故黑暗睛明，用七味丸加五味子。夫五味滋肾水要药也，津液既生，肾水自壮，水足而神光内敛，何有失序之虞？得桂辛热，能引火归源，其患必瘳。夫在君火，可以湿伏，可以直折。在相火，惟当从其性而伏之。肉桂性热，与火同性，杂在下焦壮水药中，能引无根虚火，降而归经，此方以类聚之义也。且肉桂之质，在中半以下，故其性专走肾经下部，此本乎地者亲下之义也。又况相火寄于甲乙之间，肝胆木旺，则巽风动而烈火焰明。古人谓北方不可泻，泻肝即所以泻肾。《本草》曰：木得桂而枯，乃伐肝之要药也。《经》曰：热因热用，从治之妙法，正与从其性而伏之义相合。或者畏其热而遗之，岂达造化升降之微乎？黄柏、知母治相火，仅可施于壮实者暂用之。若虚

火而误用之，则肾因泻而愈虚，愈虚而虚火愈炽矣。《素问》气增而胜及久用寒凉，反从火化之说，独不闻乎？

视正反斜症

视正如何却是斜，阴阳偏胜眼生花，元精衰败元阳损，不久盲临莫怨嗟。

此症谓物之正者，而反视为歪斜也。乃内之阴阳偏胜，神光欲散之候。阳胜阴者，因恣辛嗜酒怒悖，头风痰火气伤之病。阴胜阳者，色欲哭泣饮味，经产血伤之病。此内之玄府，郁遏有偏，而气重于半边，故发见之光，亦偏而不正矣。治用培植其本，而伐其标。久而失治，内障成矣。宜服：

补阳汤　治阳不胜其阴，乃阴胜阳虚，则九窍不通。令青白翳见于大眦，乃足太阳、少阴经中，郁遏足厥阴肝经气，不得上通于目，故青白翳内阻也。当于太阳、少阴经中九原之下，以益肝中阳气，冲天上行。此乃先补其阳，后于足太阳、太阴标中，泻足厥阴肝经阴火，伏于阳中，乃次治也。《内经》云：阴胜阳虚，则当先补其阳，后泻其阴。此治法是也。每日清晨，以腹中宿食消尽，先服补阳汤，午后食远，次服升阳泄阴丸，临睡再服连柏益阴丸。此三方，合治前症。若天色变大寒大风，并过于劳役，预日饮食不调，精神不足，或气弱，俱不得服。候时气和平，天气如常服之。然先补其阳，使阳气上升，通于肝经，利空窍于眼目矣。

炙甘草　羌活　独活　人参　熟地黄　白术土炒　黄芪制，各一两　白茯苓　生地黄　知母炒，各三钱　柴胡去苗，二两　肉桂一钱　白芍药　陈皮　泽泻　防风　当归身酒制，各五钱

上为粗末，每服五钱，水二盅，煎至八分，去滓，空心温服，使药力行尽，方许食。或㕮剂亦可。

连柏益阴丸　治阳胜阴者服。

甘草根　羌活　独活　当归身酒制　五味子　防风　黄芩　草决明　川黄柏　知母　黄连酒洗或拌，㕮，炒火色，各一两　石决明烧存性，六钱

上为细末，炼蜜为丸，如绿豆大。每服五十丸，渐至百丸止，临卧茶清送下。常以助阳汤多服，少服此药。一则妨饮食，二则力大。如升阳汤，不可多服。

升阳泄阴汤　一名升阳柴胡汤。治阴胜阳者服。

羌活　当归身　独活　甘草根　白芍　熟地黄各一两　人参　生地黄酒洗，炒　黄芪　楮实子酒蒸，焙　白术制，各两半　白茯苓　防风　广陈皮　知母酒炒，各三钱，如大暑再加一钱　柴胡去苗　厚肉桂去皮，各一钱半

上㕮剂，或为粗末亦可。每服五钱，白水煎服，另合一料，炼蜜为丸，如桐子大，食远茶清送下。每日五十丸，与煎药合一服，不可饱服。如天气热甚，加五味子三钱或半两、天冬肉五钱、楮实子五钱。

视定反动症

视定反动水不足，火邪上转故如斯，莫教动极神光坠，始信当年不听医。

此症谓物之定者，反觉振而动也。乃气分火邪之害，水不能救之。故阳邪虚火，上旋转运，而振掉不定，光华欲坠，久则地觉亦动，内障即成。恣酒嗜燥，头风痰火之人，阴虚血少者，屡有此患矣。宜服：

钩藤散

钩钩藤　陈皮　麦门冬　石膏　家菊花　人参　明天麻　防风　白茯苓　鹿茸　制半夏　甘草各等分

上为粗末，每服四钱，姜三片，白水煎服。

视物颠倒症

颠倒光华病最奇，头风痰气火为之，阴阳反复光华损，屋宇如崩地若移，莫言眩运无他患，直待盲时悔失医。

此症谓目视物，皆振动而颠倒也。譬诸环舞后定视，则物皆移动而倒植。盖气不正，阴阳反覆，真元损伤，阴精衰弱，而阳邪上干。虚眩而运掉，有一年数发，有一月数发者。若发而视物颠倒，神光坠矣。因其发时，别其因风、因虚、因痰、因火而治之。若以风眩不为虑，反斫丧而触激者，内障之患，终莫能避矣。宜服：

羚羊角散

半夏制七次　当归身　川芎　白芷　防风　明天麻　枳壳　甘草各二钱半　茯神　羚羊角剉细末，各一两

上为粗末，每服四钱，姜三片，煎，去滓服。

视一为二症

视一为二阴阳渺，肾肝不足精华少。神光将欲落瞳神，急急求医休去祷。不逢妙手理真元，内障昏昏何日了。若然赤痛犹轻微，火退自然容易好。常时视二又难医，休道精光还得早。

此症谓目视一物而为二也。乃光华耗衰，偏隔败坏矣。病在胆肾，胆肾真一之精不足，而阳光失其主倚，故错乱而渺视为二。若目赤痛，而视一为二者，乃火壅于络，阴精不得升运，以滋神光，故反为阳邪错乱神光，而渺其视也。譬诸目病时，见一灯火而为二三也。宜服：

补肝散　治肝风内障，不痛不痒，眼见花发黄白黑赤，或一物二形难辨。

车前子　黄芩　川羌活　细辛　黑玄参各一两　人参　白茯苓各二两　防风　羚羊角剉末，各三两

上为细末，每服一钱五分，食后米饮调服。

《千金》磁朱丸　见卷二。主明目，百岁可读细字书，常服大益眼目。

按：此方磁石法水入肾，朱砂法火入心。而神曲

专入脾胃，乃道家黄婆媒合婴姹之理。倪生释之，为费词矣。或加沉香五钱升降水火，尤佳。

古人于肾虚及种子方中，每用磁石，近代泥于金石之说，多不知用。然磁石性能引铁，则用之者，亦是假其引肺金之气入肾，使其子母相生尔。水得金而清，则相火不攻自去矣。呜呼！医之神妙，在于幽微，此言可与知者道也。

冲和养胃汤　见卷二。

视赤如白症

视物易色，病原非一，要当依色辨分明，方识重轻与缓急。

此症谓视物却非本色也。因物着形，与瞻视有色、空中气色之症不同。譬诸观太阳若冰轮，睹灯火反粉色，视粉墙转如红如碧者，看黄纸而如绿如蓝等类。此内络气郁，玄府不和之故。当其色而别之，以知何脏腑乘侮之为病也。宜服：

复明汤

黄芪蜜制　当归身　柴胡　连翘　甘草炙　生地黄各一钱半　黄柏三分半　川芎　苍术米泔泡，炒　广陈皮各五分

上剉剂。白水二盅，煎至八分，去滓热服，忌酒湿面辛热大料等物。

益气聪明汤　见卷二。治饮食不节，劳役形体，脾胃不足，得内障耳鸣。或多年目暗视物不能见。此药能令目广大，久服无内外障、耳鸣耳聋之患。又能

令人精神过倍,元气自益,身轻体健,耳目聪明。此药治老人腰已下沉重疼痛如神。久服令人上重,乃有精神,两足轻浮,不知高下。若此空心服之,或少加黄柏,轻浮自减。若治倒睫拳毛,去黄柏、芍药,忌烟火酸物。

内　障

楼全善云:内障先患一目,次第相引,两目俱损者,皆有翳在黑睛内遮瞳子而然。今详通黑睛之脉者,目系也。目系属足厥阴、足太阳、手少阴三经,盖此三经脏腑中虚,则邪乘虚入,经中郁结,从目系入黑睛内为障翳。《龙木论》所谓脑脂流下作翳者,即足太阳之邪也;所谓肝气冲上成翳者,即足厥阴之邪也。故治法以针言之,则当取三经之腧穴,如天柱、风府、太冲、通天等穴是也。其有手巧心审谛者,能用针于黑眼里拨其翳,为效尤捷也。以药言之,则当补中疏通此三经之郁结,使邪不入目系而愈。饮食不节,劳伤形体,脾胃不足,内障眼病,宜人参补胃汤、益气聪明汤、圆明内障升麻汤、复明汤。楼云:上四方治目不明,皆气虚而未脱,故可与参、芪补中,微加连、柏。若气既脱,则黄柏等凉剂不可施。《经》云:阳气者,烦劳则张。精绝,目盲不可以视,耳闭不可以听之类,是其症也。内障右眼小眦青白翳,大眦亦微显白翳;脑痛瞳子散大,上热恶热,大便涩滞艰难,小便如常;遇热暖处头疼睛胀,能食,日没后天阴暗则昏。此症可服滋阴地黄丸，翳在大眦加升麻、葛根；翳在小眦加柴胡、羌活。东垣云：肝木旺则火之胜，无所畏惧而妄行也。故脾胃先受之，或病目而生内障者。脾裹血，胃主血，心主脉，脉者，血之府也。或曰心主血，又曰脉主血，肝之窍开于目也。治法亦地黄丸、当归汤之类是也。

瞳神散大症

瞳神散大为何如，只为火热薰蒸胆。悠悠郁久精汁亏，致使神光皆失散。阴精肾气两衰虚，相火邪行无管制。好如鸡鸭卵中黄，精气不足热所伤。热胜阴虚元灵损，至死冥冥不见光。

此症专言瞳神散大，而风轮反为窄窄一周，甚则一周如线也。乃热邪郁蒸，风湿攻击，以致神膏游走散坏。若初起即收可复，缓则气定膏损，则不复收敛。若未起内障颜色，只散大者，直收瞳神，瞳神收而光自生矣。散大而有内障起者，于收瞳神药内，渐加内障药治之。如瞳神难收，病既急者，以收瞳神为先，瞳神但得收复，目即有生意，有何内障？或药或针，庶无失收瞳神之悔。若只攻内障，不收瞳神，瞳神愈散，而内障不退。缓而疑治不决者，二症皆气定而不复治，终身疾矣。大抵瞳神散大，十有七八，皆因头风痛攻之害，虽有伤寒、疟疾、痰湿、气怒忧思、经产败血等病，久郁热邪火症，而蒸伤胆中所包精汁亏耗，不能滋养目中神膏，故精液散走，而光华失，水中隐伏之火发。夫水不足，不能制火，火愈胜，阴精愈亏，致清纯太和之元气，而皆乖乱，精液随之走失散矣。凡头风攻散者，又难收，非如伤寒、疟疾、痰火等热症，炎燥之火，热邪蒸坏神膏，内障来迟，而收亦易敛者，若风攻则内障即来，且难收敛，而光亦损矣。宜服：

羌活退翳丸 一名地黄丸。治内障右眼小眦青白翳，大眦微显白翳；脑疼，瞳子散大，大便涩或时难，小便如常；遇天热暖处，头痛睛胀能食，日没后兼天阴则昏暗。此症亦可服滋阴地黄丸。

熟地八钱 生地酒制 当归身酒制 茺蔚子 黄柏酒制 丹参各五钱 黑附子炮 寒水石 柴胡 知母盐水炒 牡丹皮酒洗 真川芎酒洗 羌活各三钱 防己酒制，二钱 白芍药酒炒，一两三钱

上为细末，炼蜜为丸，如小豆大。每服五、六十丸，空心白滚汤送下。如宿食未消，候饥时服之。忌言语，随后以食压之。

东垣《兰室秘藏》方云：翳在大眦，加葛根、升麻；翳在小眦，加柴胡、羌活是也。

泻肾汤 治因喜食辛辣炙煿之物过多，以致瞳神散大，服此后兼服磁朱丸。

枸杞子一钱二分 生地黄 黄柏酒洗，炒 知母酒洗，炒 麦门冬去心 山萸肉去核 白芍 归尾各一钱 五味子七粒 白茯苓 独活各八分

上㕮剂。白水二盅，煎至一盅，去渣热服。

调气汤 治因暴怒以致瞳神散大者，服此后兼服磁朱丸。

白芍药 陈皮 生地黄 黄柏盐水炒 香附子醋制 知母盐水炒 当归身各一钱 枳壳 白茯苓各八分 甘草用生梢，五分

上剉剂。白水二盅，煎至一盅，去渣，热服。

清痰饮 治因患头风，痰厥头疼，以致瞳神散大，服此。

陈皮去白 半夏姜制 天花粉 栀子仁炒黑 石膏煅 黄芩 白茯苓 胆南星 枳壳炒，各一钱 青黛六分

上剉剂。白水二盅，煎至一盅，去滓，热服。

按：瞳神散大属肾。若肾水固，则气聚而不散，不固则相火炽盛而散大，神水若初变淡绿、淡白色者可治。若纯绿、纯白色者，终为废疾矣。

滋阴地黄丸 见卷二。治血弱阴虚，不能养心，致火旺于阴分，瞳子散大。少阴为君火，主无为不行其令，相火代之，与心胞络之脉，出心系，分三道，少阴相火之体无形，其用在其中矣。火盛则能令母实，乙木肝旺是也。其心之脉挟目系，肝之脉连目系，况手足少阳之脉，同出耳中，至耳上角斜起，终于目外小眦。风热之盛，亦从此道来，上攻头目，致偏头疼闷肿，瞳子散大，视物昏花，血虚阴弱故也。法当养血凉血益血，收火散火而除风热，则愈矣。

每服百丸，食后茶清送下，日进二服。大忌辛辣之物，恐助火邪，及食寒凉之物，伤其胃气，药不上行也。又一论云：瞳子黑眼法于阴，由食辛热之物助火，乘于胸中，其睛故散，睛散则视物大矣。

东垣云：凡心胞络之脉，出于心中，代心君行事也。与小肠为表里，瞳子散大者，少阴心之脉挟目系，厥阴肝之脉连目系，心主火，肝主木，此木火之势盛也。其味则宜苦、宜酸、宜凉，大忌辛辣热物，是泄木火之邪也。饮食中常知此理可也。以诸辛主散热则助火，故不可食。酸主收，心气泻木火也。诸苦泻火热则益水也。尤忌食冷水大寒之物。因寒能损胃气，胃气不行，则元气不生，元气不生，致胃气下陷，胸中三焦之火及心火，乘于肺，上入脑灼髓，火主散，故瞳子之散大者以此。大热之物，直助火邪，尤为不可食也。药中去茺蔚子，以味辛及主益肝，是助火也，故去之，加黄芩五钱，黄连三钱。黄连泻中焦之火，黄芩泻上焦肺火，以酒洗之，乃寒因热用也。亦不可用青葙子，恐助阳火也。更加五味子三钱，以收瞳神之散大也。且火之与气，势不两立。故《经》云：壮火食气，气食少火，少火生气，壮火散气，诸酸物能助元气。孙真人曰：五月常服五味子，助五脏气以补西方肺金。又《经》曰：以酸补之，以辛泻之，则辛泻气明矣。或曰：药中有当归，其味亦辛甘，不去之，何也？此一味辛甘者，以其和血之圣药也。况有甘味，又欲以为向导，为诸药之使，故不去也。宜服熟地黄丸。

瞳神缩小症

瞳神细小，精气俱伤，元阳耗散，欲坠神光，莫使没尽，医术无方。

此症谓瞳神渐渐细小如簪脚，甚则缩小如针也。视尚有光，早治少挽，复故则难。患者因恣色之故，虽病目亦不忌淫欲，及劳伤气血，思竭心意，肝肾二经俱伤，元气衰弱，不能升运清汁以滋胆，胆中三合之精有亏，则轮汁亦乏，故瞳神中之精，亦日渐耗损，甚则陷没俱无，为终身疾矣。亦有头风热症，攻走蒸干精液，而细小者，皆宜乘初早救，不然，悔之不及也。宜服：

清肾抑阳丸 治水实而自收。其病神水紧小，小而又小，积渐之至，竟如芥子许。若久服此丸，则阳平阴常，瞳神细小之恙，日后自无虑耳。

寒水石另研 黄柏盐水制 生地黄 知母盐水制 枸杞子 黄连酒炒 白茯苓各二两 独活八钱 草决明炒 当归酒洗，炒 白芍药酒洗，炒，各一两

上为细末，炼蜜为丸，如梧桐子大。每服三钱，空心滚白汤送下。又宜用：

抑阳酒连散 **还阴救苦汤** **嗃鼻碧云散** 以上见卷二。

能远怯近症

怯近症兮视远明，眼前之物反无睛，阴精太涩阳邪见，痰火之人极欠宁。治之之法，补肾清心。

此症谓目能远视，而不能近视也。盖阴精不足，阳光有余。病于水者，故光华发见散乱，而不能收敛近视，治之止在心肾。心肾平则水火调，而阴阳和畅，则远近发用，各得其宜。夫血之所化为水，在身为精液，其轻清之血，升上在目为膏汁。若贪淫恣欲，饥饱失节，形脉甚劳，极其悲泣，皆斫耗阴精。阴精亏而阳火盛，火性炎而发见，阴精之水，不能制伏乎火。故火发越于外而远照，不能治火反触激者，内障之患有矣。宜服：

地芝丸 治目能视远，责其有火。不能近视，责其无水。当宜补肾水疗之。

天门冬去心 生地黄焙干，四两 枳壳去穰 菊花各三两

上为细末，炼蜜为丸，如桐子大，每服百丸，食后茶清送下。

六味地黄丸 治脾胃，少年水亏火旺阴虚之症。肝肾血虚，燥热作渴，小便淋秘，痰气上壅。或风客淫气，瘰疬结核；或四肢发搐，眼目运动；或咳嗽吐血，头目眩晕；或咽喉燥痛，口舌疮裂；或自汗便血，禀赋不足，肢体瘦弱，解颅失音，畏明下窜，五迟五软，肾疳肝疳，早近女色，精血亏耗，五脏齐损。凡属肾肝诸虚不足之症，宜用此以滋化源，其功不可尽述。

白茯苓乳蒸，晒干 丹皮炒，各两半 泽泻微炒，一两 山药酒拌蒸，晒干 山茱萸去核，酒蒸，焙干，各二

两　熟地四两，酒水各半，煮烂捣膏，另入

余共为细末，炼蜜为丸，如桐子大。每服三钱，空心淡盐汤送下。或遗精，加牡蛎烧红水淬为末，焙干三两。忌萝卜。

肾者水脏也。水衰则龙雷之火无畏而亢上。故王启玄曰：壮水之主，以制阳光也。即《经》所谓求其属而衰之。地黄味厚，为阴中之阴，专主补肾填精，故以为君。山茱萸味酸归肝，乙癸同治之义，且肾主闭脏，而酸敛之性，正与之宜也。山药味甘归脾，安水之仇，故用二味为臣。丹皮亦入肝，其用主宣通，所以佐茱萸之涩也。茯苓亦入脾，其用主通利，所以佐山药之滞也。且色白属金，能培肺部，又有虚则补其母之义。至于泽泻有三功：一曰利小便，以清相火。二曰行地黄之滞，引诸药速达肾经。三曰有补有泻，诸药无畏恶增气之虞。故用以为使。此丸为益肾之圣药，而昧者薄其功缓。乃用药者，有四失也：一则地黄非怀庆则力浅。一则地黄非自制则不工，且有犯铁之弊。一则疑地黄之滞而减少之，则君主力弱。一则恶泽泻之渗而减之，则使力微。自蹈四失，而反咎药之无功，毋乃冤乎！

能近怯远症

怯远症，肝经不足肾经病，光华咫尺视模糊，莫待精衰盲已定。

此症非谓禀受生成近觑之病不治者。盖言平昔无病能远视，忽目患能近视而不能远视者。阳不足，阴有余,病于火少者也。无火,是以光华不能发越于远,而拘敛近视耳。治在胆肾,胆肾足则神膏厚,神膏厚则经络润泽,经络润泽则神气和畅,而阳光盛矣。夫气之所用谓之火,在身为运用,在目为神光。若耽酒嗜燥,头风痰火,忿怒暴悖者,必伤神损气,神气弱必发用衰,发用衰则经络涩滞。故阴胜阳衰,而光华不能及远矣。宜服:

定志丸 治目能近视,责其有水。不能远视,责其无火,当宜补心火。并治心气不定,五脏不足,恍惚振悸,忧愁悲伤,差错谬忘,梦寐惊魇,恐怖不宁,喜怒无时,朝瘥暮剧,或发狂眩,并宜服之。常服益心强志,令人不忘。

远志去心 菖蒲各二两 人参 白茯神各一两

上为细末,炼蜜为丸,如桐子大,以朱砂为衣。每服三十丸,米饮送下,食后临卧,日进三服。

补肾磁石丸 治肝肾气虚上攻,眼目昏暗,远视不明,时见黑花,渐成内障。

石决明醋煅 甘菊花去梗叶 磁石捶碎,煅红,醋淬 肉苁蓉酒浸,切,焙 菟丝子水淘净,酒浸一宿,慢火烘干,一两

上为细末,用雄雀十五只,去毛嘴足,留肚肠。以青盐二两,水三升,同煮,令雄雀烂,水欲尽为度,取出先捣如膏,和药末为丸,如桐子大。每服三钱,空心温酒送下。

谨按:阳气者,犹日火也。阴气者,金水也。先儒

所谓金水内明而外暗，日火内暗而外明者也。然人之眼，备脏腑五行精华相资而神明，故能视，即此理之常也。《难经》曰：目得血而能视。殊不言气者，盖血得气为水火之交，而能神明者也。否则阳虚不能视远，阴乏不能视近，是为老人桑榆之渐。然学者于目病，能求诸此，则思过半矣。

神水将枯症

神水将枯祸不迟，更兼难识少人知，气壅络涩多干燥，莫待膏伤损及珠。

此症视珠外神水枯涩，而不润莹，最不易识。虽形于言而不审其状，乃火郁蒸于膏泽。故睛不清，而珠不莹润，汁将内竭。若有淫泪盈珠，亦可润泽。视病气色干涩，如蜒蝣垂涎之光，凡见此症，必有危急病来。治之若缓，则神膏干涩，神膏既涩，则瞳神危矣。若小儿素有疳症，粪如鸭溏，并人五十以外，粪如羊屎，而目患此症者，皆死。若热结膀胱之症，神水消竭者，盖水枯结热，蒸烁不清。先治其源，而流自清矣。其症有二：有阴虚症，有阳虚症，不可浑治。阴虚以补肾丸治之，阳虚以调中益气汤疗之。或曰：既云神水枯者，而又谓阳虚者，何也？盖神水即气中之精液，阳不生即阴不长也。宜服：

滋肾丸 何云滋肾，滋肾阴也。能治溺闭，名通关丸。一名坎离丸。治神水枯，结热，蒸烁不清。

黄柏盐水制 知母盐水炒过，制，各三两 肉桂二钱

上为细末，水泛为丸，如梧桐子大。每服百丸，空

心沸汤送下。

按：热自足心直冲股内，而入腹者，谓之肾火，起于涌泉之下。知、柏苦寒，水之类也，故能滋益肾水，肉桂辛热，火之属也，故须假之反佐，此《易》所谓水流湿，火就燥，声应气求之意也。

东垣以此为王道，小便不通，服之如神也。若用五苓散，徒损真阴之气，而小便反秘结愈甚者，非其治也。

补肾丸

杜仲姜汁炒　牛膝酒洗　陈皮各二两　黄柏盐水炒　龟板酥制，各四两　五味子夏加一两，焙干　干姜冬加五钱，炒

上为细末，炼蜜为丸，如桐子大。每服三十丸，空心盐汤送下。

按：黄柏、龟板、杜仲、牛膝，皆濡润味厚物也。故能降而补阴，复用陈皮，假以疏滞。夏加五味者，扶其不胜之金也。冬加干姜者，壮其无光之火也。《经》曰：无伐天和，此之谓尔。

调中益气汤　治脾胃不调而气弱，日晡两目紧涩，不能瞻视，乃元气下陷。

黄芪炙，一钱　升麻五分　陈皮六分　木香二分　人参　甘草　苍术泔水制　柴胡各五分

上㕮剂。白水二盅，煎至八分，去滓，临卧温服。

按：脾胃不调者，肠鸣、飧泄、膨胀之类也。气弱者，言语轻微，手足倦怠，目暗不明也。补可以去弱，

故用人参、黄芪、甘草甘温之性能补，则中气不弱，而目能视矣；苍术辛燥，能平胃中敦阜之气；升麻、柴胡轻清，能升胃家陷下之气；木香、陈皮辛香，去胃中陈腐之气。夫郭阜之气平，陷下之气升，陈腐之气去，宁有不调之中乎。

聚开障症

障生或聚开，湿热因瘀脑，浑如云月遮，间视星芒小，痛痒总无常，开聚时常绕，来时昏涩多，医治须图早。

此症谓目或圆或缺，痛则见之，不痛则隐，聚散不一，来去无时。或一月数发，或一年数发，乃脑有湿热之故，痰火人患者多，久而不治，加以触犯者，有变症生矣。宜服：

生熟地黄丸 治肝虚目暗，膜入水轮，眼见黑花如豆，累累数十。或见如蝇虫飞者，治不瘥。或视物不明，混睛冷泪，翳膜遮障，内外障并皆治之。

川牛膝酒制 石斛 枳壳 防风各六两 生地黄 熟地各一斤半 杏仁泡，去皮尖 羌活各四两 白菊花一斤

上为细末，炼蜜为丸，如桐子大。每服三十丸，以黑豆三升，炒令烟尽为度，淬好酒六升，每用半盏，食前送下。或蒺藜汤亦可。

枣花障症

枣花四围起，湿热脑中停，古称如锯齿，不必拘其形。生来多不觉，慢慢入风轮，燥暴并贪酒，劳瞻竭

视睛。损伤年日久，干涩每昏疼，圈圆围已极，始悔不光明。

此症甚薄而白，起于风轮周匝，从白膜之内，四围环布而来也。凡性急及患痰，竭视劳瞻，耽酒嗜辣，伤水湿热之人，每罹此患。久则始有目急干涩，昏花不爽之病，犯而不戒，甚则有瞳神细小内障等症。或因人触激，火入血分，泪流赤痛者，亦在变症之例。虽有枣花锯齿之说，实无正形，凡见白圈傍青轮际，从白膜四围圈圆而来，即是此症。若白嫩在轮外四围生起，珠赤痛者，是花翳白陷，不可误认为此。宜服：

羚羊角饮子

羚羊角锉末　防风　白茯苓　黄芩酒炒　熟地黄　桔梗　枸杞子　人参　车前子　细辛　黑玄参　知母各等分

上剉剂。白水二盅，煎至八分，去滓温服。

圆翳障症

此翳薄而且圆，阴阳大小一般，当珠方是此症，精虚气滞之邅。若要除根去尽，必须得遇神仙。

此症色白，而大小不等，厚薄不同。薄者最多，间有厚者，亦非堆积之厚，比薄的少厚耳。多有掩及瞳神，名曰遮睛障，病最难治，为光滑深沉之故。有阴阳二症之别：阳者明处看不觉鲜白，若暗处看则明亮白大；阴者暗处看则浅，明处看则深大。然虽有明暗验病之别，而治则一同，故阴阳大小一般也。病若久，虽治亦不能免终身之患矣。宜服：

空青丸 治沉翳，细看方见，其病最深。

细辛 五味子 车前 石决明煅，各一两 空青一钱 生地黄 知母 防风各二两

上为细末，炼蜜为丸，如桐子大。每服三十丸，空心茶清送下。

羚羊角饮子 治不痛不痒，圆翳内障。

羚羊角镑末，三两 细辛 知母 人参 车前子 黄芩各二两 防风二两半

上为细末，每服一钱五分，水一盅，煎至五分，食后去滓温服。

水晶障翳症

眼内障如水晶色，厚而光滑且清白，瞳子隐隐内中藏，视物蒙如云雾隔，君子若要尽除根，纵有良医也无策。

此症色白清莹，但高厚而满珠，看虽易治，得效最迟，盖根深气结故也。初起膏伤时，非比白混浮嫩之可治者，识当别之，庶无错治之失。其名有三：曰水晶，曰玉翳浮满，曰冰瑕翳。如冰冻之坚，榜珠斜视，白透睛瞳内，治虽略减，而亦终身不痊之症也。宜服：

七宝丸 治内障冰翳，如冰冻坚结睛上，先针拨取之，后以此药散翳。

石决明捣研，二两 琥珀研，七钱半 真珠研细 熊胆研，各五钱 茺蔚子 人参各一两 龙脑二钱半

上为细末，炼蜜为丸，如桐子大。每服十五丸，加至二十丸，食前茶清送下。

剑脊翳症

剑脊名横翳，其症有厚薄，精膏有所伤，此症初应恶，妙手皆坚心，也应一半落。

此症色白，或如糙米色者，或带焦黄色者，但状如剑脊样，中间略高，两边薄些，横于风轮之外者，即此症也。厚薄不等，厚者虽露上下风轮，而瞳神被掩，视亦不见。薄者终是被掩，视亦昏眊，较之重者稍明耳。纵然色嫩根浮，亦有疤迹。若滑色深沉者，虽有妙手坚心，即疗止可减半。若微红罩绊者，尤难为退，以上不论厚薄，非留心于岁月者，难效也。宜服：

七宝汤　治内障横翳，横著瞳仁中心，起如剑脊，针拨后用。

羚羊角镑末　犀角镑，各一两　胡黄连　车前　石决明刮，洗，捣碎　甘草炙，各五钱　明丹砂另研

上除丹砂、石决明外，粗捣为末，每服三钱匕，水一盏，煎七分，去滓，入丹砂末三分，石决明末一字，再煎两沸，食后温服。

鱼鳞障症

鱼鳞障症色昏白，状类鱼鳞不长高。虽有青囊神妙手，也知不得尽除消。

此症色虽白色，而不光亮，状带斜歪，故号曰鱼鳞。乃气结膏凝，不能除绝者，皆由病初起，误认他

症，服药不得相宜，及点片脑眼药凝结故耳。宜服：

羚羊角散

羚羊角镑细末　细辛　升麻各二两　甘草炙，一两

上为细末，用一半炼蜜为丸，如桐子大，存一半末。每日煎饮服丸，每服五十丸，食后送下。

暴盲症

暴盲似祟最跷蹊，蓦地无光总不知，莫道鬼神来作孽，阴阳关格与神离。

此症谓目平素别无他症，外不伤于轮廓，内不损乎瞳神，倏然盲而不见也。其故有三：曰阴孤，曰阳寡，曰神离。乃闭塞关格之病。病于阳伤者，缘忿怒暴悖，恣酒嗜辛，好燥腻，及久患热病痰火人得之，则烦躁秘渴。病于阴伤者，多色欲悲伤，思竭哭泣太频之故。或因中寒中风之症起。伤于神者，因思虑太过，用心罔极，忧伤至甚。惊恐无措者得之，则其人如痴如呆。病发之状，屡有因头风痰火，元虚水少之人，眩晕发而盲瞀不见。能保养者，治之自愈。病后不能养者，成痼疾，其症最速而异，人以为魔魅鬼神为祟之类，泥于祈祷，殊不知急治可复，缓则气定而无用矣。宜服：

加味逍遥饮　治怒气伤肝，并脾虚血少，致目暗不明，头目涩痛，妇女经水不调等症。

当归身酒炒　白术土炒　白茯神　甘草稍，生用　白芍药酒炒　柴胡各一钱　炒栀子　丹皮各七分

上剉剂。白水二盅，煎至八分，去滓，食远服。

按:《经》曰:肝者,将军之官,故主怒。怒则肝伤气逆,气逆则血亦逆,故血少,眼者肝之窍。又曰:目得血而能视。今肝伤血少,故令目暗。越人云:东方常实,故肝脏有泻而无补。即使逆气自伤,疏之即所以补之也。此方名曰逍遥,亦是疏散之意。柴胡能升,所以达其逆也;芍药能收,所以损其过也;丹、栀能泻,所以伐其实也;木盛则土衰,白术、甘草扶其所不胜也;肝伤则血病,当归所以养其血也;木实则火燥,茯神所以宁其心也。

柴胡参术汤 治怒伤元阴元阳,此方主之。

人参去芦 白术土炒 熟地黄 白芍各一钱五分 甘草蜜制,八分 川芎七分 当归身二钱 青皮四分 柴胡三分

上剉剂。白水二盅,煎至八分,去滓,食远服。

肝主怒,怒伤肝,肝伤故令人眼目昏花,视物不明,怒伤元阴,血虚必矣,故用芎、归、白芍、熟地以养荣。怒伤元阳,气虚必矣,故用人参、白术、甘草以益卫,青皮平肝,柴胡泻肝。

熊胆丸 治目忽然失光,翳膜障蔽。

熊胆 川黄连 密蒙花 羌活各两半 蛇蜕 地骨皮 仙灵脾 木贼 胆草各一两 旋覆花 甘菊花 瞿麦各五钱 葳蕤三钱 麒麟竭 蔓菁子各二钱

上十五味,而熊胆为主,余同为细末。以羯羊肝一具,煮其一半,焙干,杂于药中,取其一半生者,去膜

捣烂，入上药，杵而为丸，如梧桐子大，饭后用米饮送下三十丸。诸药修治无别法。惟木贼去节，蒺藜去壳皮取霜，蔓菁子水淘，蛇皮炙之。

饶州郭端友，偶染时病，忽患两目失光，翳膜障蔽。忽梦皂衣人告曰：汝要眼明，可服熊胆丸。既觉，其甥至，云：昨得治眼熊胆丸，偶与梦相符，即依方市药，旬日乃成，服之二十余日，药尽复明。他人病目者，服其药多愈，郭生自记其本末云。

独参汤 治元气离脱，致目无所见。

人参数两，清河者佳，用铜刀切片

银锅、砂锅，煎汤频服。

血者气之守，气者血之卫，相偶而不相离者也。一或失血过多，则气为孤阳，亦几于飞越矣，故令脉微欲绝。期时也，有形之血不能速生，几微之气所宜急固。故用甘温之参，以固元气，所以权轻重于缓急之际也，故曰血脱益气，此阳生阴长之理也。

一人形实，好饮热酒，忽目盲，脉涩。此热酒所伤胃气，污浊之死血使然。以苏木作汤，调人参末，服二日，鼻及两掌皆紫黑。予曰：涩血行矣。以四物汤加苏木、桃仁、红花、陈皮煎调人参，连服数日而愈。

青盲症

青盲两样并难医，争忍愚人尽不知。最怕老年神气弱，又嫌疲病血精亏。本是失神并胆涩，内膜外障别无些。虽然服药扶根本，不若清修作主持。若是神圆精气足，自然无恙旧光回。

此症谓目内外并无障翳气色等病。只自不见者，是乃玄府幽深之源郁遏，不得发此灵明耳。其因有二：一曰神散，二曰胆涩。须讯其为病之始。若伤于七情，则伤于神。若伤于精血，则损于胆，皆不易治，而年老尤难。若能保真致虚，抱元守一者，屡有不治而愈。若年高及疲病者，或心肾不交者，虽治不愈。世人但见目盲，便呼为青盲者，谬甚。夫青盲者，瞳神不大不小，无缺无损，仔细视之，瞳神内并无些小别样气色，俨然与好人一般，只是自看不见，方为此症。若少有气色，即是内障，非青盲也。宜服：

镇肝明目羊肝丸

羯羊肝一具，用新瓦盆焙干，如大只用一半，竹刀切片　官桂　柏子仁　羌活　家菊花　白术土炒　五味子　细辛各五钱　川黄连炒，七钱

上为细末，炼蜜为丸，如桐子大。每服四十丸，或空心食远沸汤送下。

复明丸

冬青子生用，一斤，陈酒共蜜拌，蒸七次，晒七日，露七夜，焙干　元蝙蝠活捉，一个　夜明砂酒洗，煮炒　枸杞捣焙　熟地酒浸，焙　绿豆壳炒，各一两　川黄连微炒　白术制，各三钱　辰砂两半，用一半共蝙蝠捣烂，余为衣

上为细末，炼蜜为丸，辰砂为衣，如桐子大。每服五十丸，食后热酒送下。

又方　治肝肾两虚。或因他病而弱，青盲初起者，服之如神。

菟丝子洗，酒煮炒　补骨脂　巴戟　枸杞　川牛膝酒洗，炒　肉苁蓉竹刀切片，酒浸焙干，各一两　青盐二钱，另研

上为细末，用猪腰子一个，竹刀切开半边，去内筋膜，入药末一钱，将线缚紧，用上好数年陈酒蘸湿炙熟，冷定火性，食之即愈。

《本事方》治青盲内障

白羯羊肝只用羊肝一片，薄切，新瓦上焙　蕤仁去壳皮　泽泻　菟丝子　车前子　防风　黄芩　麦冬肉　地肤子去壳　杏仁炒　桂心炒　苦葶苈　茺蔚子　细辛　白茯苓　青葙子　五味子　枸杞各一两　熟地两半

上为细末，炼蜜为丸，如桐子大。每服三四十丸，温汤送下，日进三服，不拘时候。

张台卿尝苦目暗，京师医者，令灸肝俞，遂转不见物。因得此方，眼目遂明。一男子内障，医治无效，因以余剂遗之，一夕灯下语其家曰：适偶有所见，如隔门缝见火者，及旦视之，眼中翳膜，俱裂如线。张云：此药灵，勿妄与人，忽之则无验，予益信之，且欲广其传也。

高风障症

高风俗号是鸡盲，为类朱鸡夜不明，因损元阳真气弱，亦能致祸勿言轻。能知变理，不治自宁。不

知戒忌,何止双盲。阴阳否塞为中满,不久魂飞入北溟。

此症俗呼为鸡盲。本科曰高风障。至晚不明,至晓复明也。盖元阳不足之病,或曰既阳不足。午后属阴,何未申尚见,子后属阳,何丑寅未明?曰午后虽属阴,日阳而时阴,阳分之阴,且太阳明丽于天,日并其类,故明。至酉日没,阴极而瞑。子后虽属阳,夜阴而时阳,阴分之阳,天地晦黑之理,当瞑。虽有灯月而见不明者,病亦至甚,月太阴,灯亦属阴,不能助内之阳,病轻者视亦稍见,至寅时阳盛,日之阳升,故少明。卯时日出而明如故。若人调养得宜,神气融和,精血充足,而阳光盛,不治自愈。若不能保养,反致丧真,则有变为青盲、内障。甚则有阴阳乖乱,而否塞关格,为中满而死者。食之以肝,治之以补气药,即愈。益见其真元气弱,而阳不足也。宜服:

人参补胃汤 治劳役所伤,饮食不节,内障昏暗。

蔓荆子一钱二分　黄芪蜜制　人参各一钱　甘草炙,八分　白芍药炒　黄柏酒炒,各七分

上剉剂。白水二盅,煎至八分,去滓,食远温服,临卧再服。两目广大,视物如童,时觉两脚踏地,不知高下,盖冬天多服升阳药故也。病减住服,候五七日再服,此药春间服,乃时药也。

补中益气汤 治两目日晡紧涩，不能瞻视。乃元气下陷，并治工作劳力，读书隽刻，勤苦伤神，饥饱失节。此数者俱发目赤头疼寒热交作，身强体痛。若劳极复感风寒，则头疼如破，全似外感伤寒之症。误用发表之药，鲜不伤人。故东垣先生发内外伤辨首用此方，取济甚众。

当归身酒洗　白术土炒　陈皮各钱半　人参二钱　炙甘草　升麻　柴胡各一钱　黄芪蜜制，三钱

上剉剂。白水二盅，姜一片，枣三枚，煎，食后热服。

按：中气者，脾胃之气也。五脏六腑，百骸九窍，皆受气于脾胃而后治。故曰：土者万物之母。若饥困劳倦，伤其脾胃，则众体无以滋气而生，故东垣谆谆以脾胃为言也。是方人参、黄芪、甘草甘温之品，甘者中之味，温者中之气，气味皆中，故足以补中气。白术甘而微燥，故能健脾。当归质润辛温，故能泽土。术以燥之，归以润之，则不刚不柔，而土气和矣。复用升麻、柴胡，升清阳之气于地道也。盖天地之气一升，则万物皆生，天地之气一降，则万物皆死。观乎天地之升降，而用升麻、柴胡之意从可知矣。或曰：东垣谓脾胃一虚，肺气先绝，故用黄芪以益皮毛，不令自汗而泄肺气，其辞切矣。予考古人之方，而更其论何也。余曰：东垣以脾胃为肺之母故耳，余以脾胃为众体之母。凡五脏六腑，百骸九窍，莫不受其气而赖之，是发东垣之未发而广其意耳，岂曰更论。

转光丸 治肝虚，雀目青盲。

生地黄 白茯苓 川芎 山药 蔓荆子 白菊花 防风 细辛 熟地黄各等分

上为细末，炼蜜为丸，如桐子大。每服二十丸，空心桑白皮汤送下。

还明散 治小儿，每至夜不见物，名曰雀目。

夜明砂 晚蚕砂 谷精草 蛤粉

上等分为末，煎黄蜡为丸，如鸡头大，三岁一丸，猪肝一片切开，置药于内，麻皮扎定，砂罐内煮熟，先薰眼，后食之。

决明夜灵散 见卷二。

青风障症

青风内障肝胆病，精液亏兮气不正。哭泣忧郁风气痰，几般难使阳光静。莫教绿色上瞳神，散失光华休怨命。

此症专言视瞳神内有气色昏朦，如青山笼淡烟也。然自视尚见，但比平时光华则昏朦日进，急宜治之，免变绿色，则病甚而光没，阴虚血少之人，及竭劳心思，忧郁忿恚，用意太过者，每有此患，然无头风痰气火攻者，则无此患，病至可畏，危已甚矣。不知其危而不急救者，盲在反掌耳。宜服：

羚羊角汤 治青风内障，劳倦加昏重，头旋脑痛，眼内痛涩者。

人参 车前子 玄参 地骨皮 羌活 羚羊角剉末，各等分上剉剂。白水二盅，煎至八分，去滓，食后服。

楼全善曰：诸方以羚羊角、玄参、细辛、羌活、防风、车前子为君，羚羊角行厥阴经药也。丹溪云：羚羊角入厥阴经甚捷是也。玄参、细辛行少阴经药也。海藏云：玄参治空中氤氲之气，无根之火，为圣药也。羌活、防风、车前子行太阴经药也。如筋脉枯涩者诸方中，更加夏枯草，能散结气，有补养厥阴血脉之功。其草三月开花，逢夏即枯，盖秉纯阳之气也。至哉斯言，故治厥阴目痛如神，以阳治阴也。尝试之有验，然此诸方，又当知邪之所在。若气脱者，必与参膏相半服之；气虚者，必与东垣补胃人参汤、益气聪明汤之类相半服之；血虚者，必与熟地黄丸之类相兼服之。更能内观静守，不干尘劳，使阴气平伏，方许有效。

绿风障症

绿风内障其色绿，重是青风轻是黄。视物昏冥浓雾密，头旋风痰火气伤。瞳神甚大害尤速，少失调治散渐黄。目病若到如此际，看看渐失本来光。

此症专言瞳神气色浊而不清，其色如黄云之笼翠岫，似蓝靛之合藤黄，乃青风炎重之症。久则变为黄风，虽曰头风所致，亦由痰湿所攻，火郁忧思忿急之故。若伤寒疟疾热蒸，先散瞳神，而后绿后黄。前后并无头痛者，乃痰湿攻伤其气，神膏耗涸，是以色变也。然虽如是，盖久郁则热胜，热胜则肝之风邪起矣。故瞳神愈散愈黄。大凡病到绿风，极为危者，十有九不能治也。宜服：

半夏羚羊角散 治痰湿攻伤，绿风内障。

羚羊角锉细末 薄荷 羌活 半夏炙，各钱半 白菊花 川乌炮 川芎 防风 车前子各五钱 细辛二钱

上为末，每服三钱，生姜三片，水二盅，煎一盅，去滓服，或荆芥汤调下。

羚羊角散 治绿风内障，头旋目痛，眼内痛涩者服。如痰湿攻伤者，服聚星障症羚羊角散，见卷三。

羚羊角锉末 防风 知母 人参 黑玄参 茯苓 黄芩 桔梗 车前子各一两 细辛二两

上为粗末，每服三钱，白水煎，食后温服。

乌风障症

乌风内障浊如烟，气散膏伤胆肾间。真一既飘精已耗，青囊妙药也徒然。

此症色昏，浊晕气滞，如暮雨之中浓烟重雾。风痰之人，嗜欲太多，及败血伤精，肾络损而胆汁亏，精气耗而神光坠矣。宜服：

白附子汤 治发散初起，黑花昏昏，内障。

荆芥穗 防风 白菊花 甘草少许 白附子炮 苍术 木贼草 羌活 白蒺藜去刺 人参各等分

上剉剂。白水二盅，煎至八分，去滓，食后服。

凉胆丸

龙胆草酒炒 黄连酒炒 防风 柴胡 地茄

子　黄芩酒炒　芦荟　黄柏盐水制　荆芥穗各等分

上为细末，炼蜜为丸，如梧桐子大。每服三钱，清茶送下。

偃月障症

偃月侵睛迟最恶，风轮上际微微薄。慢慢下瞳来，似此人难觉。脑有湿热迍，肝络遭肺剥。莫待如月圆，昏昏难摸捉。

此症乃风轮上半边气轮交际，从白膜内隐隐白片，薄薄盖向下来，其色粉青。乃非内非外，从膜中而来者。初起不觉而无虑，后渐结久，始下风轮而损光。或沿边风轮周匝，而为枣花，为害最迟。人不为虑，每中其患，乃脑漏或脑有风湿，久滞郁中，微火攻击，脑油滴下，好酒暴怒，激滞生郁，为变亦急。凡经水洗头，不待干而湿热者，及痰火人，好燥腻湿热物者，皆有此患。宜服：

补肝散

羚羊角　细辛　羌活　白茯苓　楮实子　人参　玄参　车前子　夏枯草　防风　石斛各等分

上为细末，每服三钱，食后米饮调下。

坠翳丸　治偃月内障，及微有头旋额痛。

青羊胆　鲤胆　鲭胆各七个　熊胆二钱　石决明洗浸，煅存性，另研细，一两　牛胆五钱　麝香少许

上为细末，面糊为丸，如桐子大。每服十丸，空心茶清送下。

如银障症

如银内障分轻重，轻则中间一点栏。重则瞳神皆白亮，瞳中怫郁气相干。治伤真气并思虑，细小劳精强视瞻。滞涩清纯生障气，精华冥黑过三年。也须爱养休伤变，一拨光开胜遇仙。

此症专言瞳神中之白色内障也。轻则一点白亮，而如银星一片。重则瞳神皆雪白而圆亮。圆亮者，一名圆翳内障，有仰月偃月，变重为圆者；有一点从中起，视渐昏，渐变大而不见者。乃郁滞伤乎冲和清纯之元气。故阳光精华，为其闭塞而不得发见，亦有湿热在脑，脑油滴落而元精损郁闭其光，非若银风内障已散大而不可收者，乃不治之兆。年未过六旬，血气稍盛者，治之皆可复明。宜服：

石决明散

石决明醋煅　防风　人参　茺蔚子　车前子　细辛减半　知母　白茯苓　辽五味　玄参　黄芩各等分

上为细末，每服二钱，食前茶清调下。

瞳神欹侧症

欹侧瞳神，其故当审。外若不伤，内必有损。损外不妨，损内尤慌。莫使损尽，终是无光。

此症专言瞳神歪斜不正，或如杏仁、枣核、三角、半月也。乃肾胆之神膏所损，瞳神将尽矣。若风轮破损，神膏流没，致瞳神欹侧者，轮外必有蟹睛在焉。蟹睛平而瞳神不得复圆，外亦有脂翳，终身不脱。若轮外别无形证，而瞳神欹侧者，必因内伤肾水肝血胆之化源。故膏液自耗，而瞳神欲没，甚为可畏，宜治之。虽难复圆，亦可挽住，而免坠尽丧明之患。宜服：

生犀角丸 治五行应变，气血两虚，荣卫凝滞，以致肝肾脏受风邪，瞳神歪斜内障。

石决明醋煅 当归身 犀角镑末 麻黄减半 楮实子 枸杞子 防风各等分

上为细末，面糊为丸，如桐子大。每服五十丸，茶清送下。

瞳神反背症

瞳神反背患者少，识者须当要心巧。不逢妙拨转将来，定是昏冥直到老。

此症因六气偏胜，风热抟击，其珠斜翻倒转，白向外而黑向内也。药不能疗，止用拨治。须久久精熟者，识其何入何背，或带上带下之分，然后拨之，则疗在反掌。否则患者徒受痛楚，医者枉费心机。今人但目盲内障，或目损风水二轮，而膏杂坏，白掩黑者，皆呼为瞳神反背，谬妄之甚。夫反背实为斜翻，乌珠向内也，非是珠端正而向外者，今乱呼为瞳神反背，必其人亦是盲目，岂能治人之盲哉！

内障根源歌

不疼不痛渐昏蒙，薄雾轻烟渐渐浓。或见花飞蝇乱出，或如丝絮在虚空。此般状样因何得，肝脏停留热与风。大叫大啼惊与恐，脑脂流入黑睛中。初时一眼先昏暗，次第相牵与一同。苦口何须陈逆耳，只缘肝气不相通。彼时服药宜销定，将息多乖即没功。日久既应全黑暗，时名内障障双瞳。名字随形分十六，龙师圣者会推穷。灵药千般难得效，金针一拨日当空。戒慎将息依前说，如违依前病复踪。

针内障眼法歌

内障由来十六般，学医济世要细看。分明一一知形状，施针方可得相安。若将针法同圆翳，误损神光取瘥难。冷热光明虚与实，调和四体待全康。不然气闷违将息，呕逆劳神翳却翻。咳嗽震惊皆不可，多惊先服镇心丸。若求凉药银膏等，用意临时体候观。老翳细针初复嫩，针形不可似一般。病虚新产怀娠月，下针才知将息难。不雨不风兼皓日，清斋三日在针前。安心定意行医道，念佛亲姻莫杂喧。患者向明盘膝坐，提撕腰带得心安。针者但行贤哲路，恻隐之心自可还。有血莫惊须住手，裹封如旧再开看。忽然惊振医重酌，服药三旬见朗然。七日解封难见日，花生水动莫他言。还睛丸散坚心服，百日分明复旧光。

针内障后法歌

内障金针针了时，医师言语要深思。绵色黑豆如球子，眼上安排日系之。卧眠头枕须安稳，仰卧三朝莫厌迟。封后忽然微有痛，脑风牵动莫他疑。或针或烙依经法，痛极仍将火熨之。拟吐白梅含咽汁，吐来仰卧却从伊。起则恐因遭努损，虽然稀有也须知。七朝豉粥温温食，震动牙关事不宜。大小便时须缓缓，无令自起与扶持。高声叫唤言多后，惊动睛轮见雪飞。如此志心三十日，渐行出入认亲知。狂心莫忆阴阳事，夫妇分床百日期。一月不须临洗面，针痕湿着痛微微。五腥酒面周年断，服药消除病本基。

镇心丸 治心痫惊悸，忧思愁虑伤心，惕然心跳，动振不安，吐舌面赤目瞪等症。

牛黄一钱，另研 生地酒洗，炒 当归身酒洗，炒 远志肉去心 茯神各五钱 金箔十五片 石菖蒲九节者佳 川黄连各二钱半 辰砂二钱，另研

上以前六味，共为细末，后入牛黄、辰砂二末，猪心血为丸，如黍米大，金箔为衣。每服五六十丸，煮猪心汤送下。

附：太玄真人进还睛丸表

伏以医有圣神工巧之妙，人不可不知。药有温凉寒热之性，医不可不辨。昔炎帝尝百药而著《本草》，叔和察六脉而烛病源，所以扶世道而救民命者，良有在也。上古之人咸臻寿。考况世之最贵者，莫贵于人。人之最贵者，莫贵于目。夫目者，五脏六腑之精华，百骸九窍之至宝，洞观万物，朗视四方，

皎洁如珠，包含天地，内连肝胆，外应睛瞳。窍虽开于肝门，睛乃属于肾脏。肾属北方壬癸水，心属南方丙丁火，心肾不和，水火交战，则血气停留不散，胆损肝虚，定然眼中受病。凡疗眼疾须补肾元，次修肝木。肝乃肾之苗，肾乃肝之本，修肝则神魂安静，补肾则精魄安和，精魄既得安和，眼目自然明朗。譬如种木当在修根，根壮则枝叶茂盛，根损则花叶凋零。且如黑睛属肾，肾虚则眼泪下流。窍门通肝，肝风则冷泪常出。白睛属肺，肺热则赤脉系自轮。上下睑属脾，脾风则拳毛倒睫。大小眦属心，心热则攀睛胬肉。眼有五轮，外应五行，木火土金水；内应五脏，肝心脾肺肾。五轮者，风血肉气水。八廓者，天地水火风雷山泽。目有病患须究根源，勿用庸医，妄行钩割。夫人好施丹药，脾胃损伤。终夜忧思，精神耗惫。或胆中受热，或肺上受寒，或食五辛太多，或纵七情过甚，或观星望月，或近火冲烟，故使三焦受热，致令两目失明。或迎风多泪，或视物如烟，或观空中如云雾，或视太阳如浊水，五脏虚耗，夜梦鬼交眼前，时见黑花达乱，黑输常如白雾昏朦，臣窍怜之。

陛下戒之。今按《本草》制成仙方，能养性安神，搜风明目，却热除邪，修肝补肾。虽远年内障而可明治，近日赤肿而即去，药共二十九味，名曰还睛丸。修之奇异，有君臣佐使之功。制不寻常，有蒸炮剉炼之妙。不问老幼阴阳，即见光明清白。恭惟。

皇帝陛下修凝道德，摄养精神，端居九重之中，明见万里之外，固不赖于此药，亦可保于未然。伏愿普颁百姓请尝试之，俯赐群臣，必臻捷效，臣无任瞻天仰。

圣激切诚虔之至，谨录其方，随表拜进以闻。

还睛丸 治远年近日一切目疾，内外翳障，攀睛胬肉，烂弦风眼及年老虚弱，目昏多眵，迎风冷泪及视物昏花，久成内障。此药最能降虚火，升肾水。可宜久服，夜能读细字。

人参 杏仁泡，去皮尖 肉苁蓉酒洗，焙干 杜仲酒洗，炒 牛膝酒洗，炒 石斛 枸杞子各两半 犀角锉细末 防风各八钱 菊花去梗叶 菟丝子酒煮，焙干 当归酒洗，炒 熟地酒洗，焙干 黄柏酒洗，炒 青葙子 枳壳麸炒 白茯苓乳蒸，晒干 蒺藜杵去刺，炒 羚羊角锉细末 草决明 山药各一两 天冬去心，焙干 麦门冬去心，焙干 生地酒洗，炒，各三两 川芎酒洗，炒 黄连酒洗，炒 五味子敲破，焙干 甘草炒，各七钱 知母酒炒，二两

上除犀，羚角末另入。余为细末，炼蜜为丸，如桐子大。每服四五十丸，空心盐汤送下。一方内无当归、肉苁蓉、杜仲、黄柏、知母，亦名固本还睛丸。

金针辨义

古人云金针者，贵之也。金为五金之总名，铜铁金银皆是也。《本草》云：马衔铁无毒，可作针。以马

属午属火，火克金，能解铁毒，故用以作针。

煮针法

煮针一法，《素问》原无，今世用之，欲温而泽也。是法有益而无害，故从之。

危氏书：用乌头、巴豆各一两，硫黄、麻黄各五钱，木鳖子、乌梅各十个，将针入水，用砂锅内或罐内煮一日，洗择之，再用止痛药、没药、乳香、当归、花蕊石各五钱，又如前水煮一日，取出，用皂角水洗，再于犬肉内煮一日，仍用瓦屑打磨净，端直，松子油涂之，常近人气为妙。

金针式

金针柄以紫檀花梨木或犀角为之，长二寸八九分，如弓弦粗，两头钻眼，深三四分。用上好赤金子，抽粗丝，长一寸，用干面调生漆嵌入柄眼内，外余六分许，略尖，不可太锋利，恐损瞳神。以鹅毛管套收，平日收藏匣内，临用时始取出之。

用水法

凡拨金针之时，须看患目者人之老弱肥壮。若气盛者，欲行针之际，前二三日，先服退气散血之剂数服，平其五脏。弱者不必服之。临拨，新汲井水一盆，放于桌上，令患目者，对盆就洗，医家侧坐，以手蘸水，频频于眼上连眉棱骨淋洗，使眼内脑脂得水乃凝，以洗透数十遍，冷定睛珠为度。然后用针，庶几随手而下，并不黏滞矣。

退气散血饮

大黄　当归身　乳香　没药　连翘　川山甲　白芷各等分

上剉剂。白水二盅，煎至八分，去滓，食远服。

拨内障手法

凡拨眼要知八法，六法易传，惟二法巧妙。在于医者手眼心眼，隔垣见症，手法探囊取物，方得其法。临拨，先令患者以水洗眼如冰，使血气不行为度。两手各握纸团，端坐椅上。后用二人将头扶定。医人先用左手大指、二指，分开眼皮，按定黑珠，不令转动；次用右手持金针。如拨右眼，令患者视右，方好下针。庶鼻梁骨不碍手，离黑珠与大眦两处相平，分中。慢慢将针插下，然后斜回针首，至患处，将脑脂拨下，复放上去，又拨下来，试问患者：看见指动，或青白颜色。辨别分明，然后将脑脂送至大眦近开穴处，护睛水内尽处，方徐徐出针。不可早出，恐脑脂复还原位，拨左眼则左锐眦。

凡行针须用朔望，对神祈佛，通诚乡贯姓名。敬祝用针者也，亦逢朔望念咒七遍，书符一道。封针，临用必斋戒，设香烛之类，又书符一道。取太阳神光接其眼光，亦念咒大叫：救苦救难，南海观世音菩萨，其针自转。令针者心胆大开，不惊。先书后三光符。下针宜天气晴明，用开成除收日，忌子日。

开针三光符咒

画符默念：取日光接神光，明目光。

开针三光符图

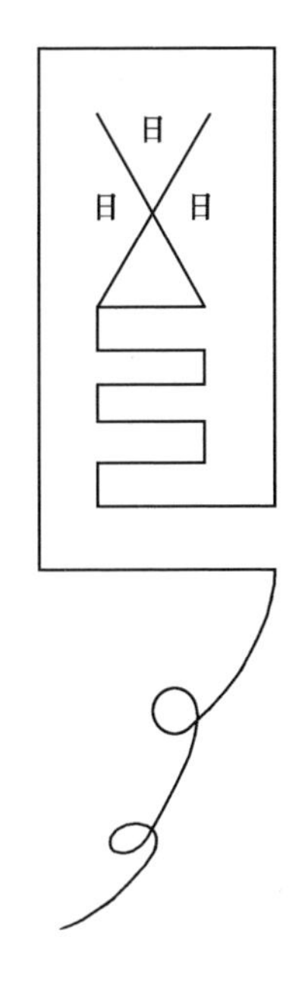

咒曰：清净眼，紫金灯，洒洒水离黄沙，满载《藏经》千手千眼龙王，文殊大士骑狮子，普贤菩萨骑象王，目神夜里云膜内障尽消除，强中强，吉中吉，婆罗今上有保利，眼中一切得光明，清净般若婆罗密。

封针符

封针符图

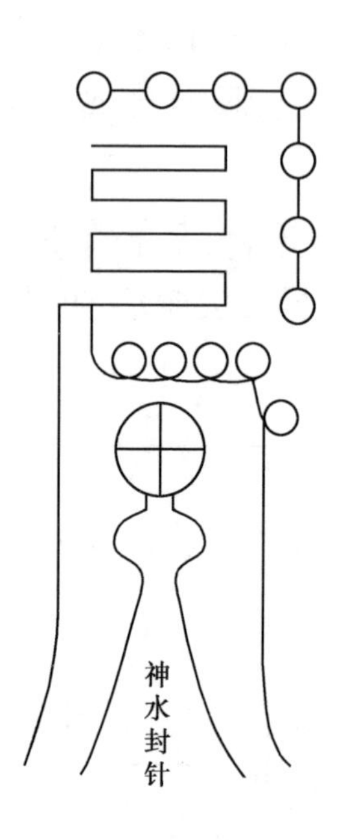

封眼法

预收芙蓉半老绿叶，晒干为末，用井花凉水调匀，以绵纸剪圆块，如茶盅口大。先将敷药敷眼上眉棱骨及下眶，以纸一层封贴药上，又上药一层，盖纸一层封定。俟将干，以笔蘸水润之。日夜数次，夏月焙之，一日一换。仰面而卧，若将针眼向下就枕，防脑脂从上复下也。起坐饮食，大小二便俱宜缓，不可用力震动。三日内，只用温和稀粥，烂熟肴馔，不可震动牙齿。三日后，开封视物，服药静养而已。

针后若目疼痛，急取生艾，或乾艾，同生葱各半，共捣，铜锅内炒热，布包熨太阳穴，三五次即止。若瞳神有油气不清，当平肝气，用槟榔、枳壳、柴胡之类。作呕吐，用藿香、淡豆豉、姜制厚朴、半夏之类。火旺体厚者，宜清火顺气消痰，用黄连、枳壳、槟榔、半夏、麦冬、瓜蒌之类。老弱者，用茯神、熟地、枸杞、麦冬、枣仁、贝母、白术、橘红、五味子、白芍、当归之类。针后忌用川芎，恐行血作痛。太阳头痛，用防风、白芷、羌活、石膏之类。痛甚，用炒盐熨之。若白睛赤，用柴胡、红花、赤芍、归尾、栀仁、桑皮、防风之类。瞳神微散，用白芍、五味子、麦冬、茯神、人参、当归、酸枣仁之类。受热致瞳神细小者，用寒水石、当归、黄连、麦冬、茺蔚子、柴胡、炒栀仁之类。若障复朦，宜服平肝顺气之剂，其障自退。如不速退，复再针拨亦可。

愚按：此症乃湿热郁积，蒸烁脑脂下垂，故珠内有膜遮蔽瞳仁之光，犹如布幔悬于明窗之内，外人虽见其窗似明，孰知窗内有幔悬挂而不明也。但今人以讹传讹，皆谓瞳仁反背，其讹相延已久，一时难以正之。当知此症惟用金针入珠内，拨去脂膜，顷刻能明。此论惟可与知者道，难与俗人言也。谨辨之，以为后人垂鉴。

上《龙木论》金针开内障大法，谨按其法。初患眼内障之时，其眼不痛不涩不痒，头不旋不痛。而翳状已结成者，必俟岁月障老，始宜金针拨去其翳，如拨云见日而光明也。今具其略于后。

开内障图

圆翳 初患时见蝇飞花发，垂蚁薄雾轻烟，先患一眼，次第相牵，俱圆翳，如油点浮水中，阳看则小，阴看则大，金针一拨即去。

滑翳 翳如水银珠，宜金针拨之。

涩翳 翳如凝脂色，宜金针拨之。

浮翳 藏形睛之深处，细看方见，宜金针拨之。

横翳 横如剑脊，两边薄，中央厚，宜针于中央厚处拨之。

以上五翳，皆先患一目，向后俱损，初患之时，其眼痛涩，头旋额痛，虽有翳状，亦难针拨。独偃月翳、枣花翳、黑水凝翳，微有头旋额痛者，宜针轻拨之。

冰翳 初患时头旋额痛者，眼睑骨鼻颊骨痛，目内赤色，先患一目，向后翳如冰冻坚白，宜于所经过脉，针其腧穴，忌出血，宜针拨动，不宜强拨。

偃月翳 初患时微微头旋额痛，先患一目，次第相牵俱损，翳一半厚一半薄，宜针，先从厚处拨之。

枣花翳 初患时微有头旋眼涩，目中时时痒痛，先患一眼，向后俱翳，周围如锯齿，轻轻拨去，莫留短脚，兼于所过之经，针灸其腧。

散翳 翳如黑点，乍青乍白，宜针拨之。

黑水凝翳 初患时头旋眼涩见花，黄黑不定，翳凝结青色，宜针拨之。

惊振翳 头脑被打筑，恶血流入眼内，至二三十年成翳，翳白色，先患之眼不宜针，牵损后患之眼，宜针拨之。

白翳黄心 翳四边白中心黄者，先服逐翳散，次针足经所过诸穴，后用金针轻拨，拨若先损一目，向后俱损。

虽不痛不痒，其翳黄色红色者，不宜针拨。翳破散者，不宜针拨。中心浓重者，不宜针拨。拨之不动者，曰死翳，忌拨。独白翳黄心，宜先服药后针之。若无翳者，名曰风赤，不宜针之。

乌风 无翳，但瞳仁小，三五年内结成翳，青白色，不宜针。视物有花为虚，宜药补，不宜药泻。

肝风 无翳，眼前多见虚花，或白或黑，或赤或黄，或一物见二形，两眼同患，急宜补治，切忌房劳。

五风变 初患时头旋额痛，或一目先患，或因呕吐，双目俱暗，瞳子白如霜。

绿风 初患时头旋额角偏痛，连眼睑眉及鼻颊骨痛，眼内痛涩，先患一眼，向后俱损，无翳，目见花，或红或黑。

黑风 初患时头旋额偏痛，连眼睑鼻颊骨痛，眼痛涩，先患一眼，向后俱损，无翳，眼见黑花。

青风 初患时微有痛涩，头旋脑痛，先患一眼，向后俱损，无翳，劳倦加昏重。

雷头风 初患时头旋恶心呕吐，先患一目，次第相牵，俱变伤，瞳神或大或小，凝脂结白。

推遂日按时人神所在当忌

（凡用针灸、钦割俱宜忌犯）

子时在踝	丑时在头	寅时在耳
卯时在面	辰时在头	巳时在乳
午时在脚	未时在腹	申时在心
酉时在背	戌时在腰	亥时在股

审视瑶函卷之六

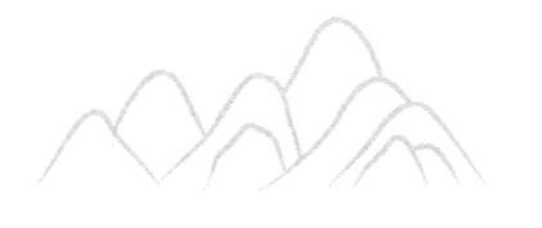

运气原证

按:《内经》:运气泪出,皆从风热。《经》云:厥阴司天之政,三之气,天政布,风乃时举,民病泣出是也。

目病十三症 经验汤剂丸散四十六方

目 泪

《灵枢》:黄帝曰:人之哀而泣涕者,何气使然?岐伯曰:心者,五脏六腑之主也。目者,宗脉之所聚也,上液之道也。口鼻者,气之门户也。故悲哀愁忧则心动,心动则五脏六腑皆摇,摇则宗脉感,宗脉感则液道开,液道开故涕泣出焉。液者,所以灌精濡空窍者也。故上液之道开则泣,泣不止则液竭,液竭则精不灌,精不灌则目无所见矣,故命曰夺精。补天柱经,挟颈挟头中分也。又曰:五脏六腑,心为之主,耳为之听,目为之视,肺为之相,肝为之荣,脾为之卫,肾为之主外,故五脏六腑之津液,上渗于目。心悲气并则心系急,心系急则肺举,肺举则津液上溢。夫心系与肺,不能常举,乍上乍下,故欬而泣出矣。《素问·解精微论》曰：厥则目无所见。夫人厥则阳气并于上，阴气并于下。阳并于上则火独光也，阴气并于下则足寒。足寒则胀，夫一水不胜五火，故目昏盲。是以气冲风泣下而不止，夫风之中目也。阳气内守于精，是火气燔目，故风见则泣下。有喻比之，夫火疾风生乃能雨，此之类也。东垣云：水附木势，上为眼涩为眵为冷泪，此皆由肺金之虚，而肝木寡于畏也。

迎风冷泪症

迎风冷泪，水木俱虚，血液不足，寒药勿施，失治则重，宜早补之。

此症谓见风则冷泪流，若赤烂有障翳者非也。水木二经，血液不足，阴邪之患，久而失治，则有内障视渺等症生焉。与无时冷泪不同，此为窍虚，因虚引邪之患。若无时冷泪则内虚，胆肾自伤之患也。此宜服：

河间当归汤 治风邪所伤，寒中目，泪自出，肌瘦汗不止。

白术炒 白茯苓 干姜炮 细辛 川芎 白芍药 甘草炙，各五分 官桂 陈皮各一钱 当归身酒制 人参各二钱

上为剂。水二盅，姜一片，辉枣三枚，煎八分，去滓热服，不计时，并三服。

阿胶散 治目有冷泪，流而不结者，肝经受风冷故也。

阿胶　马兜铃各两半　紫菀　款冬花　糯米各一两　白蒺藜炒，二钱半　甘草五钱

上为细末，每服二钱，水一盅，煎，不拘时服。

枸杞酒　治目视不明，迎风冷泪。

枸杞子拣肥者，一斤，杵烂，用绢袋盛贮须浸酒密封，勿令泄气，候三七日取饮　陈无灰酒十斤

仍用猪肝煮熟切片，蘸花椒盐同食，每饮酒一二杯，勿宜过饮。不但不效，反佐湿热，为害不浅矣。

按：肝气通于目，肝和则能辨五色矣。今肝为劳伤，致目视不明，多出冷泪。《经》曰：味为阴，味厚为阴中之阴。枸杞子味厚，故足以养厥阴之阴，煮以纯酒，取其浃洽气血而已。

迎风热泪症

迎风热泪出，肝虚夹火来，水中起隐伏，久则成内灾。

此症不论何时何风，见之则流热泪。若有别症及风气者非也。乃肝胆肾水之津液不足，故因虚窍不密，而风邪引出其泪也。中有隐伏之火发，故泪流而热。久而不治，及有触犯，则有变矣。宜服：

羚羊角散　治肝脏受热，眼目昏花，时多热泪。

羚羊角锉细末　羌活　玄参　车前子　山栀仁炒　黄芩　瓜蒌各五钱　胡黄连　家菊花各三钱　细辛一钱

上为细末，每服二钱，食后竹叶煎汤调下。

白僵蚕散 治冲风泪出。

白僵蚕炒 粉草 旋覆花 细辛 木贼草各五钱 荆芥二钱半 嫩桑叶一两

上为细末，每服二钱，白水煎，食后温服。

珍珠散 治肝虚见风泪出。

珍珠另研 丹砂研，各三分 干姜研，二分 贝齿火煅，水淬，干，研，一两

上共研极细令匀，以熟绢帛簁三遍。每仰卧，以少许点眼中，闭少时为妙。

无时冷泪症

无时冷泪，水木俱伤，此幽阴之深患，其为病也非常。然斯疾每出不意，非青盲则内障为殃。

此症为目无赤病也，只是时常流出冷泪，久则瞻视昏渺。非比迎风冷泪，因虚引邪之轻者。此盖精液耗伤，肝气渐弱，精膏涩枯，肾水不足，幽阴已甚，久而失治，则有内障青盲之患。精血衰败之人，及悲伤哭泣久郁，妇人产后悲泣太过者，每多此症。且为祸又缓，人不为虑，往往罹其害而祸成也，悔已迟矣。宜服：

菊睛丸 治肝肾不足，眼目昏暗，瞻视不明，茫茫漠漠，常见黑花，多有冷泪。久服，补不足，强肝肾。

甘菊花去梗叶，四两，炒 巴戟去心，一两 肉苁蓉酒洗，去皮，炒，切，焙，二两 枸杞子捣，焙，三两

上为细末，炼蜜为丸，如桐子大。每服三钱，温酒或青盐汤，空心食前送下。

麝香散 治眼冷泪不止,嗃鼻。

香附子 川椒目各等分 苍术 麝香各少许

上为细末,令病者噙水一口,将药吹于鼻内。

无时热泪症

无时热泪,其祸幽微,此损耗中之伏隐,乃不足中之有余,服寒凉则伤汁损血,服热药则血壅难舒,当以意中求趣,补益当而消除。

此症谓目无别病,止是热泪无时而常流也。若有别病而热泪出者,乃火激动其水,非此病之比。盖肝胆肾水耗,而阴精亏涩,及劳心竭力,过虑深思,动其火而伤其汁也。故膏液不足,又哭泣太伤者,每每患此。久而失治,触犯者变为内障。因其为患微缓,罹其祸也多矣。宜服:

当归饮子

当归身 人参 柴胡 黄芩 白芍药 甘草 大黄各一钱 滑石五分

上剉剂。水二盅,生姜三片,煎至八分,去滓,温服。

椒苄丸 治目昏多泪。

熟地黄切,焙干 川椒去目及闭口者,微炒 生地黄切,焙干

上三味各等分,为细末,炼蜜为丸,如桐子大。每服五十丸,盐米饮空心送下。

江陵傅氏,家贫,鬻纸为业,好接待游士。一日,有客方巾布袍,邀傅饮。傅目昏多泪,客教以此方,服

不一月，目能夜视物，享年八九十，聪明不衰。

风　沿

丹溪云：风沿眼系，上膈有积热，自饮食中挟怒气而成。顽痰痞塞，浊气不下降，清气不上升。由是火益炽而水益降，积而久也。眼沿因脓渍而肿，于中生细小虫丝，遂年久不愈，而多痒者是也。用紫金膏，以银钗脚揩去油腻点之。试问若果痒者，又当去虫，以绝根本。盖紫金膏只去湿与去风凉血而已。若前所谓饮食挟怒成痰，又须更与防风通圣散，去硝、黄为细末，以酒拌匀晒干，依法服之。禁诸厚味及大料物，方尽诸法之要。

眦帷赤烂症

眦帷赤烂，人皆有之。火土燥湿，病有重轻。重则眦帷裂而血出，轻则弦赤烂而难舒。以清润而为治，何患病之不除。

此症专言眦之赤烂，目无别病也。若目有别病而赤烂者，乃因别火致伤其眦，又非此比。赤胜烂者，多于劳心忧郁忿悖，无形之火所伤。烂胜赤者，多于恣燥嗜酒，哭泣过多，冒火冲烟，风热蒸薰，有形之火所伤。病属心络，甚则火盛而生疮于眦边也。要分大小二眦，相火君火，虚实之症，宜服点洗。

防风通圣散　并治中风，一切风热，大便秘结，小便赤涩，眼目赤痛。或热急生风，舌强口噤。或鼻生紫赤风刺瘾疹，而为肺风。或成风疠，而世呼大麻风。或肠风为痔漏。或肠郁而为诸热，谵妄惊狂，并皆治之。

防风　川芎　大黄　赤芍药　连翘　麻黄去节　芒硝　苏薄荷　当归　滑石飞过　甘草　炒栀仁　白术　桔梗　石膏煅　荆芥穗　黄芩各等分

上为粗末，每服四钱，姜三片，水二盅，煎，食远温服。

按：防风、麻黄解表药也，风热之在皮肤者，得之出汗而泄；荆芥、薄荷清上药也，风热之在巅顶者，得之由鼻而泄；大黄、芒硝通利药也，风热之在肠胃者，得之由后而泄；滑石、栀子水道药也，风热之在决渎者，得之由溺而泄。风淫于膈，肺胃受邪，石膏、桔梗清肺胃也，而连翘、黄芩，又所以祛诸经之游火。风之为患，肝木主之，川芎、当归和肝血也，而甘草、白术，又所以和胃气而健脾。刘守真氏长于治火，此方之旨，详具悉哉。

如目两睑溃烂，或生风粟，白睛红赤，黑睛生翳障，加菊花、黄连、羌活、白蒺藜，名曰菊花通圣散。人弱，大便不结燥者，减去硝、黄。

东垣碧天丸　治目疾屡服寒凉不愈，两目蒸热，有如火薰，赤而不痛，红丝赤脉，满目黄睛，瞀闷昏暗，羞明畏日。或上下睑赤烂，或不服风土，而内外锐眦皆破，以此洗之。

瓦粉炒，一两　铜绿七分，为末　枯白矾二分

上研铜绿、白矾令细，旋旋入瓦粉研匀，热水和

之，共为丸，如黄豆大。每用一丸，热汤半盏，浸一二时辰。洗，至觉微涩为度。少闭眼半个时辰许，临卧更洗之，瞑目就睡，尤为神妙。一丸可洗二三日。可在汤内炖热。此药治其标，为里热已去矣。里实者不宜用此，当泻其实热。

紫金膏

用水飞过虢丹，蜜多水少，文武火熬，以器盛之，点。

迎风赤烂症

迎风赤烂邪在肝，因虚被克木相传，久不愈兮成赤烂，赤烂风弦治又难。

此症谓目不论何风，见之则赤烂，无风则好者。与风弦赤烂，入脾络之深者不同。夫风属木，木强土弱，弱则易侵，则邪引邪，内外夹攻，土受木克，是以有风，其病无风则愈。赤烂者土木之病也。赤者木中火症，烂者土之湿症。若痰若湿甚者，烂胜赤。若火若燥甚者，赤胜烂，心承肺，承者，珠亦痛而赤焉。此章专言赤烂之患，与前章迎风冷热泪入内之深者又不同。宜服洗：

柴胡散 治眼眶涩烂，因风而作，用气药燥之。

柴胡　防风　赤芍药　荆芥　羌活　桔梗　生地黄　甘草

上各等分，为细末，每服三钱，白水煎，温服。

疏风散湿汤

赤芍药　黄连　防风各五分　铜绿另入　川花

椒　归尾各一钱　轻粉一分，另入　羌活　五倍子各三分　荆芥六分　胆矾　明矾各三厘

上为一处，水三盅，煎至一半，去滓，外加铜绿泡化，后入轻粉搅匀，汤脚用绵纸滤过澄清，可用手蘸洗目烂湿处。

一方　治烂弦血风眼。

覆盆子叶不拘多寡，去梗，日晒干

研令极细，薄绵裹之，以男小儿所食之乳浸汁。如人行八九里之时，方点目中，即仰卧。不过三四日，视物如少年。忌酒面油腻物。

宋宗室赵太尉乳母，苦烂弦风眼近二十年。有卖药老媪过门，云此眼有虫，其细如丝，色赤而长，久则滋生。乃入山取此药咀嚼之，而留汁滓存于竹筒内，以皂纱蒙乳母眼，取笔画双目于纱上，然后滴药汁渍眼下弦，转盼间虫从纱中出，共数十条，后眼弦肉干如常。太医上官彦诚闻之，有邻妇亦患此症，试之，无不立瘥。考之《本草》，陈藏器云：此药治眼暗不明，冷泪淫不止及青盲等恙，盖治眼妙品也。

治烂弦眼生虫方

覆盆子叶为末，一钱　干姜烧灰　生矾各半分　枯矾一分

共研一处，蜜调，用绢片做膏药，贴眼上一夜，次午揭起，其虫自出，粘在绢上，次晚，再将肥猪肉切片贴眼上一宿，即愈。

敷烂弦眼方

芦甘石煅飞过，一两　飞丹五钱　枯矾二钱五分　明朱砂研细，一钱　铜绿二线

共为一处，研极细为度，先用荆芥、陈茶叶，煎水洗患处，乘湿将药敷上，二三次立愈。

诸　因

内外诸因，种种不一。有郁七情六淫，伤感过度而致者，其症随愈随复，最难调治。有外受风邪燥火克削，致荣卫失调，而淹滞涩翳，朦昧不清，宜散宜和，随症施之。若因他症侵乘，及物伤等症累目，虽内外轻重，各分其类。总之，火郁者宜疏之，气滞者宜导之。燥甚风邪，宜审虚实调之。庶不至客邪延久，成痼疾已。

因风症

风兮风兮祸何多，未伤人身先损目。有因睥反烂弦红，有致偏歪并振搐，有成内障目昏盲，有生外障多胬肉，内外轻重皆不同。比之常症犹难逐，驱风活血养阴精，胜似求仙去问卜。

此症谓患风病人而目病也。盖风属木，木为肝，肝之窍在目，本乎一气，久病则热盛，何也？木能生火也。火盛则血因风火，久而不熄，遂致耗损矣。况久病必生郁，郁则又生火，火性上炎，火热极而又生风，展转相生，内外障翳皆起于此。故患风木之病，各因其故而发之。有日浅而郁未深，为偏歪歪

斜者；有入睥而睥反湿赤胜烂者；有血虚筋弱而振搐者；有恣燥嗜热，火邪乖乱清和融纯之气，因郁而为内障者；有风胜血滞，结为外障。如胬肉等症者，再加以服饵香燥之药。耽酒纵辛，不善保养以致阴愈亏而火愈燥，火愈燥而风愈胜，病变为凝瘀之重者。治当各因其证，而伐其本，且外内常劫不同。大抵若因风病目者，当去风为先，清火次之。不然，源既不清，流何能止？目病今虽暂退，后必复来。治之虽至再至三，风不除而火不熄，目终无不发之理矣。宜服：

正容汤 治口眼㖞斜，仪容不正，服此即能正之，故云。

羌活 白附子 防风 秦艽 胆星 白僵蚕 半夏制 木瓜 甘草 黄松节即茯神心木，各等分

上剉剂。白水二盅，生姜三片，煎至八分，去滓，加酒一杯服之。

上方祛风以羌、防，化痰须星、夏，生草清热，秦艽荣筋。面部需白附、僵蚕。筋舒急资木瓜、松节。姜散风邪，酒行药势。此方服十剂，平服如故，敢陈一得，愿献知音。

半夏茯苓天麻汤 治痰厥头痛，头旋眼黑，烦闷恶心，气短促，言语心神颠倒，目不敢开，如在风云中。或头痛如裂，身重如山，四肢厥冷。

天麻 黄芪蜜制 人参 苍术泔水泡制 橘皮 泽泻 白茯苓 炒曲各五分 白术炒，一钱 半

夏姜制　麦芽炒，各钱半　黄柏酒制，二分　干姜炮，二钱，一方二分

上㕮剂。白水二盅，煎至八分，去滓，食后服。

此头痛为足太阴痰厥头痛，非半夏不能疗。眼黑头旋，风虚内作，非天麻不能除。天麻苗谓之定风草，乃治内风之神药，内风者虚风是也。黄芪甘温，泻火补元气，实表虚，止自汗。人参甘温，调中补气泻火。二术甘温，除湿补中益气。泽泻、茯苓，利小便导湿。橘皮苦温，益气调中而升阳。炒曲消食，荡胃中之滞气。麦芽宽中而助胃气。干姜辛热，以涤中寒。黄柏苦寒，用酒洗以疗之，冬日少火在泉，而发燥也。

夜光柳红散　治风邪伤胞睑，致风牵睑翻不收，出泪汪汪者。

人参　荆芥穗　川乌炮　川白芷　南星制　软石膏　川芎各二两　何首乌　草乌去皮尖，炮　石决明煅　藁本　川细辛　雄黄　当归身　蒲黄　苏薄荷　防风　茅苍术浸炒　甘松　藿香叶　全蝎各一两半　川羌活三两

上为细末，每服二钱，或三钱，茶清调下。

加减地黄丸　治男妇肝脏积热，肝虚目暗，膜入水轮，漏睛眵泪，眼见黑花，视物不明，混睛冷泪，翳膜遮障。及肾脏虚惫，肝受虚热，及远年近日，暴热赤眼，风毒气眼，并治之。兼治干湿脚气，消中消渴，及诸风气等疾。由肾气虚败者，但服此能补肝益肾，驱

风明目，神效。

生地干者一斤　熟地干者一斤　石斛去苗　防风去芦　枳壳麸炒　牛膝酒洗　杏仁泡去皮尖，麸炒黄，入瓦器研去油，各四两

上为细末，除杏霜另入，勿犯铁器，炼蜜为丸，如梧桐子大。每服五十丸，空心以豆淋酒送下，或饭饮及青盐汤亦可。忌一切动风毒等物。

豆淋酒法

黑豆半升，拣簸，炒令烟出，以酒三斤浸之。不用黑豆，用此酒煮独活，即是紫汤也。

唐丞相李恭，公在扈从蜀中日患眼。或涩，或生翳膜，或疼痛，或见黑花如豆大，云气缠绕不断。或见如飞虫翅羽，百方治之不效。有僧智深云：相公此病，由受风毒。夫五脏实则泻其子，虚则补其母，母能令子实，子能令母虚。肾是肝之母，今肾受风毒，故致肝虚。肝虚则目中恍惚，五脏亦然。脚气、消中、消渴、诸风等症，皆由肾虚，地黄丸主之。

蝉花无比散　治大小男妇，远年近日，一切风眼气眼攻注，眼目昏暗，睑生风粟。或痛或痒，渐生翳膜遮睛，视物不明，及久患偏正头风，牵搐两眼，渐渐细小，连眶赤烂。小儿疮疹入目，白膜遮睛，赤涩瘾痛。常服驱风退翳明目。

白茯苓　防风去芦　甘草炙，各四两　蛇脱微炒，一两　赤芍药十三两　苍术泔水浸，去皮，切片，炒，十五两　蝉脱去头足翅，二两　白蒺藜炒，半斤　羌活　当

归　川芎　石决明用盐入、东流水煮一伏时，漉出，捣如粉，另入，各三两

除石决粉，余共为细末搅匀，每服二三钱，食后米泔调下。或茶清亦可。忌食发风毒等物。

槐子丸　治肝虚风邪所攻，致目偏视。

槐子仁二两　酸枣仁去壳　蔓荆子　覆盆子　柏子仁　白蒺藜炒，去刺　车前子　牛蒡子　茺蔚子各一两

上为细末，炼蜜为丸，如梧桐子大。每服四、五十丸，空心白滚汤送下。

川芎石膏散　治风热上攻头目，昏眩痛闷，风痰喘嗽，鼻塞口疮，烦渴淋闭，眼生翳膜。此药清神利头目。

石膏煅　防风　苏薄荷　连翘各一两　桔梗　甘草　寒水石　滑石飞过，各二两半　川芎　人参　荆芥穗　当归　黄芩　大黄炮　山栀仁炒　白术制　菊花　赤芍各五钱　缩砂仁炒，二钱五分

除寒水石、石膏、滑石各研细，另入。余共为细末搅匀。每服二、三钱，食远滚白汤调服。忌姜蒜辛热等物。

摩风膏　治风牵眼偏邪。

白芷　黑附子　广木香　防风　细辛　骨碎补　当归身　藁本各一两　乌头　赤芍药　厚肉桂各一两半　牛酥即骨髓　鹅脂各四两　猪板油半斤

除酥、脂、板油外，以上诸药，各为细末，用真麻油半斤，浸一昼夜，再入酥、脂、板油共熬，以文武火熬如膏为度，涂于患处。

因毒症

人为疮疡肿毒，六阳壅塞勿宁，血瘀气滞不和平，皆是有余火甚。水少不能制伏，故教炎炽飞腾。只缘肝胆未纯清，邪浊扰侵致病。

此症指人生疮疡肿毒，累及目痛也。夫六阳火燥有余，水不能制，以致妄乱无拘，气滞血壅，而始发疮疡肿毒。火性上炎，目窍高，火之所从泄，浊能害清，理之自然。肝胆清净融和之腑，疮疡毒痈痘疹，浊邪炽盛，侵扰清和，因其素所斫丧。肝肾有亏，阴虚血少，胆之清汁不充，因化源弱，目络无滋，故邪得以乘虚，故入目为害。若病目在于病毒之时，治毒愈而目亦愈。若毒愈而目不愈者，乃邪入至高之深处，难以速退，当浚其流而澄其源。若急迫治之，因而触激甚者，必有瘀滞之变矣。宜服：

内疏黄连汤 治诸疮毒，皮色肿硬，发热作呕，大便闭而脉洪实者，攻及两眼，或一目，赤痛红肿，并治。

黄连 炒栀仁 黄芩 当归身 桔梗 广木香 槟榔 赤芍药 甘草 苏薄荷各八分 连翘 制大黄各钱二分

上剉剂。白水二盅，煎至八分，去滓，食远服。

还阴解毒汤 治梅疮余毒未清,移害于肝肾,以致蒸灼,神水窄小,兼赤丝,黑白混浊不清,看物昏眊不明。

川芎 当归酒洗 生地黄 金银花去叶 连翘 黄芩酒炒 土茯苓 细甘草减半 黄连酒炒 苦参 麦门冬去心 白芍药酒洗 玄参各等分

上剉剂。白水二盅,煎至八分,去滓温服。

因他症

因他之症为别病,内外轻重总不定,内因伤情,外缘纵性,不斫不丧顺天和,能守能常颇清净。五味四气慎其宜,不独目明亦长命。戒慎恐惧,如响如应。

此症专言因害别病而累及目也。所致不同,有阴病而阴自伤,有阳病而阳自损,有寒病热药太过,伤其神气,热病寒药太过耗其精血。补者泻之,泻则损其元。泻者补之,补则助其邪。砭针之泄散真气,炮炙之激动火邪。实实虚虚,损不足益有余之为害,亦各因人触犯感受,脏腑经络衰旺,随其所因,而入为病,内外轻重不等,当验其标而治其本。譬如伤寒阳症热郁,蒸损瞳神,内症也。热甚血滞,赤瘀内涩者,外症也。阴症脱阳而目盲,内症也。服姜附温剂多,而火燥赤涩者,外症也。疟疾之热损瞳神,内症也。火滞于血而赤涩,外症也。精泻液耗而膏汁不得滋润,内症也。山岚瘴气而昏者,邪气蒙蔽乎正,外症也。蛊胀中满赤痛者,阴虚难制阳邪,内症也。气滞怫郁,热多昏花，皆内症也。痰症之腻滞，火症之赤涩，皆外症也。余仿此，呜呼！身之精血有限，人之斫丧无穷，故虚者多，实者少。明者少而渺者多。若能知爱养之方，而不犯禁忌之戒。外不纵性，以伤于五味四气，内不放心于六欲七情。顺时气，养天和，颇立清净之志，而存恒久之心。则三真不丧，而六贼潜消，血充精固，神定气清，阴阳和而水火济，精华盛而目力全，复何病之有哉？若久久不辍，绵绵若存，不独目无病而瞻视明，命亦长矣。若治之，须看因何症为害于目，则以本症治之。难执方括，亦不可拘定眼科药法治之。如伤寒阳症热郁，蒸损瞳神，则看是何经之热，分表里攻发，使其热退，则目自愈。若必用眼科之药，其症坏矣。余症仿此。

前胡犀角饮 治伤寒两目昏暗，或生浮翳。

黄芪一钱二分 蔓荆子 犀角锉末 青葙子 前胡 炒栀仁 防风 麦门冬去心 羌活 生地黄 细辛 车前子 菊花 草决明炒，各八分 甘草四分

上剉剂。白水二盅，煎至八分，去滓，食后温服。

茺蔚子丸 治时气后目暗，及有翳膜。

黄连炒，三两 枸杞子 枳壳去穰，麸炒 青葙子 生地焙，各一两 茺蔚子 泽泻各一两半 石决明煅 细辛 麦门冬去心焙 车前各二两

上为细末，炼蜜为丸，如梧桐子大。每服三钱，食后浆水送下。

明目大补汤 治气血俱损，眼目昏花，神光不足，及久患眼疾，服凉药过多，气血凝滞昏朦。服此以镇阳光，壮肾水。

干熟地酒蒸 白术土炒 白茯苓焙 人参 白芍药 甘草炙 当归身酒洗 川芎 白豆取肉 黄芪蜜炙 大附子炮 沉香 厚肉桂各等分

上剉剂。白水二盅，生姜一片，辉枣二枚，煎至八分，不拘时温服。

东垣清神益气汤 治因脾胃虚弱之人，误服洗肝散，或服寒凉过多，而目愈病者宜此。

白茯苓 人参 白术制，各一钱 苍术泔水制 白芍药 升麻 防风 黄柏盐水制 广陈皮 青皮各六分 甘草炙 麦冬去心 五味子肥者，打破，各五分

上剉剂。白水二盅，煎至八分，去滓温服。

顺经汤 治室女月水停久，倒行逆上冲眼，红赤生翳，先服调气，则血通矣。

当归身 川芎 柴胡 桃仁泡，去皮尖 香附子制 乌药 青皮 红花 广陈皮 苏木 赤芍 玄参

上剉剂。白水二盅，煎至八分，去滓，加酒一杯，食远温服。热甚加酒炒黄连煎服。

磁石丸 治眼因患后起早，元气虚弱，目无翳膜，视物昏暗，欲成内障。

肉苁蓉刮去皱皮，酒浸一宿，焙干，一两 磁石醋煅

淬七次，杵碎，细研水飞过，二两　菟丝子酒浸五日，曝干，另研为末，三两　巴戟去心　远志肉　熟地黄焙干　石斛各一两　桂心　辽五味　广木香　甘草炙赤色，各五钱

除磁石、菟丝子末另入，余共为细末和匀，炼蜜为团，仍捣二三百杵，丸如梧桐子大。每服三四十丸，食前温酒送下。或青盐汤亦可。

羊肝丸　治肥人酒色太过，红筋侵目，毒气伤肝，白膜伤睛者并治。

白蒺藜炒，去刺　菊花去根叶　石决明煅　生地各一两　楮实子　槐角炒　五味子　黄连　当归尾各五钱　防风　荆芥穗各二钱半　甘草一钱　川芎三钱　蕤仁去壳油，净，七钱

上共为细末，用雄羊肝一具，滚水沸过，共前药捣为丸。每服五六十丸，空心薄荷汤送下。忌椒姜辛辣烧酒等物。

物损真睛症

物损真睛症，伤之在目轮，白黄两般病，黄急白迟行。若然伤得重，损坏及瞳神，纵然医得速，终必欠光明。

此症谓目被物触打，迫在风轮之急者，故曰物损真睛。有黄白二色：黄者害速，白者害迟。若尖细之物触伤者，浅小可治。若粗砺之物，伤大而深。内损神膏者，虽愈亦有痕迹。若触之破珠，为害已甚，纵然急治，瞳神虽在，亦难免欹侧之患。物

虽尖小而伤深，膏破者，亦有细细黑颗。如蟹睛而出，愈后有疤。每见耘苗之人，竹木匠辈，往往误触竹丝木屑苗叶。在风轮而病者，若飞流之物撞入，而致破风轮者，必致清黄出，状若稠痰，白脂凝在风轮，欲流不流，此是伤破神珠外边气分之精膏也，不可误认为障。若神昏者，瞳神有大小欹侧之患，久而失治，目必枯凸。大凡此症不论大小黄白，但有流泪赤障等病者，急而有变，珠痛头疼者，尤急也。宜服：

加味四物汤 治打损眼目。

白芍药 川芎 当归身 荆芥 熟地黄 防风各等分

上㕮咀为剂。白水二盅，煎熟，去滓，再入生地黄捣汁少许，温服。外又再以生地黄一两，杏仁二十粒，泡，去皮尖，研为细末，用水调稠，绵纸摊药，敷在眼上令干。

《局方》黑神散

熟地黄 蒲黄 归尾 干姜炮 赤芍药 肉桂 甘草梢各等分

上为细末，量病之轻重大小，以童便、生地黄汁，相和多寡调服。

经效散 治眼因撞刺生翳，疼痛无时，经久不安，复被物之所击，兼为风热所攻，转加痛楚，不能睁开见物等症。

柴胡一两 犀角剉末，三钱 赤芍药 当归尾 大

黄各五钱　连翘　甘草梢各二钱五分

上为末，每服二三钱，白水二盅煎，食远服。

一绿散　治打扑伤损，眼胞赤肿疼痛。

芙蓉叶　生地黄各等分

上二味，共捣烂，敷眼胞上。或为末，以鸡蛋清调匀敷亦可。

眯目飞扬症

眯目多因出路行，风吹砂土入人睛，频擦频拭风轮窍，气滞神珠膏血凝，昏昏目不爽，渐渐病生成。

此症因风吹砂土入目，频多揩擦，以致血气凝滞而为病也。初起磊涩赤脉，次后泪出，急涩渐重，结为障翳。然有轻重赤白，亦因人之戒触所致。当验形症，别经络，因其形症而治其本末也。

经效四法

孙真人治眯目：盐与豉置于水中浸之，视水，其物立出。

《千金》治稻麦芒入眼：以新布覆眼内，将蛴螬从布上摩之，其芒自着布上。

山居物落眼中：用新笔蘸水激出。

又方：用上好徽墨，研浓点之，立出。

飞丝入目症

偶被游丝入目，皆缘没意提防。模糊眸子泪如汤，涩急壅瘀肿胀，那更羞明怕热，头疼珠痛难当，金蚕老鹳定珠伤，恶毒无如这样。

此症谓风扬游丝，偶然撞入目中而病痛也。即今人呼为天丝打眼。若野蚕蜘蛛等虫之丝，其患尚迟。若金蚕老鹳丝，当日不出，三日必珠裂破碎。今人但患客风暴热，天行赤热，痛如针刺，一应火实之症，便呼天丝入目，殊不知飞丝入目，乃人自知者但回避不及，不意中被其入也。入目之时，亦自知之，倏然而痛，泪涌难开，又非木偶人，岂有不知。今之愚人，不度理之有无，妄以己意谬呼人疾，失之甚矣。

经效三法

丹溪治飞丝入眼，红肿如眯，痛涩不开，两鼻流清涕，用金墨浓磨，以新笔涂之入目中，闭目少时，以手张开，其丝自成一块，着在眼白上，用新笔轻轻拭出则愈。如不尽，再涂，此法神效。

治飞丝入眼：用柘树浆点之，用绵裹箸头，蘸水入目内，缴拭涎毒。

又方：飞丝入目，以火麻子一合，捣碎，井花水调一碗浸搅，却将舌浸水中，涎沫自出，立效。

时复症

若言时复症，岁岁至期来，莫言无后患，终久变成灾。

此症谓目病不治，捱傲忍待自愈。或治不得当，欲戒有犯，触其脉络，遂致深入。又不治之，致邪正击搏，不得发散之故。或年之月，月之日，如花如潮，至期而发，过期而又愈，久而不治，及因激发者，遂成其害。未发问其所发之时，别其病本，在何经络。既发者，当验其形色经络，以别何部分。此症如治之，或发于春，宜服：

洗肝散 治风毒上攻，暴作目肿痛涩难开，眵泪不绝。

当归尾酒洗 川芎 苏薄荷 甘草减半 生地黄 羌活 炒栀仁 大黄煨 龙胆草 防风各等分

上为细末，每服三钱，白滚汤送下。

发于夏，宜服：

洗心汤 治心经烦热，眦赤涩。

黄连 生地黄各一钱半 木通 炒栀仁各一钱 甘草二分 当归尾 菊花各一钱二分

上剉剂。白水二盅，煎至八分，去滓温服。

发于秋，宜服：

泻肺汤 治暴赤客热外障，白睛肿胀。

川羌活 玄参 黄芩各一钱半 桔梗 地骨皮 大黄 芒硝各一钱

上剉剂。白水二盅，煎至八分，去滓，食远服。

发于冬，宜服：

六味地黄汤 治肾虚不能制火者。

熟地黄 山茱萸去核 山药 泽泻 白茯苓 牡丹皮各等分

上剉剂。白水二盅，煎至八分，去滓温服。

以上四时，虽定四方，不必拘执，仍须视其时症，诊何脏腑相克，然后加减，更变施治可也。

通明散 治气眼。凡人之目，必患后伤其经络，喜怒哀乐之情，多有伤于心肺，发作不时，此乃气轮受病之故也。

升麻 炒栀仁各一两半 细辛 川芎 白芷 草决明 防风 白及 白蔹 夏枯草 羌活各一两 蝉蜕去头足 杨梅皮 五倍子各五钱 甘草二钱

上为细末，每服三钱，白水一盅半，淡竹叶七片同煎，食后温服。

肿痛赤脉从上而下，太阳病者，宜服：

东垣羌活除翳汤 治太阳寒水，翳膜遮睛，不能视物。

麻黄根五分 薄荷四分 生地黄酒洗，七分 川芎 当归身各六分 黄柏酒制，八分 荆芥穗煎成方入 藁本各一钱 川羌活一钱五分 防风一钱 北细辛二分 知母酒制，八分 川花椒去目，五分

上剉剂。白水二盅，煎至八分，加荆芥穗再煎，去滓，食远稍热服。忌酒辛热湿面等物。

肿痛赤脉从下而上，阳明病者，宜服：

明目流气饮 治肝经不足，内受风热上攻，眼目昏暗，视物不明，常见黑花，当风多泪，怕热羞明，堆眵赤肿，隐涩难开。或生障翳，倒睫拳毛，眼眩赤烂，及妇人血风眼，及时行暴赤肿眼，眼胞紫黑，应作眼病，并宜服之。

苍术米泔水浸一宿，焙炒，二钱 细辛 牛蒡子炒 大黄煨 川芎 防风 白蒺藜炒，去刺 栀仁

炒　黄芩　菊花　蔓荆子　甘草炙　木贼　玄参各七分　草决明炒，一钱

上㕮剂。白水二盅，加酒一小杯，煎至八分，去滓，临睡温服。

肿痛赤脉从外走内，少阳病者，宜服：

神仙退云丸　治一切翳膜内外等障，昏无光者。

荆芥穗　蛇脱　密蒙花各二钱，此三味同甘草焙干，拣去甘草不用　川芎　当归身各一两半　枳实　苏薄荷不见火　犀角剉末，酒蒸　川楝子　蝉蜕去头足，洗　家菊花各五钱　生地酒洗，焙干　白蒺藜炒，去刺　羌活　地骨皮炒，各三钱　蒌仁生用，六钱　木贼草去节，二两，童便浸一宿，焙干

上为细末，炼蜜为丸，每一两重，分作十丸，米泔汤调服，日进二三丸，俱食后服。妇人用当归汤化下。有气者广木香汤化下。使之在人，消息活变。

天王补心丹　治心血不足，神志不宁，津液枯竭，健忘怔忡，大便不利，口舌生疮，不眠，致目疾久而不愈等症。能清三焦，化痰涎，去烦热，除惊悸，疗咽干，养育心神。

当归身酒洗　天冬去心　柏子仁炒　麦冬去心　酸枣仁炒，各二两　丹参微炒　拣人参去芦　玄参微炒　白茯苓　远志去心，炒　辽五味烘干　桔梗各五钱　生地黄酒洗，四两　辰砂五钱，研细为衣

上为细末，炼蜜为丸，如梧桐子大，空心每服三

钱，白滚汤送下。或龙眼汤俱佳。忌胡荽、大蒜、萝卜、鱼腥、烧酒。

心者，神明之官也。忧愁思虑则伤心，神明受伤，则主不明，而十二官危，故健忘怔忡。心主血，血燥则津枯，故大便不利。舌为心之外候，心火炎上，故口舌生疮。是丸以生地为君者，取其下入足少阴，以滋水主，水盛可以伏火，况地黄为血分要药，又能入手少阴也。枣仁、远志、柏仁，养心神者也。当归、丹参、玄参，生心血者也。二冬助其津液，五味收其耗散，参、苓补其气虚，以桔梗为使者，欲载诸药入心，不使之速下也。目病日久不瘥，以致虚甚，可间服后加味地黄丸并进。

加味六味地黄丸 滋阴，固精，明目，不寒不热，平和之剂，久服延年。

怀生地酒制，八两 茯苓乳拌，晒干 山萸肉酒洗，焙干 山药各四两 牡丹皮酒洗，炒 泽泻各三两 枸杞子焙干 菊花各六两 辽五味焙，二两半 蒺藜炒，去刺，五两

除地黄膏另入，余为细末，炼蜜为丸，如桐子大。每服三四钱，空心淡盐汤送下。虚甚者地黄丸内再加紫河车一具，酒洗极净，瓷罐内酒水煮烂，捣如泥。或焙干为末入丸，临晚睡服天王补心丹。

二方朝夕并服，久久自效。今之治目多补肾，不知补心，然心者君火也。

眼科针灸要穴图像

正头风及脑痛

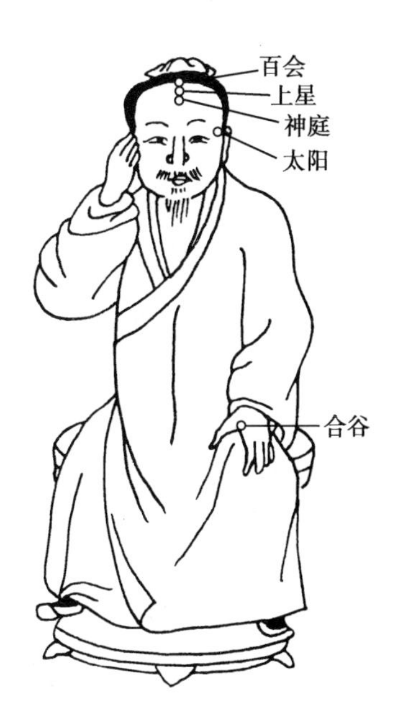

此症针后，或一二日再发，如前痛甚。但头为诸阳会首，宜先补后泻，又宜泻多补少，或错补泻。再发愈重，当再针百会、合谷、上星三穴泻之，无不效也。举发，另刺上星、太阳。

正头痛，旦发夕死，夕发旦死，医用心刺疗，如不然，难治也。端的正头风，十死之症，又名肾厥头痛。

口眼㖞斜

此症皆因醉后，睡卧当风，窜入经络，痰饮灌注。或因怒气伤肝，房事不节。宜先刺颊车、合谷、地仓、人中，如不愈再刺地仓、合谷、承浆、瞳子髎。

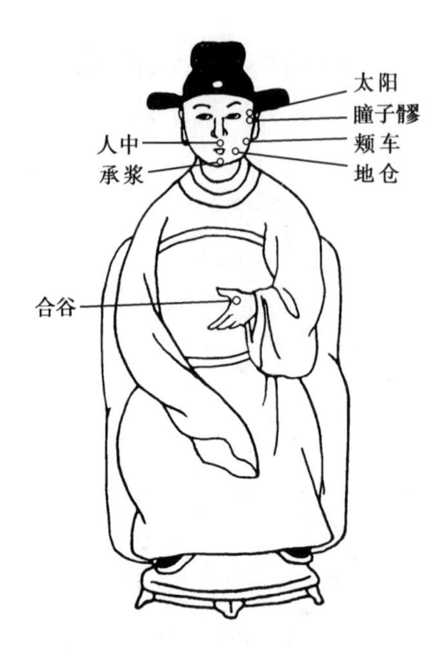

头顶痛

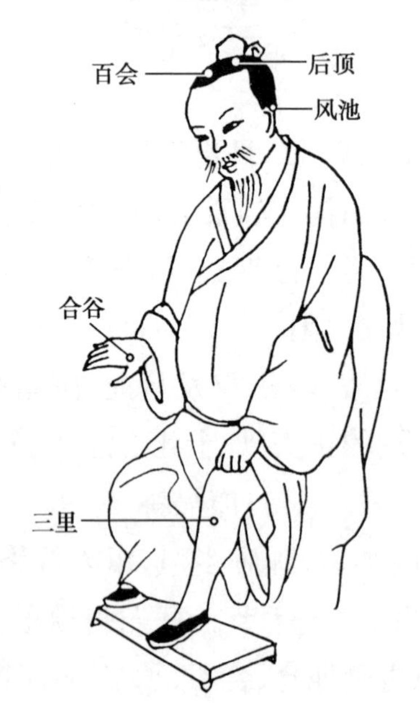

此症乃阴阳不分，风邪窜入脑户，故刺不效，先去其痰，后去其风，自然效也。宜先刺百会、后顶、合谷。不效再刺风池、合谷、三里。

头风目眩

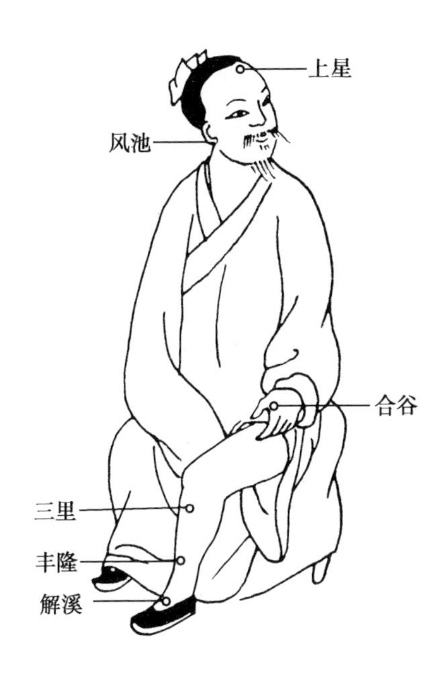

此症多因醉饱行房，未避风寒而卧，贼风入于经络。宜刺解溪、合谷、丰隆，再发后刺风池、上星、三里。

外障眼

此乃头风灌注瞳仁，血气涌溢，上盛下虚。故得此疾，宜刺太阳、睛明、合谷、小骨空。不效，再刺临泣、攒竹、三里。

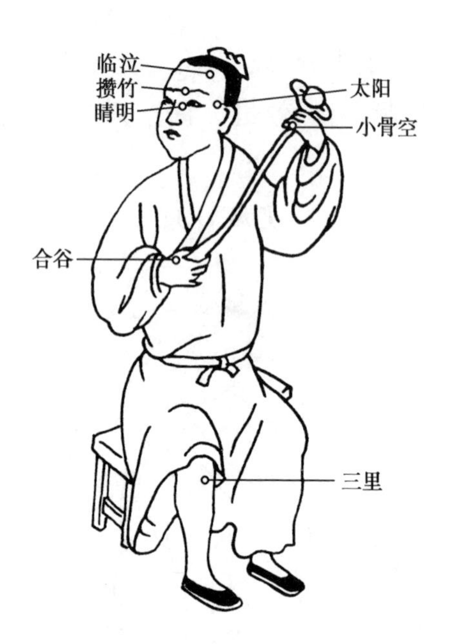

眼生翳膜

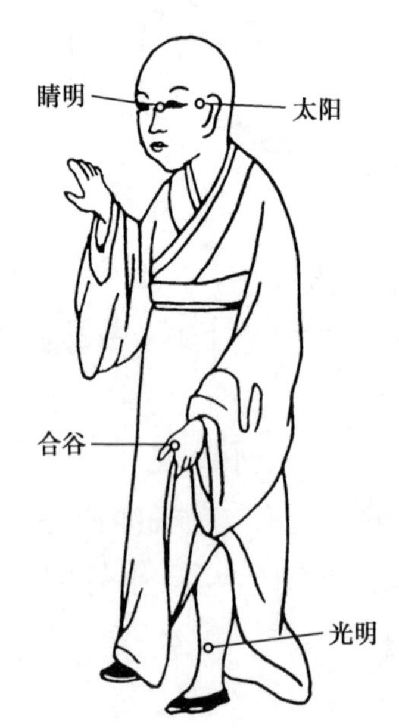

此症受病既深,未可一时便能针愈。先刺睛明、合谷。不效,须是三次针之方可。如发再刺太阳、光明。

迎风冷泪

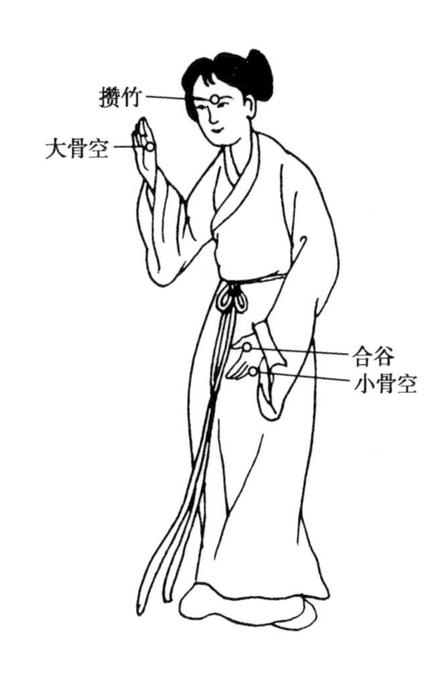

此症乃醉后当风,或暴赤眼痛,不忌房事,恣食热物。妇人多因产后当风坐视,贼风窜入眼中。或行经与男子交,感秽气冲于头目,故成此疾。宜刺攒竹、合谷、大骨空、小骨空。如未愈全,再刺小骨空。

暴赤肿痛眼

此症乃时气所作,血气壅滞,当风睡卧,饥饱劳役。宜先刺合谷、三里、太阳、睛明。不效,后再刺攒竹、太阳、丝竹空。

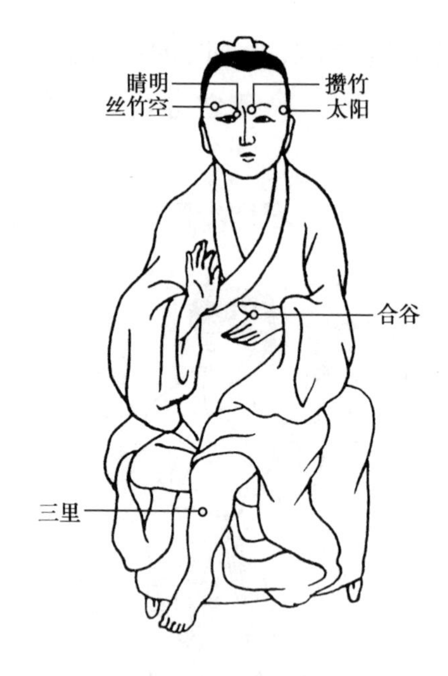

红肿涩烂沿眼

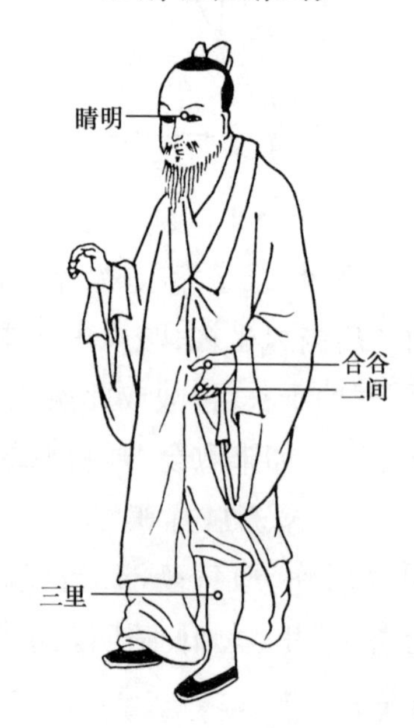

此症乃醉饱行房，气血凝滞，用手揩摸，贼风窜入，故有此症。宜先刺合谷、二间。不效，再刺睛明、三里。

内障眼

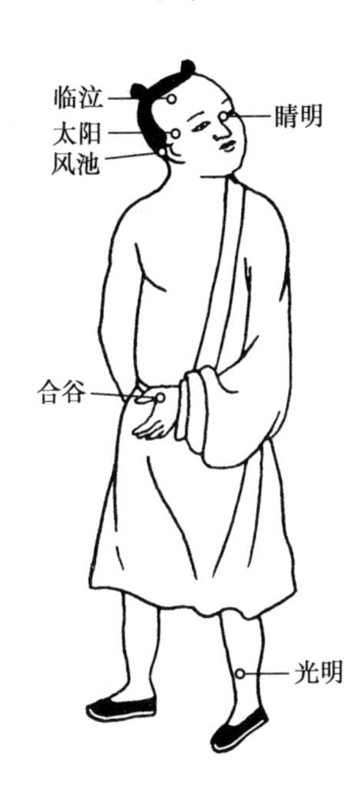

此症乃怒气伤肝，血不就舍，肾不枯竭，血气耗散。初病不谨，恣贪房事，用心过多，故得难治。先宜刺临泣、睛明、合谷、瞳子髎。如不效，刺光明，风池。

羞明怕日眼

此症乃暴痛，在路迎风，窜入眼中，血不就舍，肝不藏血，观灯则泪出，见日则酸涩，疼痛难开。宜刺攒竹、合谷、小骨空、二间。不愈，再刺睛明、行间。

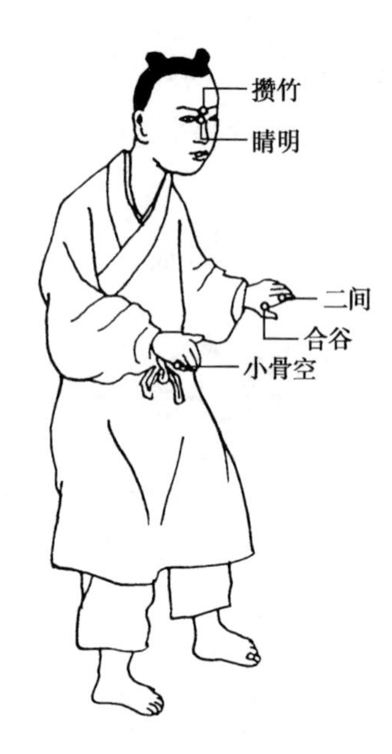

偏正头风

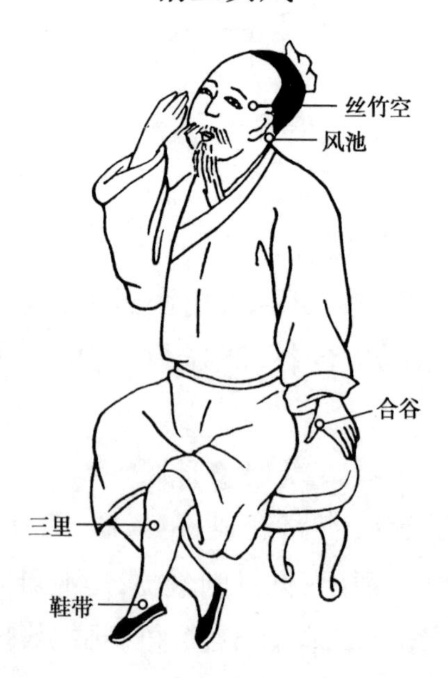

此症乃痰饮停滞胸膈，贼风窜入脑户。偏正头风，发来连半边皮肉疼痛，或手足沉冷，久而不治，变为瘫患。亦分阴阳针之。或针力未到，故不效也。此症宜先针风池、合谷、丝竹空。后可针三里泻之。以去其风，针后穴、前穴丝竹空、鞋带。

红肿疼痛眼

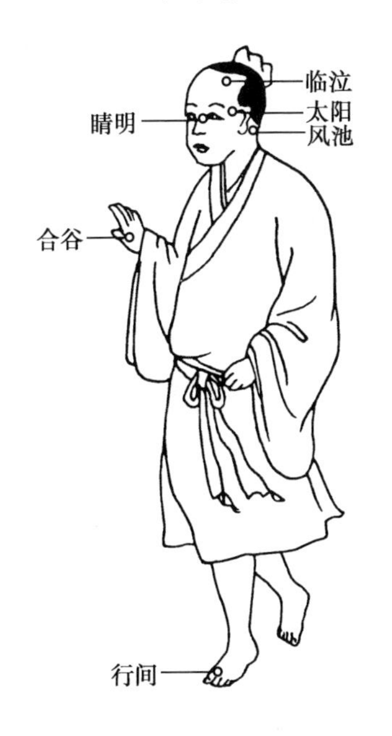

此症因伤寒未解，却有房事，上盛下虚，气血壅上。或头风不早治，则血灌瞳仁。或暴赤肿痛，或怒气伤肝。房事触毒心肝二经，饮食不节，饥饱醉劳，皆有此症。心火炎上故不散，及妇人产后怒气伤肝，产期未满，非一时可疗，渐而为之，无不效也。宜先刺睛明、临泣、合谷。不愈，再刺风池、太阳、行间。

百会　一名三阳五会，一名巅上，一名天满。在前顶后一寸五分，顶中央，旋毛心，容豆许，直两耳尖上对是穴，督脉手足太阳之会，手足少阳、足厥阴俱会于此。刺二分，灸五壮。《甲乙经》曰：刺三分，灸三壮。一曰，灸头顶不得过七壮，主治头风头痛。

合谷　一名虎口。在手大指、次指歧骨间陷中，手阳明所过，为原。刺三分，留六呼，灸三壮。

主治：偏正头痛，面肿目翳。《神农经》云：治鼻衄，目痛不明。《席弘赋》云：睛明治眼若未效，合谷光明不可缺。《千金》十一穴云：曲池兼合谷，可彻头痛。《马丹阳天星十二穴》云：疗头疼并面肿，体热，身汗出，目暗视茫然。

上星　一名神堂。在鼻直上，入发际一寸，陷者中可容豆。刺三分，留六呼，灸五壮。一云：宜三棱针出血，以泻诸阳热气。

主治：头风头痛，鼻塞目眩，睛痛不能远视。三棱针刺之，即宣泄诸阳热气，无令上冲头目。

神庭　直鼻上，入发际五分，发高者，发际是穴，发低者加二三分，督脉足太阳阳明之会。灸三壮，禁刺，刺之令人颠狂目失明。一曰：灸七壮至三七壮止。

主治：发狂，登高妄走，风痫癫疾，角弓反张，目上视，不识人，头风鼻渊，流涕不止，头痛目泪，烦满，喘渴，惊悸不得安寝。

瞳子髎　一名太阳，一名前关。在目外，去眦五分，手太阳、手足少阳三脉之会。刺三分，灸三壮。

主治：头痛目痒，外眦赤痛，翳膜青盲，远视䀮䀮，泪出多眵。

颊车　一名机关，一名曲牙。在耳下曲颊端近前陷中，倒卧开口取之。刺三分，灸三壮。一曰：灸七壮至七七壮，炷如小麦。

主治：中风，牙关不开，失音不语，口眼㖞斜，颊肿牙痛，不可嚼物，颈强不得回顾。凡口眼㖞斜者，㖞则左泻右补，斜则左补右泻。《玉龙赋》云：兼地仓，疗口㖞。

地仓　一名会维。夹口吻旁四分外，如近下微有动脉。若久患风，其脉亦有不动者。手足阳明、任脉、阳跷之会。刺三分，留五呼，灸七壮，或二七壮，重者七七壮。病左治右，病右治左。艾炷宜小，如粗钗脚。若过大，口反㖞，却灸承浆即愈。

主治：偏风，口眼㖞斜，牙关不开，齿痛颊肿，目不得闭，失音不语，饮食不收，水浆漏落，眼瞤动，远视䀮䀮，昏夜无见。

后顶　一名交冲。在百会后一寸五分，枕骨上。刺二分，灸五壮。

主治：颈项强急，额颅上痛，偏头痛，恶风，目眩不明。

临泣　在目上，直入发际五分陷中，正睛取之。足太阳、少阳、阳维三脉之会。刺三分，留七呼。

主治：鼻塞，目眩生翳，多眵流冷泪，眼目诸疾，惊痫反视。《百证赋》云：兼头维可治目中出泪。

足三里　即下陵。出《本输篇》。在膝下三寸，胻骨外廉，大筋内宛宛中，坐而竖膝，低跗取之，极重按之，则跗上动脉止矣。足阳明所入为合。刺五分，留六呼，灸三壮。《千金》云：灸二百壮至五百壮。一云：小儿忌灸三里，三十外方可灸，不尔则生疾。秋月不宜出血，恐土虚。

主治：泻胃中脘热，与气冲巨虚，上下廉同。秦承祖曰：膝胻酸痛目不明。《外台》明堂云：人年三十以外，若不灸三里，令气上冲目，使眼无光，盖以三里能下气也。

风池　在耳后颞颥后脑空下，发际陷中，按之引耳。一云：耳后陷中，后发际大筋外廉。足少阳、阳维之会。刺四分，灸三壮至七壮，炷不用大。

主治：中风偏正头痛，颈项如拔，痛不得回，目眩，赤痛泪出。《通玄赋》云：头晕目眩觅风池。

丝竹空　一名目髎。在眉后陷中，《甲乙经》曰：足少阳脉气所发。刺三分，留三呼，禁灸，灸不幸，令人目小及盲。

主治：头痛，目赤目眩，视物䀮䀮，拳毛倒睫，风痫戴眼，发狂吐涎沫，偏正头风。《通玄赋》云：治偏头痛难忍，一传主眼赤痛，针一分出血。

人中　一名水沟。在鼻下人中陷中。督脉、手足阳明之会。刺三分，留六呼，得气即泻，灸三壮至七壮，炷如小麦。然灸不及针。

主治：中风口噤，牙关不开，口眼㖞斜。

承浆　一名天池，一名悬浆。在颐前下唇棱下陷中。足阳明、任脉之会。刺三分，留五呼，灸三壮，日可七次，至七七壮止。即血脉宣通，其风应时立愈，艾炷不必大，但令当脉，即能愈疾。

主治：偏风，半身不遂，口眼㖞斜，口噤不开。一云：疗偏风口㖞面肿。

迎香　一名冲阳。在禾髎上一寸，鼻孔旁五分。手足阳明之会。刺三分，禁灸。

主治：鼻塞不闻香臭，喘息不利，偏风口眼㖞斜，浮肿风动，满面作痒，状如虫行。《玉龙赋》云：能消眼热之红。

客主人　一名上关。在耳前起骨上廉，门口有空，侧卧张口取之。手足少阳、足阳明三脉之会。《本输篇》曰：刺之则呿不能欠者，即此穴。刺一分，留七呼，灸三壮。《甲乙经》曰：刺上关不得深，下关不得久。

主治：口眼㖞斜，耳聋耳鸣，聤耳，目眩齿痛，瘈疭。

角孙　在耳廓中间，上发际下，开口有空。手阳明、手足少阳三脉之会。《甲乙经》曰：主治三阳寒热之病。又曰：足太阳有入頄遍齿者，名曰角孙，则足太阳脉，亦会于此。刺三分，灸三壮。

主治：目生翳，齿龈肿不能嚼，唇吻燥，颈项强。

光明　在外踝上五寸。足少阳络，别走厥阴。刺六分，留七呼，灸五壮。

主治：热病。《席弘赋》云：睛明治眼未效时，合谷光明不可缺。《标幽赋》云：兼地五会，治眼痒痛。

地五会 在足小趾、次趾本节后陷中，去侠溪一寸。刺一分，禁灸。

主治：《标幽赋》云：兼光明治眼痒痛。

解溪 一名鞋带。在冲阳后一寸五分，足腕上系鞋带处陷中。一曰在足大趾，大趾直上跗上，陷者宛宛中。《刺疟论》注曰：在冲阳后三寸半，《气穴论》注曰：二寸半。《甲乙经》曰：一寸半。足阳明所行为经。刺五分，留五呼，灸三壮。

主治：风气面浮，头痛，目眩生翳。《神农经》云：治腹胀，脚腕痛，目眩头痛，可灸七壮。

丰隆 在外踝上八寸，下廉胻骨外廉陷中，阳明络，别走太阴。刺三分，灸三壮。

主治：头痛面肿，风逆颠狂，见鬼好笑。《百证赋》云：兼强间治头痛难禁。

攒竹 一名始光，一名员柱，一名夜光，又名光明。在两眉头梢穴宛宛中。刺一分，留五呼，不宜灸。《甲乙经》云：明堂用细三棱针刺之，宣泄热气，眼目大明，宜刺三分，出血。

主治：目视䀮䀮，泪出目眩，瞳子痒，眼中赤痛及腮脸瞤动，不卧。《玉龙赋》云：兼头维治目疼头痛。《百证赋》云：兼三间可治目中漠漠。《通玄赋》云：脑昏目赤泻此。

印堂　在两眉中间。《神农针经》云：治小儿急慢惊风，可灸三壮，艾炷如小麦。《玉龙赋》云：善治惊搐。

睛明　一名泪孔。在目内眦。《明堂》云：内眦头外一分宛中。《气府论》注曰：手足太阳、足阳明、阴跷五脉之会。刺一分半，留六呼。《甲乙经》曰：刺六分。一曰禁灸。

主治：目痛视不明，见风泪出，胬肉攀睛，白翳，眦痒疳眼，头痛目眩。凡治雀目者可久留针，然后速出之。《席弘赋》云：治眼若未效，并合谷、光明不可缺。《百证赋》云：兼行间可治雀目。

巨髎　夹鼻孔八分，直瞳子。阳跷、足阳明之会，由此入上齿中，后出循地仓。刺三分，灸七壮。

主治：瘈疭，唇颊肿痛，口㖞目痒，青盲无见，远视䀮䀮，面风鼻䪼肿，脚气膝胫肿痛。

大骨空　在手大指前二节前尖上，屈指当骨节中。灸二七壮，禁针。

主治：内障久痛及吐泻。

小骨空　在手小指第二节前尖上，屈指当骨节中。灸二七壮，禁针。

主治：迎风冷泪，风眼烂弦等症。以上大小骨空二穴，宜口吹火灭。

后溪　在手小指末节后外侧，横纹尖上陷中，仰手俯拳取之。一云：在手腕前外侧，拳尖起骨下陷中。手太阳所注为腧。刺一分，留二呼，灸一壮，一云三壮。

主治：目翳，鼻衄，耳聋。《通玄赋》云：治头顶立安。捷法云：肺与三焦热病。肾虚头痛，肝厥头晕及头目昏沉，偏正头风疼痛，两额颅眉角疼痛，太阳痛，头项拘急，痛引肩背，醉后头风呕吐不止，恶闻人言，眼赤痛，冲风泪下不已。

行间 在足大趾间动脉应手陷中。一云在足大趾、次趾歧骨间，上下有筋，前后有小骨尖，其穴正居陷中，有动脉应手。足厥阴所溜为荥。刺三分，留十呼，灸三壮。

主治：中风口㖞，四逆，嗌干烦渴，瞑不欲视，目中泪出。《百证赋》曰：兼睛明，可治雀目汗气。

二间 一名间谷。在食指末节前内侧陷中。手阳明所溜为荥。刺三分，留六呼，灸五壮。

主治：目黄口干，口眼㖞斜。《通玄赋》云：治目昏不见。

毫针式

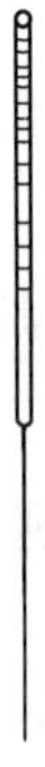

尖如蚊虻喙，取法于毫毛，长一寸六分，主寒痛痹在络。

或问曰：睛明、迎香、承泣、丝竹空等穴皆禁灸，何也？曰：穴近目，目畏火，故禁灸也。以是推之，则知睛明不可灸矣。凡灸头面之艾炷，宜小麦大，不宜多灸。盖头面为诸阳之首故也。若四肢炷稍大，背腹则又大，不妨多灸，四肢多灸则枯细。瘦人春夏之月刺宜浅，肥人秋冬之月刺宜深，此行针灸之大法也。

古人灸艾住火，便用洗法，以赤皮葱、薄荷叶煎汤温，洗疮周围，约一时久，令驱逐风散于疮口出，更令经脉往来不涩，自然疾愈。若灸火退痂后，用东南桃枝青嫩皮煎汤温洗，能护疮中诸风。若疮内黑烂，加胡荽煎洗。若疼不可忍，加黄连煎洗，神效。

古人贴灸疮不用膏药，要得脓水出多而疾除。《资生》云：春用柳絮，夏用竹膜，秋用新绵，冬用兔腹下白细毛，或猫腹细毛。今人多以膏药贴之，日两三易，欲其速愈，此非治疾之本意也。但今贴膏药，意在避风，亦取其便，惟久久贴之可也。

针灸避人神论

《千金》云：欲行针灸，先知行年宜忌及人神所在，不与禁忌相犯即可。故男忌除，女忌破，男忌戌，女忌巳。有曰：神忌有每月忌，有十二时忌，有四季，人神有十二部位，人神九部傍通，人神有杂忌傍通，人神有血支血忌之类。凡医者不能和此避忌。若逢病人危会，男女气怯，下手至困，通人达士，岂为此哉！

若遇卒暴急患，皆不拘禁忌。许希云：卒暴之疾，须速灸疗，一日之间，止忌一时是也。《千金》云：痈疽、疔肿、喉痺、客忤，尤为急切。凡作汤药宜速，不拘忌避。又曰：凡卒暴急症并中风卒仆，痰厥等症，即用针灸治疗。若论忌神，少缓则不可救。此所以不可拘泥也。若平居从容，治病于未形，选吉曰避人神可也。

取十二建人神之忌时

建日在足禁晡时，除日在眼禁日入，满日在腹禁黄昏，平日在背禁人定，定日在心禁半夜，执日在手禁鸡鸣，破日在面禁平旦，危日在鼻禁日出，成日在唇禁食时，收日在头禁寅时，开日在耳禁午时，闭日在目禁日映。

附：前贤治目医案补遗诸方

十全大补汤　治诸虚百损，荣卫不和，形体羸瘦，面色萎黄，脚膝酸疼，腰脊倦痛，头眩耳重，口苦舌干，骨热内烦，心忪多汗，饮食进退，寒热往来，喘嗽吐衄，遗精失血，妇人崩漏，经候不调。凡病后不爽，及忧虑伤动血气，此药平补有效。

白茯苓　白术土炒　肉桂去粗皮　川芎　当归身　人参　黄芪蜜制　白芍　熟地黄　甘草炙，各等分

上剉剂。水二盅，生姜三片，辉枣一枚，煎至八分，去滓温服，不拘时候。

按:《经》曰:气主煦之,血气濡之。故用人参、白术、黄芪、茯苓、甘草甘温之品以补气,气盛则能充实于肌肉矣。用当归、川芎、芍药、地黄、肉桂味厚之品以补血,血生则能润泽其枯矣。

七宣丸 治风气结聚,宿食不消,兼砂石皮毛在腹中,及积年腰脚疼痛,冷如冰石,脚气冲心,烦愦闷乱,头旋暗倒,肩背重痛,心腹胀闷,胸膈闭塞,风毒肿气,连及头面,大便或秘,小便时涩,脾胃气痞,不能饮食,脚气转筋,掣痛攀急,心神恍惚,睡卧不安等疾。

锦纹大黄面裹煨,十五两　甘草炙,四两　柴胡去苗,洗　诃黎勒皮　枳实焙　木香各五两　桃仁泡,去皮尖,焙干,六两

上为细末,炼蜜为丸,如梧桐子大。每服二三十丸,食远临卧米饮送下,渐增至四五十丸,取宣利为度,觉病势退愈则止服。不问男女老少,并宜服之,量虚实增减。

神功丸 治三焦气壅,心腹痞闷,六腑风热,大便不通,腰腿疼痛,肩背重痛,头昏面热,口苦咽干,心胸烦躁,睡卧不安,及治脚气,并素有风人大便结燥。

火麻仁另捣如膏　人参去芦,各二两　锦纹大黄面裹煨　诃黎勒取干皮,各四两

上为细末,另入麻仁膏擦匀,加炼蜜丸,如梧桐子大,每服二三十丸,滚白汤或温酒米饮皆可送下,食远临卧时服。如大便不通,可倍丸数,以通利为度。

小柴胡汤 治伤寒、温热病，身热恶风，颈项强急，胸满胁痛，呕哕烦渴，寒热往来，身面皆黄，小便不利，大便秘涩；或过经未解；或潮热不除；及瘥后劳复，发热疼痛；妇人伤风头痛烦热，经血适断，寒热如疟，发作有时；及产后伤风，并宜服之。

柴胡去芦，半斤 人参去芦 甘草炙 黄芩各三两 半夏汤泡七次，焙干，二两五钱

上剉剂，或为粗末。每服三五钱，水二盅，生姜三片，枣一枚，去核同煎七分，去滓温服，不拘时候。小儿分作二服，量其大小多寡。

按：邪在表则恶寒，邪在里则发热，邪在半表半里则恶寒且热，故令寒热往来。少阳之脉，行于两胁，故令胁痛。其经属于胆，胆汁上溢，故口苦。胆者肝之腑，在五行为木，有垂枝之象，故脉弦。柴胡性辛温，辛者金之味，故用之以平木，温者春之气，故用之以入少阳。黄芩质枯而味苦，枯则能浮，苦则降。君以柴胡，则入少阳矣。然邪之伤人，常乘其虚，用人参、甘草者，欲中气不虚，邪不得复传入里耳，是以中气不虚之人，虽有柴胡证，而人参在可去也。邪初入表里，气逆而烦呕，故用半夏之辛，以除呕逆。邪半在表，则荣卫争，故用姜、枣之辛甘，以和荣卫。

二陈汤 治痰饮为患。或呕吐恶食，或头眩心悸，或中脘不快，或发热恶寒，或因食生冷，脾胃不和。

半夏汤泡，洗七次，姜汁炒 广陈皮汤泡，去白，各一

钱半　甘草炙，七分　白茯苓一钱

上剉剂。水二盅，生姜三片，乌梅一个，同煎至六分，去滓，不拘时温服。

按：水谷入胃，无非湿也。脾土旺则能运化水谷，上归于肺，下达膀胱，无湿气之可留也。惟夫脾弱不能制湿，则积而为痰饮。半夏之辛能燥湿，茯苓之淡能渗湿，甘草之甘能健脾，陈皮之辛能利气。脾健则足以制湿，气利则积饮能行。东南之人，多有湿饮之痰，故丹溪恒主之，其曰加升提之剂者，亦清气升而浊气自降之谓。

按：此汤乃治一身之痰都管之要药也。欲下行加引下药，黄柏、木通、防己之类。欲上行加引上药，升麻、柴胡、防风之类。又曰：二陈加升降之药，能使大便润而小便长。

温白丸　治心腹积聚，久癥癖块，大如杯碗，黄疸宿食，朝起呕吐，肢满上气，时时腹胀，心下坚结，上乘抢心，旁攻两胁。十种水病，八种痞塞，翻胃吐逆，饮食噎塞。五种淋疾，九种心痛，积年食不消化；或疟痰连年不瘥，及疗一切诸风，身体顽痹不知痛痒；或半身不遂；或眉发堕落；及疗七十二种风、三十六种遁尸疰忤及癫痫；或妇人诸疾，断绪不生，带下淋沥，五邪烦心，忧愁思虑，意思不乐，饮食无味，月水不调；及腹中一切诸疾，有似怀孕，连年累月，羸瘦困惫，或歌或哭，如有所使，俱服此药，无不除愈。

川乌头炮，去皮脐，二两五钱　紫菀去苗土叶　柴胡去芦头　石菖蒲　厚朴去皮，姜制　桔梗　皂角去皮子，炒　吴茱萸用汤洗，炒　干姜炮　黄连　人参　白茯苓　肉桂去粗皮　巴豆去心皮膜，出油，炒，另研　蜀花椒去目及闭口者，微炒去汗，各五钱

上为细末，另入巴豆拌匀，炼蜜为丸，如梧桐子大。每服三丸，姜汤送下，食后临卧服，渐加至五丸、七丸，通利则止，再缩减回服。

川芎茶调散　治男妇小儿，诸风上攻，头目昏重，偏正头风疼痛，鼻塞声重，伤风壮热，肢体烦疼，肌肉蠕动，膈热痰盛，妇人血风攻注，太阳穴疼，但是感风气，悉皆治之。

苏薄荷去梗取叶，不见火，八两　防风三两　白芷　川羌活　甘草炙，各二两　细辛去芦，八钱　川芎　荆芥穗各四两

上为细末，每服二钱，食后茶清调下。或姜葱煎服亦可。一方加菊花、僵蚕、蝉蜕，名曰菊花茶调散，常服清头目。

四物汤　能调益荣卫，滋养气血，治冲任虚损，月水不调，脐腹疠痛，崩中漏下，血瘕块硬，发歇疼痛，妊娠宿冷，将息失宜，胎动不安，血下不止，及产后乘虚风寒内搏，恶露不下，结生瘕聚，少腹坚痛，时作寒热。

当归身去须，酒浸，微炒　白芍药酒洗　川芎酒洗　干熟地酒蒸，各等分

上剉剂。白水二盅，煎至八分，去滓温服。

按：是方，治血分之圣药也。用当归引血归肝经，川芎引血归肺经，芍药引血归脾经，地黄引血归肾经。惟心生血，肝纳血，脾统血，肺行血，肾藏血，男子化而为精，女子化而为月水，血有形之物，属乎阴，故名曰四物汤。

《经》云：气血人身之二仪也。天地之道，阳常有余，阴常不足，人与天地相似，故阴血难盛而易亏。是方也，当归、芍药、地黄味厚者也，味厚为阴中之阴，故能生血。川芎味薄而气清，为阴中之阳，故能行血中之气。然草木无情，何以便能生血？所以谓其生血者，以当归、芍药、地黄能养五脏之阴，川芎能调荣卫中之气，五脏和而血自生耳。若曰四物便能生血，则未也。师云：血不足者，以此方调之则可。若上下失血太多，气息机微之际，则四物禁勿与之，所以然者，四物皆阴，阴者天地闭塞之令，非所以生万物者也。故曰：禁勿与之。

凉膈散 治男妇小儿，脏腑积热，烦燥多渴，面热头昏，唇焦咽燥，舌肿喉闭，目赤疼痛，鼻衄颔颊结硬，口舌生疮，痰实不利，涕唾稠黏，睡卧不宁，谵语狂妄，肠胃燥涩，便溺秘结，凡一切风壅等症，并宜治之。

黄芩酒炒　栀仁炒黑　苏薄荷各三两　连翘四两　大黄酒炒　甘草炙　元明粉各二两

上为粗末，每服四钱，白水二钟，煎至八分，去滓，食远热服。

按：是方黄芩、栀子味苦而气凉，故泻火于中。连翘、薄荷味薄而气薄，故清热于上。大黄、芒硝咸寒而味厚，故诸实皆泻。用甘草者，取其性缓而恋膈也。不作汤液而作散者，取其泥膈而成功于上也。

三黄丸 治三焦积热上攻，眼目赤肿，小便赤涩，大便结燥，五脏俱热，肠风痔漏等症，并皆治之。

川黄连 黄芩 黄柏俱用酒润，炒，各等分

上为细末，炼蜜为丸，如梧桐子大。每服三钱，空心白滚汤送下。忌煎炒椒姜辛辣等热物。

按：少火之火，无物不生，壮火之火，无物不耗。《经》曰壮火食气是也。故少火宜升，壮火宜降。今以三物降其三焦之壮火，则气得其生，血得其养，而三焦皆受益矣。黄芩苦而枯，故清热于上。黄连苦而实，故泻火于中。黄柏苦而润，故泻火于下。虽然火有虚实，是丸但可以治实火。若虚者用之，则火反盛，谓降多亡阴也。丹溪曰：虚火宜补。则虚实之辨，若天渊矣。明者当求之证焉。

一名三补丸，三补云何？以黄连、黄芩、黄柏三黄，能泻三焦之火，火泻则阴生，故曰三补。

按：是方，乃泻中之补，非补中之补也。若真以为补，是向痴人说梦也。程岩泉曰：人皆知补之为补，而不知泻之为补，知泻之为泻，而不知补之为泻。真知言哉！

四季三黄泻心丸　治男妇三焦积热。上焦有热攻冲，眼目赤肿，头项疼痛，口舌生疮。中焦有热，心膈烦燥，不美饮食。下焦有热，小便赤涩，大便秘结，五脏俱热，即生痈疖疮痍。及治五般痔疾，粪门肿或下鲜血，小儿积热，亦宜服之。

大黄酒浸，九蒸晒，春秋三，夏一，冬五两　黄连酒炒，春四，夏五，秋三，冬一两　黄芩酒炒，春四，夏秋六，冬二两

上为细末，炼蜜为丸，或用水叠为丸亦可，如梧桐子大。每服二三钱，滚白汤送下。

按：味之苦者皆能降火，黄芩味苦而质枯，黄连味苦而气燥，大黄苦寒而味厚。质枯则上浮，故能泻火于膈。气燥则就火，故能泻火于心。味厚则喜降，故能荡邪攻实。此天地亲上亲下之道，水流湿，火就燥之义也。

青州白丸子　治男妇半身不遂，手足顽麻，口眼㖞斜，痰涎壅塞，及一切风，他药所不能疗者。小儿惊风，大人头风，洗头风，妇人血风，并宜服之。

天南星制，三两　白附子二两　半夏以水浸洗过，白大者用，七两　川乌头去皮脐，五钱，各生用

上为细末，以生绢袋盛，用井华水摆，未出者更以手揉令出。如有滓，更研，再入绢袋，摆净为度。放瓷盆中，日晒夜露，至晓弃水，别用井华水搅，又晒至来日早，再换新水搅。如此春五日、夏三日、秋七日、冬十日，去水晒干后如玉片，碎研，以糯米粉煎粥清为丸。如绿豆大，初服五丸，服至十五丸，生姜汤送下，

不计时候。如瘫痪风，以温酒下二十丸，日进三服，至三日后，当有汗，便能舒展，服经三五日渐愈。如痰壅膈上，欲用吐法，研末，每服三钱，用齑汁调服，吐痰为度。

大承气汤 治阳明胃经，积热攻目，其脉沉实，睛珠疼痛，眩运，红肿生翳，累发累治，久服寒凉之剂太过，以致寒裹火邪，结热未除，实于腹内，秘结不通。治宜泻满，通大便，下实热可也。

锦纹大黄酒洗，炒　芒硝各三钱　厚朴去皮，炙　枳实炙，各二钱

上为剂。水四盅，先煮厚朴、枳实至二盅。入大黄煎二三沸，入硝煎温服，取利为度。如未利，再投一服。

按：《经》云：燥淫所胜，以苦下之。大黄之苦寒，以泻实热，枳实之苦辛温，攻肠胃壅滞，润燥除热。又曰：燥淫于内，治以苦温。厚朴之苦辛温，破腹中结燥。又曰：热淫所胜，治以咸寒。芒硝之咸，以攻蕴热之坚痞。

白通汤 治少阴肾水，寒自利，宜通阳气，温中散寒，故用葱白通气，助干姜、附子温中散寒可也。

葱白四茎　干姜二钱　附子制过，三钱

水二盅，煎服。本方加人尿、猪胆汁，苦寒使热药不为寒气所格，乃《内经》所谓甚者从治之法是也。

十枣汤 治伤寒邪热，内蓄伏饮，以致头疼，心下痞满，引胁下痛，干呕气。

芫花钱半　甘遂四分　大戟一钱　大枣六枚

共为一剂。白水二盅，先煎大枣至八分，入前三味同煎，或共为细末。每服一钱，羸人减半。若下少，病不除者，明日更服。得快下利后，糜粥自养。

治宜下热逐饮为当。《经》云：辛以散之，故用芫花之辛以散饮。苦以泄之，故用甘遂、大戟之苦以泄水。大枣之甘以益脾土。

导痰汤　治风痰涌盛者。

半夏制，二钱　广陈皮去白　枳实去穰　赤茯苓　甘草炙　胆南星各一钱

上剉剂。白水二盅，生姜三片，煎至八分，去滓，温服。

按：风痰者，湿土生痰，痰生热，热生风也。半夏、陈皮、茯苓、甘草，前之二陈汤耳。加南星以治风痰，入枳实去痰如倒壁。

《保命集》当归汤　治翳。补益瞳仁。

当归身　黄芩　赤芍药各一钱半　柴胡　川黄连各一钱　甘草六分　熟地黄二钱

上剉剂。白水二盅，煎至八分，去滓温服。

《保命集》羚羊角散　治冰翳久不去者。

羚羊角剉细末　升麻　北细辛各等分　甘草炙，减半

上为细末，一半炼蜜为丸，每服五六十丸，用一半为散，以清水煎滚，吞丸子，食后送下。散服二钱，空心滚汤送下。

《济阴》地黄丸 治三阴亏损，虚火上炎，致目睛散大，视物不真。或昏花涩紧，作痛畏明。或卒见非常之处等症。其功效与六味还少丹相似。

辽五味 当归 山茱萸 菊花 肉苁蓉 山药 巴戟肉 枸杞 熟地黄 麦冬去心，各等分

上为细末，炼蜜为丸，如梧桐子大。每服四十丸，空心白滚汤送下。

点眼药法

凡治目点眼药，必按时候，每日须过巳至午始点。盖人之阴阳，与天地同，子后一阳生，午后一阴生，正是阳生之际，火亦生焉。若点药犯之，则火势难遏。午后属阴，方宜点药。或膏或散或锭，用犀簪、骨簪。如锭膏必蘸水乳磨化，如散则干挑，俱先宜少点些微。若目受药，再略多些不妨，不可令患目者疼而怕点，即系仙丹，患者畏惧，要使医者轻手，徐徐对病投药，命患者闭目仰面，久坐不动，切戒妄想多言。轻则可点二、三次，重则点三、四次。每次必用簪拨净药滓，不可过点，过多点则未必爽快，恐激动其火，反复增其患矣。

秘制点眼丹药诸方

灵飞散 治目疾。消肿止泪明目，去翳退赤定痛，收湿除烂，一切等症。

芦甘石火煅通红，用童便淬，如此七次，水飞净，晒干，

听用，每用一两　明朱砂　琥珀　珍珠　牛黄　真熊胆以上俱各另研腻粉，各一钱　灵药二钱

上和极匀。每次用牙簪挑少许点眼。闭目片时，再点。又闭片时，待药性过，然后用簪拨去药滓，温水洗净。每日点二三次。久闭为妙。

附：**灵药方**

水银　黑铅各五分　火硝八钱　官硼二钱

先将铅化开，入水银作一家，再加硝、硼研匀，入阳城罐内，盐泥封固，打火三炷香，先文后武，待冷，取出听用。

按：此灵飞散所宜制也。是散也，甘石收湿除烂，灵药磨翳拨云。若砂、珀、珠末、牛黄、熊胆者，解毒清热、止泪退赤、明目之品也。凡目有外症者，俱可用。

五胆膏　治一切火热赤眼，流泪烂弦，怕热羞明，或痛或痒等症。

熊胆　鲭胆　鲤胆　猪胆　羊胆　川蜜等分

上将胆蜜入银铫或铜铫中，微火熬成膏，取起用瓷盒藏之，出火毒，点眼神良。

夫目症内热则睑赤，肝热则出泣。微热则痒，痒盛则肿痛。或痒或痛，皆火之故也。气热则神浊昏冒，故令昼不能视物。阳盛者喜水恶火，故目不可以近灯光。此《经》所谓：天明则日月不明，邪害空窍也。五胆之苦，是以清热。用蜜之润，是以济火。且诸胆者，乃甲木之精也。蜜者，百花之精也，皆有滋润

九窍之妙焉。

琼液膏 治目一切不疗之久病等症。

熊胆 牛黄 硼砂 蕤仁去壳皮，净肉 黄连各一钱 龙脑五分 蜂蜜一两

上熊胆、牛黄、蕤仁、黄连四味，长流水二大碗，倾于砂锅之内，熬至半碗，用重绵纸滤过去滓，入蜂蜜，再用文武火熬至紫金色，蘸起纤丝为度，不可太过不及，取出，入硼砂、龙脑，研极细末，和匀，入瓷罐内封固，入土埋七日出火气，每簪脚挑少许，点于目内，瞑目片时，候药过性方开，每日点二、三次。仍忌一切动风之物。

紫金锭子 治眼疾。不分远年近日，诸般翳膜，血灌瞳仁，胬肉攀睛，拳毛倒睫，积年赤瞎，暴发赤肿，白睛肿胀，沙涩难开，眊矂紧涩，怕日羞明，眵多瞒泪，烂弦风痒，视物昏花，迎烟泪出，目中溜火，诸般目疾。

芦甘石煅飞 黄丹各半斤 当归 硼砂各五钱 川黄连 朱砂各一两 白矾生用 硇砂制 白丁香 轻粉 贝齿 石蟹煅飞 海螵蛸 熊胆 乳香 没药 白珍珠 麝香各一钱二分半 梅花片二钱，其片麝久留，气味走泄，宜诸药合毕加入

上除硇、麝外，余各另制为末。秤合和匀，入黄连水，研至千万余下，出干，次入麝香，研细罗过，又次入片硇，再研复罗入后膏，搜和作锭子阴干。

猪胰子四枚，以稻草水洗，去膏膜干净，无油为度，再用

布包，捣烂入药 生地黄 当归 黄连一斤 防风 龙胆草 黄柏各二两 诃子八枚 蕤仁去皮壳，五钱 大鹅梨八枚，取汁 冬蜜八两，另熬，待干为度

上将黄连等八味，洗净剉碎，以水浸于铜器内，春夏三秋四冬七日，滤去滓，复添水熬三次，取尽药力，以密绢绵纸重滤过，澄去砂土，漫火煎熬，槐、柳枝各四十九条，互换一顺搅，不住手，搅得此药如饴糖相类，入蜜和匀，瓷器盛，放汤瓶口上，重汤蒸炖成膏，复滤净，滴入水中，沉下成珠可丸为度，待数日，出火毒，再溶化，入末和匀，杵捣为丸锭，阴干，金、银箔为衣。每以少许，新汲水浸化开，鸭毛蘸点眼大眦内，又可以热水泡化，作洗眼药亦可。如水冷，再暖用，日洗五六次，日点二三次，大效。

阳丹药品法制

芦甘石，眼科之要药也。选轻白者佳，四两，用苏薄荷、羌活、防风、麻黄、荆芥穗、川芎、白芷、细辛、发散之药各二钱。用清河水，或雪水更妙，四大碗，煎至二碗，去滓，将甘石捶碎，入药水中，于瓶内煮干为度，此阴制用阳药煎水法也。又用龙胆草、黄芩、赤芍药、大黄、生地黄、黄连、木贼草、连翘、刘寄奴、黄柏、夏枯草、当归、千里光、菊花、山栀仁苦寒之药各二钱，用井水五碗，春夏浸二日，秋冬浸四日，常以手搅之，浸毕去滓，将药水分作清、浊二碗，将所煮甘石入阳城罐内，大火煅红，钳出少时，先以浊水淬入，再煅再淬，以水尽为度，此阳制用阴药浸水法也。又

将前阴制煎水药滓，及阳制浸水药滓共合一处，浸水二碗，去滓滤净，再澄清，将炼过甘石倾内研搅，浸露一宿，飞过，分轻重两处晒干，上者为轻，下者为重，各研极细收藏，轻者治轻眼，重者治重眼，此阳丹合制用药之法也。盖甘石经火炼，本阳药也。又用发散药制者，是辛甘发散为阳之象，故以阳丹名。又用阴药为阴制者，是阳中亦有微阴之象，及治火毒法也。

阴丹药品法制

铜绿黄连水煮，飞过，阴干，一钱五分　青盐块白水洗　乳香各三分　硇砂甘草水洗，六分　密陀僧飞过，二分　没药三分五厘

又将前制阳丹芦甘石一两，共七味，俱研极细，勿令犯火，所以为阴药也。中用阳丹甘石者，为阴中有阳之象也。但只用苏州薄荷净叶、川黄连、龙胆草三味各等分，浸水二盏，露一宿，去滓，滤净水一盏，入前药在内调匀，明月下露一宿，而得月之阴气，次日晒干，又得日之阳气也。俟夜露日晒透干，再研极细，入后药，此制阴丹之法也。

川黄连去皮毛，洗净，干，六分三厘　草乌新白者，六分　细辛去土叶，五分　胡黄连条实者，洗净，干，四分　薄荷要苏州净叶，洗净，晒干，三分

以上五味，乃疏风退热之药，取象于五轮之义也。各研极细拌匀，用人乳和丸，如小豆大，用绢袋盛之，悬于东屋角头风干，再研极细，筛过，和前药内共研

匀,又入后药。

生姜粉用大鲜姜四五块,竹刀齐中切开,剜孔以黄连末填内,湿纸包火煨,取出捣烂,绢滤出姜汁,晒干,一分半　朱砂明者,飞过,六分　黄丹黄连水飞过,晒干,研为细末　白丁香直者,飞过　粉霜各一分　螵蛸去粗皮,研　轻粉各一分半　制牙硝四两　血竭艾薰,研,四分　雄黄飞过,分半　珍珠五分,细研

以上阴丹药味,共和一处,研极细,用瓷罐收贮,是为阴丹。药虽颇峻,但合时有轻重缓急之分,而有病轻则轻,病重则重之法也。如用者,须当斟酌。

配合阴阳法式

前所制阴阳二丹,无独用之理,所谓孤阳不生,孤阴不长之义。然配合之法,其名有五,取阴阳生五行之义也。开列于后:

上药研有先后,二丹为先后所配。如加粉、砂、矾味为次,而片、麝则又候诸药研至极细时,方可加入同研。凡合眼药,皆依此法,而粗细须以舌尝之。大抵女人眼药宜从右转,男子宜从左转,否则治目有反攻之患,须识此意。

一九金丹

阳丹九分　阴丹一分　硼砂一分二厘　元明粉风化,一厘　明矾一厘　麝香二厘　冰片三厘

二八木丹

阳丹八厘　阴丹二厘　粉霜二厘　元明粉风化,二厘　硼砂二分　明矾一厘　麝香二厘　梅花片三厘

三七水丹

阳丹七分　阴丹三分　粉霜四厘　硼砂一分　麝香一厘　冰片三厘

此丹不用矾。

四六火丹

阳丹六分　阴丹四分　粉霜六厘　硼砂一分五厘　明矾二厘　麝香厘半　冰片三厘

阴阳合配土丹

阳丹五分　阴丹五分　粉霜八厘　硼砂二分　明矾二厘　麝香一厘　冰片三厘

俱研如前法。

用丹头大要

前所配合诸丹，按阴阳生五行之义也。其轻重之分，则金丹为轻，而木丹、水丹则渐加重。暴发赤眼，近年翳膜，可以酌点者也。至若火、土二丹，则为峻重。远年老翳膜，胬肉攀睛，方可施治，可暂点数次，不可常点。所谓邪轻则轻，邪重则重，又须量人眼内容受何如，以意推裁，不必拘执。故曰神而明之，存乎其人。然点眼宜饱，治重眼贵乎吹。若翳膜在眼珠上，必吹可到。吹较点多有神效，眼轻则不可吹。吹点后，则以桑白皮、侧柏叶煎水稍热洗之，一可以退散赤脉，二可以洗去药毒。切勿用冷水洗，忌寒凉。点至将愈时，则不可过点。盖留有余不尽之意，恐过点以致复发，须识此意。

不换金拨云丹 治一切远年近日翳障，皆能复明。

大石蟹一个，为则照后制法 大黄 桔梗 川黄连 黄柏 黄芩 防风 荆芥穗 羌活 乌药 陈皮 苏薄荷 枳壳 干姜 前胡 桑白皮 姜黄 细辛 当归 木贼草 菊花 柴胡各等分

上将二十二味细剉，用水五大碗，放铜器内浸三日，将布滤去滓，却将石蟹微火煅令紫色，入药汁内，蘸冷取起，细研为末，就将药水淘飞。浮清者，以净器盛浮水，安静室勿动，以物覆器上，毋使尘垢入内，俟其澄清，倾去药水，以蟹粉曝干，取用配合后之诸药。

蟹粉 坯子各五钱 熊胆 明硼砂 胆矾各二钱 银朱 轻粉 蕤仁霜 朱砂各一钱 川椒 黄连 夜明砂 牛黄 珍珠 鹰条各五分 巴豆霜 血竭 金墨各二分

上各依制法，合研一日，极细无声，瓷罐贮之听用，名曰丹头。随病轻重加减点眼，其效如神。

轻号

丹头五分 冰片一分 麝香三厘 坯子一钱

上共研极细。专治一切风热暴赤烂弦，迎风冷泪，怕热羞明。或兼半年一发，或一年一发，歇作无时，悉以轻剂点之。不可轻用重药，病轻药重，反受其害，内服合病之剂为助。

次轻号

丹头六分 冰片一分 麝香三厘 坯子一钱

上共研极细。专治久患不瘥，珠上必生薄翳。或有红筋赤膜，悉以此次轻药点之。每日三四次。若见退减，日点一二次，愈则勿点。

重号

丹头七分　冰片一分　麝香三厘　坯子一钱

上共研极细。治眼患颇重，或翳障垂帘，或赤带痛涩，用此吹点。每日三四次。目渐愈即止吹药，点数亦减，内服稍轻药为愈。

至重号

丹头九分　冰片一分　麝香三厘　坯子一钱

上共研极细。专治重眼，厚膜遮睛，钉白翳，昏盲无见，方点此药。每日二三次。渐愈渐减。

秘授制芦甘石法

用好田泥做成大窝球二个，外以硼砂、硝石，不拘多少，共为末。即将所做窝二个，日中曝干极透。用上好羊脑甘石一斤，装在窝内，将球相合，又用前硼硝盐水调涂固济，又用泥包过，以干为度，以大炭周围架之，居中煅至二炷香尽，色如松花样为度，取出，淬入童便内，略轻研一遍。浮上者，逼在一处，重浊不碎者装入，照前复煅，又淬再研，又逼所沉者。石脚不用，细末须炙烘得极干，再用三黄汤，开列于后，煮过晒干，收贮听用。

煮芦甘石三黄汤药味

川黄连　黄柏　川羌活　黄芩　山栀仁　防风　木贼草　蝉蜕　家菊花　白芷　苏薄荷　细

辛　当归身　川芎　荆芥穗　大黄　赤芍药　连翘各等分

上剉一剂。白水四碗，煎至二碗，去滓澄清，入煅过甘石煮之。

取汞粉法　此粉如遇痰火症，配痰火药；惊风症，配惊风药。每剂中加四厘，无有不效。

汞一两，铅二钱五分，铁杓熔化，另放冷定。再将白矾、牙硝、皮硝、皂矾各五钱，青盐二钱，炒干，再入铅汞，共研极细。入罐升打，铁盏扎好，硼砂盐泥固济，三钉驾于火上，先用文一炷，后武二炷为度。武火时以新羊毛笔蘸水盏内画圈，香尽画止，冷开取用。

制硇砂法

用好硇砂五钱，以初生男儿乳汁湿透，放古镜前面，碗盖密布包定，埋土内四十九日，取出，色绿的是活砂，听用。

眼科取灵砒法

白砒五钱，为末，用牙硝白胰子一个，切如豆大，将砒拌匀，用乌公鸡一只，饿二日，将胰喂之，食尽半顿饭时，杀鸡取出淘净，入罐内封固，打火三炷香，取升盏灵砒，再用多年老鹅油拌砒，封固放净处四十九日，去油，加蕤仁去壳皮五钱，黄连三钱，生砒五分，俱为末，再入罐内打火，取出听用。

烂翳方

用虎掌草根烧灰点之，胬肉并点亦妙。

点翳膜老障验方 凡难退翳障，须用是药点除，如畏痛勿用治之。

明矾二两，要上好者 人言七分 番硇砂一钱

共研细，入阳城罐内，打火先文后武，罐口留一孔出烟，以烟尽为度，埋土中一宿，去其火毒，次早开出，研极细末，加银朱一分二厘，再研匀，似桃红色，收贮罐内听用。

收泪散 治风泪不止。

绿芦甘石制煅，飞细，一钱 海螵蛸五分 梅花片少许

共研极细，点出泪窍处。

蟹睛不收方

凡蟹睛不收，捉大白花蜘蛛数个，用阴阳瓦焙干，研细末。或滚于丸药上，或温酒调服，即收。神效。

敷眼诸药方

玉龙丹 治一切火眼赤肿。

明矾六分 没药二钱 乳香二钱五分 芦甘石煅，飞过，一两 珍珠一钱 黄丹飞净，一两 麝香七分 梅花片三分

共研为极细，炼蜜为丸，银朱五分为衣，收贮听用。如用，将井花凉水磨，涂眼皮外，立效。

散血膏 治赤肿不能开，睛痛热泪如雨。

紫金皮 白芷 大柏皮 大黄 赤小豆 南

星　寒水石　姜黄

上各等分，为细末，生地黄汁调成膏，敷眼四围。

清凉膏

南星生用　苏薄荷各五钱　荆芥　百药煎各三钱

上为细末，井水调成膏，贴眼角上，自然清凉。

搜风散　箍风热眼及肿痛。

川黄连　大黄　朴硝　黄丹

上等分为末，以苦参同煎汤，外加炼过白蜜同调，敷眼四弦。甚妙。

洗眼诸药方

碧霞丹　能治内外诸障。

当归　没药各二钱　血竭　白丁香　硼砂　片脑　麝香　马牙硝　乳香各五分　黄连三钱　铜绿一两五钱，为衣

上为细末。熬黄连膏和丸，如鸡头实大。每用新汲水半盏，于瓷盒内浸，常用。每一丸可洗四五日，大病不过一月，小病半月，冷泪三日见效。

洗烂弦风赤眼方　其效如神，此药人家不可少，无目病则以施人，价廉工省，济人甚便。

苦参四钱　五倍子　荆芥穗　防风　黄连各三钱　铜绿五分

上为细末，外以苏薄荷煎汤，丸如弹子大。临时用，以熟水化开洗眼。每日三次，立愈神效。

洗眼红枣儿　治不论年久烂弦风眼，俱可洗。

皮硝一斤，滚水泡化，澄清去滓，取上好红枣儿一斤，去核入硝汁内，浸一日，取出晒干又浸，如此数次，以汁尽为度。将枣儿一个，装黄连末三分，小者二分，将枣仍旧合之，勿令泄气。用时取枣一个，投白滚汤泡之，不时洗眼，极妙。

治眼吹药诸方

立应散 治内外障翳，昏涩多泪，及暴赤眼，一切目疾，并皆治之，每日嗃鼻。

踯躅花减半 香白芷 当归 雄黄另研 川附子炮 鹅不食草洗净，各等分

上为细末，入麝香少许和匀，含水嗃鼻内，去尽浊涕眼泪为度。

碧玉散 治眼睛肿胀，红赤昏暗，羞明怕日，瘾涩难开，疼痛风痒，头重鼻塞，脑鼻酸疼，翳膜胬肉，眵泪稠黏，拳毛倒睫，一切眼症。

羌活 踯躅花 薄荷 川芎 防风 蔓荆子 细辛 荆芥 白芷各一钱 风化硝 石膏煅 青黛 黄连各三钱 鹅不食草三两

上为细末，吹鼻中，一日吹三次。

青火金针 治火眼赤肿，及头痛牙疼者。

焰硝一两 青黛 苏薄荷净叶 川芎各五钱

上为细末，令患人口含水，以管吹入鼻内，浊涕热泪去净即愈。

赤火金针 治赤眼头风,冷泪鼻塞,耳鸣牙疼者。

焰硝一两 川芎 雄黄 乳香 没药 石膏各一钱

上为细末,每用一二分,如前嗃鼻三次。

通顶散 治风毒攻眼,并夹脑风。

香白芷 细辛 藿香叶 川芎各七钱 踯躅花三钱

上为细末,每令病人先噙新汲冷水一口,然后芦筒少挑嗃于鼻内,以手擦两太阳穴。

止痛药方

乳香丸 治眼疼头痛,或血攻作而急,遍身疼痛。

五灵脂二钱 乳香 没药 草乌 夏蚕砂各五钱 木鳖子五枚

上为细末,酒煮面糊为丸,如梧桐子大,每服七丸,薄荷汤或茶清任意送下。如头疼痛甚,三服即止。

按:乳香、没药总为定痛之要药也。必审其痛之源,而佐之以乳、没,则其效速也。如有风而痛者,用散风药中加乳香、没药,则痛可止。如血滞而痛者,当用行血药中加乳香、没药,而痛即止。如热郁而痛者,当用清热药中加乳香、没药,而痛即止。今人不工于此,而惟恃乳香、没药定痛,服之而痛不止者,不知治痛之所由也。乳香、没药岂能奈之何哉?而徒嗟其药之不效,弗思甚耳。

神仙拈痛散　治一切暴发火眼，疼痛昼夜不止。

生明矾拣上白明透者佳，研极细如粉样

上用鸡蛋清，共矾粉调匀。将鹅翎毛搽肿眼胞疼痛之处，如干再搽，数次，其痛即止。

方剂(治法)索引

一画

一九金丹　297

一绿散　259

二画

二八木丹　297

二术散　101

二陈汤　284

十全大补汤　282

十枣汤　290

十珍汤　102

七宝丸　212

七宝汤　213

七宝膏　134

七宣丸　283

人参汤　173

人参羌活汤　116

人参补胃汤　88,219

九龙控涎散　175

九味芦荟丸　167

三画

三七水丹　298

三仁五子丸　183

三黄丸　288

大承气汤　290

万应蝉花散　79

上清散　109

小牛黄丸　149

小柴胡汤　284

《千金》磁朱丸　67,197

川芎石膏散　252

川芎行经散　64

川芎茶调散　286

广大重明汤　116,155

子和搜风丸　109

四画

开明丸　128

天门冬饮子　156

天王补心丹 263
天冬饮子 157
天麻丸 169
天麻汤 115
天麻退翳散 132
无比蔓荆子汤 81
五灰膏 151
五花丸 146
五胆膏 293
不换金拨云丹 299
车前子散 170
止痛散 186
内疏黄连汤 253
水淋法 121
牛黄丸 172
升阳泄阴汤 195
升麻干葛汤 170
升麻龙胆草饮子 94
升麻芷葛汤 107
化积散 137
分珠散 111
六味地黄丸 205
六味地黄汤 261

五画

玉龙丹 302
正容汤 249
《本事方》治青盲内障 218
石决明散 225
石斛夜光丸 68
石膏羌活散 150
龙胆丸 154
龙胆芦荟丸 168
龙脑黄连膏 56
平肝清火汤 143
东垣羌活除翳汤 262
东垣拨云汤 153
东垣泻热黄连汤 76
东垣清神益气汤 256
东垣碧天丸 245
归芍红花散 140
归葵汤 100
四六火丹 298
四味肥儿丸 176
四制香附丸 159
四物五子丸 185
四物汤 286
四物补肝散 159
四季三黄泻心丸 289
四顺清凉饮子 126
生地黄散 173

生犀角丸　226
生熟地黄丸　167,210
生熟地黄汤　108
白附子汤　223
白通汤　290
白僵蚕散　242
白薇丸　147
用丹头大要　298
立应散　123,304
立退丸　121
玄参饮　118
半夏茯苓天麻汤　249
半夏羚羊角散　223
加味六味地黄丸　264
加味四物汤　258
加味地黄丸　164
加味坎离丸　190
加味柴胡汤　108
加味逍遥饮　214
加味调中益气汤　105
加减八正散　103
加减八味丸　193
加减四物汤　139
加减地黄丸　63,250
加减驻景丸　186

六画

地芝丸　205
地黄丸　183
地黄散　133
芍药清肝散　54
芎归汤　139
芎归补血汤　90
芎苏散　157
夹眼法　152
至重号　300
当归饮子　243
当归养荣汤　62
当归活血饮　154
竹叶泻经汤　71
冲和养胃汤　75,198
次轻号　299
决明夜灵散　73,221
决明益阴丸　63,101
羊肝丸　257
导痰汤　291
阳丹药品法制　295
收泪散　302
阴丹药品法制　296
阴阳合配土丹　298
防风羌活汤　109

防风泻肝散　127
防风通圣散　244
防风散结汤　70,142

七画

赤火金针　305
抑阳酒连散　89,204
苍术汤　107
杏仁龙胆草泡散　59
豆淋酒法　251
还阴救苦汤　78,115,204
还阴解毒汤　254
还明散　221
还睛丸　230
还睛散　134
连柏益阴丸　195
吴茱萸汤　107
助阳活血汤　62
吹云膏　100
吹霞散　135
住痛解毒丸　99
皂角丸　124
谷精草汤　161
龟鹿二仙膏　182
羌活芎藁汤　106
羌活胜风汤　58,98
羌活退翳丸　201
羌活退翳散　129
补元散　164
补中益气汤　220
补水宁神汤　192
补阳汤　194
补肝丸　130
补肝散　197,224
补肾丸　209
补肾磁石丸　207
补漏生肌散　149
灵飞散　292
灵药方　293
《局方》洗心散　97
《局方》黑神散　258
阿胶散　240
坠血明目饮　111
坠翳丸　224
鸡肝散　168
鸡肺散　167
驱风一字散　116
驱风上清散　109
驱风散热饮子　96,155

八画

青火金针　304
青州白丸子　289
抽风汤　136
拨云退翳丸　83
取汞粉法　301
转光丸　221
明目大补汤　256
明目地黄丸　182
明目细辛汤　100
明目流气饮　262
固本丸　165
制硇砂法　301
和太师牛黄丸　174
金丝膏　117
乳香丸　305
夜光柳红散　250
卷帘散　132
河间当归汤　240
泻肝汤　128
泻肝散　119
泻青丸　174
泻肾汤　201
泻肺汤　145,261
泻热黄连汤　97
泻脑汤　119
泻湿汤　147
治烂弦眼生虫方　247
治眼花见物法　189
《宝鉴》灸雀目疳眼法　169
定心丸　135
定志丸　207
空青丸　212
细辛汤　107
经效三法　260
经效四法　259
经效散　258

九画

珍珠散　242
茯苓泻湿汤　93
茺蔚子丸　255
药枕方　105
栀子胜奇散　83
枸杞酒　241
轻号　299
点眼蕤仁膏　113
点翳膜老障验方　302
钩藤饮子　171
钩藤散　196
重号　300

复明丸　217
复明汤　198
顺经汤　256
保光散　148
《保命集》当归汤　291
《保命集》羚羊角散　291
保胎清火汤　156
胎兔丸　162
独参汤　216
将军定痛丸　105
养肝丸　170
前胡犀角饮　255
烂翳方　301
洞见碧霄　184
洗心汤　261
洗心散　143
洗肝散　98,127,261
洗烂弦风赤眼方　303
洗眼红枣儿　303
洗眼青皮汤　118
洗眼金丝膏　124
《济阴》地黄丸　292
宣明丸　111
神功丸　283
神仙拈痛散　306
神仙退云丸　263
神效黄芪汤　153
神验锦鸠丸　79
退云散　164
退气散血饮　232
退赤散　112
退热散　113
退翳散　161
除风益损汤　86
除风清脾饮　141

十画

起睫膏　151
配合阴阳法式　297
柴芎汤　106
柴胡参术汤　215
柴胡复生汤　60
柴胡清肝饮　177
柴胡散　246
紧皮膏　151
秘授制芦甘石法　300
凉胆丸　223
凉膈清脾饮　135
凉膈散　287
益气聪明汤　76,198
益阴肾气丸　68,147
酒调洗肝散　103

消风散　157
消毒化癍汤　92,166
消疳退云饮　167
消疳散　169
消凝大丸子　65
消翳复明膏　85
海藏地黄散　131
流气饮　150
调中益气汤　209
调气汤　202
调脾清毒饮　155
通气利中丸　54
通顶散　170,305
通明散　262
通窍散　162
通脾泻胃汤　122
桑白皮汤　114
桑白皮散　97
熁肿膏　101

十一画

排风散　154
黄牛胆煎　185
黄芪汤　148
黄芪防风饮子　81
黄连天花粉丸　55
黄连羊肝丸　61
黄连芦甘石散　55
菊花决明散　78
菊睛丸　242
救睛丸　120,121
眼科取灵砒法　301
猪苓散　188
望月丸　162
羚羊角汤　221
羚羊角饮子　133,143,211,212
羚羊角散　91,197,214,223,241
羚羊羌活汤　188
清肾抑阳丸　204
清胃汤　142
清凉膏　303
清脾散　144
清解散　164
清痰饮　202
清震汤　105

十二画

琥珀散　127
琥珀煎　129
琼液膏　294

搽药方　139
搜风散　303
煮芦甘石三黄汤药味　300
散血膏　302
散热消毒饮子　117
葛花解毒饮　184
落红散　112
椒苄丸　243
紫金锭子　294
紫金膏　246
普济消毒饮　98
温白丸　285
滋阴地黄丸　67,202
滋阴降火汤　189
滋肾丸　208
疏风汤　162
疏风散湿汤　246

十三画

槐子丸　252
嗃鼻碧云散　56,204
简易知母饮　156

十四画

碧玉散　304
碧霞丹　175,303
磁石丸　110,256
蝉花无比散　251
蜜剂解毒丸　72
翠云锭　136
熊胆丸　215

十五画

蕤仁丸　188
蕤仁春雪膏　57
敷药方　144
敷烂弦眼方　248
镇心丸　228
镇肝明目羊肝丸　217
熟地黄汤　158
摩风膏　119,252
摩顶膏　187,188
摩挲石散　112

十六画以上

磨障灵光膏　84
燥湿汤　146
蟹睛不收方　302
麝香散　243
蠲毒饮　145